新编中草药

实用图谱

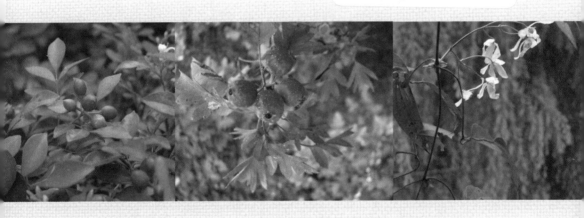

林余霖　主编

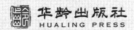

华龄出版社

HUALING PRESS

责任编辑：郑建军

责任印制：李未圻

图书在版编目（CIP）数据

　新编中草药实用图谱 / 林余霖主编 . -- 北京 ： 华
龄出版社，2020.12
　ISBN 978-7-5169-1853-1

　Ⅰ．①新… Ⅱ．①林… Ⅲ．①中草药－图谱 Ⅳ．
① R282-64

　中国版本图书馆 CIP 数据核字（2021）第 002122 号

书　　名：新编中草药实用图谱		
作　　者：林余霖		

出版发行：华龄出版社

地　　址：北京市东城区安定门外大街甲 57 号　　邮　　编：100011

电　　话：010-58122246　　　　　　　　　　传　　真：010-84049572

网　　址：http://www.hualingpress.com

印　　刷：水印书香（唐山）印刷有限公司

版　　次：2021 年 5 月第 1 版　　　2021 年 5 月第 1 次印刷

开　　本：710mm×1000mm　　1/16　　　印　　张：20

字　　数：200 千字

定　　价：89.00 元

前　言

我国幅员辽阔，药材资源丰富。中医中药对中华民族的繁衍昌盛、世界医药的发展做出了卓越贡献。《新编中草药实用图谱》的顺利出版，是普及中医药的一件幸事。

《新编中草药实用图谱》以《中华人民共和国药典》（2020年版）（以下简称《药典》）为蓝本，收载植物基源中常见的300余种，精选原植物、药材饮片彩色图片共计600余幅，真实、准确地反映了原植物生境、原植物形态和药材饮片形状，突出了"图文并茂"的特点。

编著者长年跋山涉水、不畏艰辛深入药材产地拍摄记录植物及生境图片，采挖药材，并依照《药典》加工方法制得原药材，在中药师指导下炮制饮片，再经专业摄影，真实还原了药材和饮片形状。因此，该书收录大量清晰药材和饮片图片，具有很高的科学性和真实性，实为难得。

为了便于读者使用，每种药物的内容文字均按以下顺序编排。

1.【来源】说明基源植物的名称及所属的科名，以及该植物的入药部位。

2.【别名】例举正名之外的常用名一至三个。

3.【性味功能】记述该药的性味和功能。

4.【原植物】记述植物的形态特征、花果期。

5.【生境分布】记述该物种的生长环境和分布地区。

6.【采收加工】记述该药材的采收时间和加工方法。

7.【炮制及饮片】依《药典》描述，记述该药的净制、切制、炮炙工艺。

8.【主治用法】记述该药物的主要用途。

相信本书对从事中医药教育、科研、生产、检验人员及广大中医药爱好者，一定会颇多助益。

编者

目录
CONTENTS

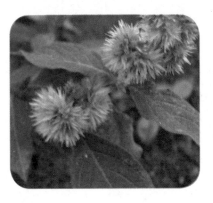
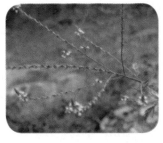

目 录

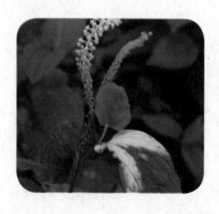
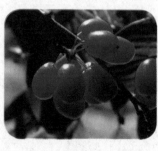

淡竹叶

＊来源

淡竹叶为禾本科（Gramineae）植物淡竹叶的干燥地上部分。

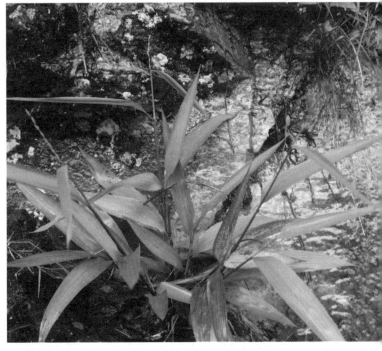

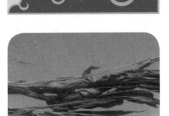

性味功能

味甘、淡，性寒。有清热除烦、利尿的功能。

◎ 原植物

多年生草本，高 40 ～ 100cm。根状茎粗短，稍木质化；须根稀疏，中部可膨大成纺锤形的块根。茎丛生，直立，中空，表面具细纵纹，节明显。叶互生，广披针形，长 5 ～ 20cm，宽 2 ～ 3cm，先端渐尖，基部窄缩成柄状，全缘，两面无毛或有小刺毛；叶鞘光滑或略被纤毛；叶舌短小，质硬，有缘毛。圆锥花序顶生，长 10 ～ 30cm，分枝较少；小穗条状披针形，具极短柄，排列稍偏于穗的一侧，长 7 ～ 12mm（连芒），宽 1.5 ～ 2.5mm，脱节于颖下；不育外稃互相紧包并渐狭小，其顶端具 1 ～ 2mm 长的短芒成束而似羽冠。花期 7 ～ 9 月，果期 10 月。

◎ 生境分布

生于林下及沟边潮湿处。分布于我国河南、安徽、江苏、浙江、福建、台湾、广东、广西、江西、湖南、湖北、四川、贵州、云南等省区。

◎ 采收加工

夏季未抽花穗前采割，晒干或阴干。

◎ 炮制及饮片

除去杂质，切段。

主治用法

用于热病烦渴，小便赤涩淋痛，口舌生疮。用量 6 ～ 9g，水煎服。

新编中草药实用图谱

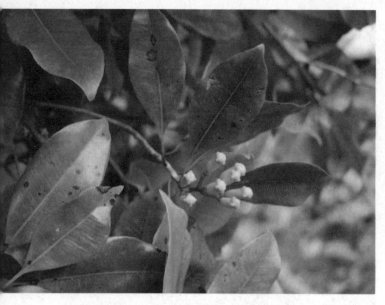

丁香

＊来源

丁香为桃金娘科（Myrtaceae）植物丁香的花蕾；母丁香为植物丁香的干燥果实。

别　名

母丁香（果实）、公丁香（花蕾）。

性味功能

味辛，性温。有温中、降逆、补肾助阳、下气止痛的功能。

◎ **原植物**

常绿乔木，高达 10m。叶对生，叶柄长 1～2cm，两侧有下延叶基；叶长圆状卵形或长圆状倒卵形，革质，长 5～10cm，宽 2.5～5cm，先端渐尖或急尖，基部渐狭至叶柄，全缘，两面无毛。聚伞状圆锥花序顶生，花直径约 6mm，芳香；花萼肥厚，绿色后转淡紫色，长管状，先端 4 裂，裂叶三角形；花冠白色，带淡紫色，短管状，4 裂；雄蕊多数，花丝纤细，花药纵裂；子房下位，与萼管合生，花柱粗厚，柱头不明显。浆果红棕色，长方椭圆形，长 1～1.5cm，有光泽，先端宿存花萼，裂片肥厚，有香气。花期 6～7 月，果期 8～9 月。

◎ **生境分布**

生于温暖潮湿的热带地区。原产印度、越南及东非沿海等地，我国海南、广东、广西、云南等省、自治区有栽培。

◎ **采收加工**

丁香在 9 月至次年 3 月间，花蕾由青转为鲜红时采收，采下后除去花梗、杂质，晒干。母丁香在果实近成熟时采摘，除去果梗、杂质晒干。

◎ **炮制及饮片**

除去杂质。用时捣碎。

主治用法

用于脾胃虚寒，呃逆呕吐，食少吐泻，心腹冷痛，肾虚阳痿，小儿吐乳，腰膝酸痛，阴冷等症。用量 1～3g。

八角茴香

八角茴香为木兰科（Magnoliaceae）植物八角茴香的果实。

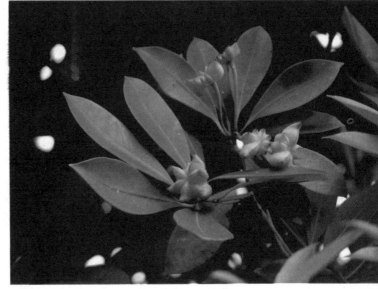

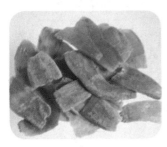

别　名

大茴香、八角、大料（通称）。

性味功能

味辛，性温。有温中散寒、理气止痛的功能。

◎ 原植物

常绿乔木，高达15m。树皮灰褐色或红褐色，有不规则裂纹。叶互生或3～6叶簇生于枝端，叶柄长1cm；叶片革质，椭圆状倒卵形或椭圆状倒披针形，长5～12cm，宽2～4cm，先端渐尖或急尖，基部楔形，全缘，稍内卷，上面有光泽，具油点，下面被疏柔毛。花单生于叶腋或近顶生，花梗短；花被7～12，排成数轮，覆瓦状排列，内轮粉红色至深红色；雄蕊多数，排成1～2轮；心皮8～9，离生；子房长约2mm，花柱短于或近等长于子房。果实由8个蓇葖果放射排列成八角形的聚合果，直径3.5～4cm，红褐色或淡棕色，果柄弯曲呈钩状，长1～3cm，蓇葖果扁平，先端钝尖或钝，成熟时由腹缝线裂开。种子1，扁卵形，红褐色，表面有光泽。花期4～5月，果期6～7月。

◎ 生境分布

生于温暖、湿润的山谷中。栽培或野生。分布于我国福建、台湾、云南等省区。

◎ 采收加工

每年采收两次，秋、冬季于果实变黄时采收，晒干或文火烤干或烫后晾干。2～3月采收量较少。

主治用法

用于胃寒呕吐，食欲不振，疝气腹痛，肾虚腰痛。用量3～6g。

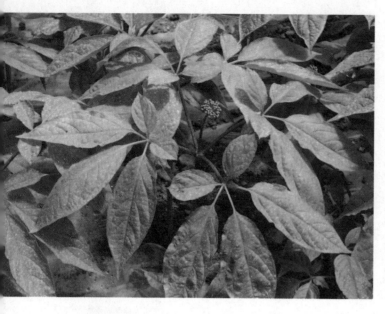

人参

＊来源

人参为五加科（Araliaceae）植物人参的根。

别　名

园参（栽培品）、山参（野生品）。

性味功能

味甘、微苦，性温。有大补元气、益肺补脾、生津养血、安神的功能。

◎ **原植物**

多年生草本，高30～60cm。主根肉质，圆柱形或纺锤形，有分枝，淡黄色，须根细长，有小疣状物；根茎短，每年增生一节，通常称芦头，有不定根。茎单一，圆柱形，绿色。掌状复叶轮生茎端，常1年生者为1片三出复叶，2年生为1片五出复叶，3年生为2片五出复叶，以后每年增加1片，最多达6片。复叶有长柄；小叶多为5。伞形花序顶生；花小，多数，淡黄绿色，有小花梗；花萼绿色，5裂；花瓣5；雄蕊5；子房下位，2室；花柱2，离生。核果浆果状，扁球形，熟时鲜红色。种子白色，扁卵圆形。花期6～7月，果期7～9月。

◎ **生境分布**

生于海拔数百米的阴湿山地落叶阔叶林或针叶阔叶混交林下。野生于东北及河北北部。

◎ **采收加工**

秋季挖取生长5～7年的园参或野山参，晒干。

◎ **炮制及饮片**

生晒参：润透，切薄片，干燥。

生晒山参：用时粉碎或捣碎。

主治用法

用于体虚欲脱，气短喘促，自汗肢冷，精神倦息，食少吐泻，气虚作喘，久咳，惊悸健忘，阳痿，尿频，一切气血津液不足等。用量1.5～9g，大量15～30g，文火另煎兑服。

九里香

九里香为芸香科（Rutaceae）植物九里香和千里香的干燥叶和带叶嫩枝。

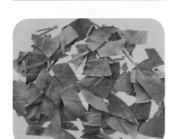

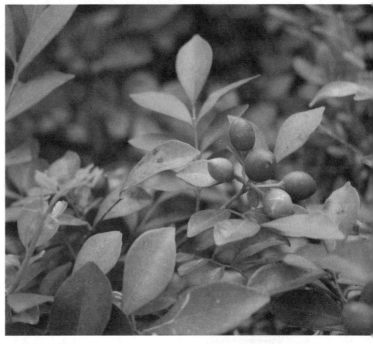

别 名

红奶果、山桔子、夜来香。

性味功能

味辛、苦，性温；有小毒。有行气止痛、活血散瘀的功能。

◎ 原植物

千里香为常绿灌木或小乔木，高1～3m。树皮及枝灰白色或黄灰色，当年生枝条绿色。浆果卵形或卵圆形，长1～2cm，宽0.5～1.4cm，熟时朱红色，表面密布油腺点。花期4～9月或秋冬季，果期9～11月。

九里香形态似千里香，但叶片倒卵形，顶端钝或圆，叶轴微被细柔毛；药隔背部通常有细小腺点2颗。

◎ 生境分布

千里香生于低丘陵、山地或密林中或栽培，分布于我国福建、台湾、湖南、广东、海南、广西、贵州、云南等省区。

九里香生于海拔128～1200m干旱旷野或灌丛中，在滇南栽培作绿篱，分布于我国台湾、福建、广东、广西、贵州等省区。

◎ 采收加工

叶全年可采，于阴凉处阴干。

◎ 炮制及饮片

除去杂质，切碎。

主治用法

用于胃痛，风湿痛，跌扑肿痛，风湿骨痛，牙痛，破伤风，流行性乙型脑炎，蛇虫咬伤，局部麻醉。用量6～12g。

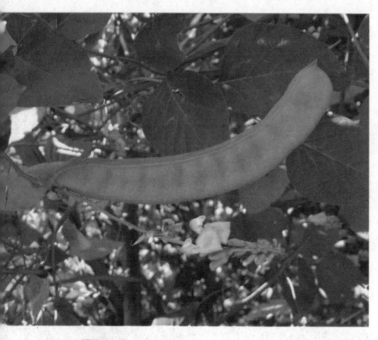

刀豆为豆科
（Leguminosae）植
物刀豆的干燥成熟
种子。

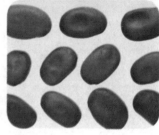

性味功能

味甘，性温。有温中下气、益肾补元的功能。

◎ **原植物**

一年生缠绕状草质藤本，长可达数米，无毛或稍被毛。三出复叶，叶柄长7～15cm；顶生小叶片通常宽卵形，长8～20cm，宽5～16cm，顶端渐尖，基部宽楔形或近圆形，全缘，两面无毛，侧生小叶基部圆形，偏斜。总状花序腋生，花常2～3朵簇生于花序轴上；萼管钟状，稍被毛，上唇大，具2裂齿，下唇有3裂齿，卵形；花冠蝶形，淡红色或淡紫色，长3～4cm，旗瓣宽椭圆形，顶端凹入，基部具不明显的耳及宽爪，翼瓣和龙骨瓣均弯曲，具向下的耳；雄蕊10，合生，对着旗瓣的1枚基部稍离生；子房线状，具短柄，有疏长硬毛；胚珠多数。荚果线形，扁而略弯曲，长10～35cm，宽3～6cm，先端弯曲或钩

状，边缘有隆脊。种子10～14粒，种子椭圆形、长椭圆形或肾形，种皮粉红色、红色或褐色，种脐约为种子全长的3/4。花期6～9月，果期8～11月。

◎ **生境分布**

栽培于气候温暖地带。分布于我国江苏、安徽、浙江、江西、台湾、四川等省区。

◎ **采收加工**

秋季种子成熟时采收荚果，剥取种子，晒干。

◎ **炮制及饮片**

除去杂质，用时捣碎。

主治用法

用于虚寒呃逆，呕吐，肾虚腰痛，痰喘。用量4.5～9g。

三七

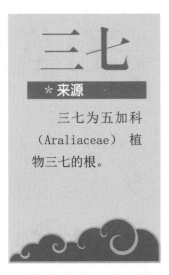

*来源

三七为五加科（Araliaceae）植物三七的根。

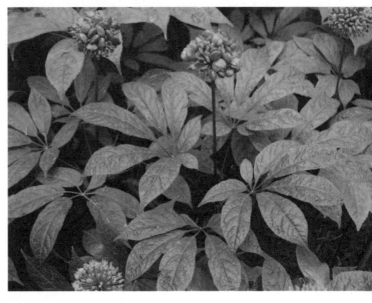

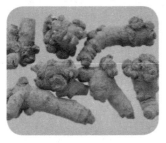

别　名

参三七、田七（通称）。

性味功能

味甘、微苦，性温。有散瘀止血、消肿定痛的功能。

◎ 原植物

多年生草本，高达60cm。根状茎短；主根肉质，倒圆锥形或圆柱形，长2～5cm，宽1～3cm，棕黄色或暗褐色，有疣状突起和分枝。茎单一，近圆柱形，有纵条纹。掌状复叶2～5轮生于茎顶；叶柄长4～10cm，基部有多数披针形或卵圆形托叶状附属物；小叶5～7，膜质，长椭圆形或倒卵状椭圆形，长8～10cm，宽2.5～3.5cm，先端渐尖或长渐尖，基部圆楔形，稍偏斜，下延，边缘有细锯齿，上面脉上有刚毛；小叶柄长约2cm。伞形花序单生于茎顶，花小，数朵，淡黄绿色，小花梗长约1cm，基部有多数鳞片状苞片。浆果，肾形，熟时红色。种子扁球形。花期6～8月，果期8～10月。

◎ 生境分布

生于山坡丛林下。分布于福建、浙江、江西、广西、四川等省区。今野生者少见，现云南南部和广西南部多有栽培。

◎ 采收加工

秋季开花前采收栽培3年以上的植株，除去茎叶及泥土，剪下芦头、侧根及须根，分别晒干。支根习称"筋条"，芦头（茎基）习称"剪口"。

◎ 炮制及饮片

三七粉：取三七，洗净，干燥，碾细粉。

主治用法

用于吐血，咯血，衄血，便血，血痢，崩漏，产后血晕，瘀血胸腹刺痛，跌扑肿痛，外伤出血，痈肿。用量1～3g，研末；或水煎服，3～9g。外用适量，研末敷，或磨汁涂。孕妇慎服。

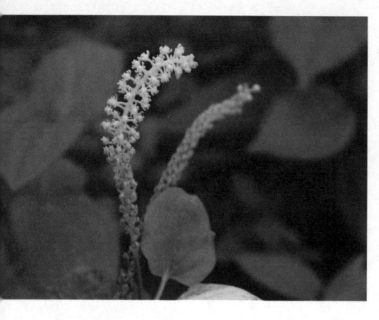

三白草

＊来源

三白草为三白草科(Saururaceae)植物三白草的干燥地上部分。

别　名

过塘藕、白水鸡、三点白。

性味功能

味甘、辛，性寒。有清热利尿、解毒消肿的功能。

◎ **原植物**

多年生草本，高 30 ～ 80cm。根状茎较粗，白色，茎直立，下部匍匐状。叶互生，纸质，叶柄长 1 ～ 3cm，基部与托叶合生为鞘状，稍抱茎。叶卵形或卵状披针状形，长 5 ～ 15cm，宽 3 ～ 6cm，先端渐尖或短尖，基部心形或耳形，全缘，两面无毛，基出脉 5。总状花序顶生，1 ～ 3 枝，花序有 2 ～ 3 片乳白色叶状总苞；花小，无花被，生于苞片腋内；雄蕊 6，花丝与花药等长；雌蕊由 4 个合生的心皮组成，子房上位，圆形，柱头 4，向外卷曲。果实分裂为 4 个分果片，分果近球形，表面多疣状突起，不开裂，种子球形。花期 6 ～ 7 月，果期 8 ～ 9 月。

◎ **生境分布**

生于沟边、溪畔或沼泽等低湿处。分布于河北、山西、陕西、甘肃、河南、山东及长江流域和以南各地区。

◎ **采收加工**

四季均可采挖全草；根茎秋季采挖，洗净，晒干或鲜用。

◎ **炮制及饮片**

除去杂质，洗净，切段，晒干。

主治用法

用于尿道感染，尿路结石，肾炎水肿，黄疸，脚气，白带过多，支气管炎。外用于疔疮痈肿，皮肤湿疹。用量 15 ～ 30g。外用鲜品适量，捣烂敷于患处。

干姜

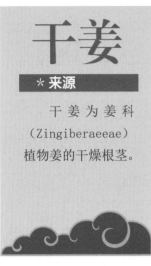

＊来源

干姜为姜科
（Zingiberaeeae）
植物姜的干燥根茎。

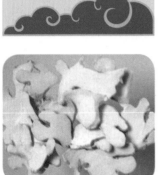

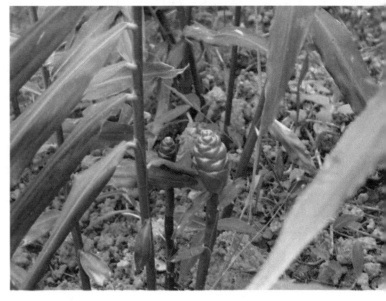

别　名

药姜。

性味功能

味辛，性热。有温中散寒、回阳通脉、温肺化饮的功能。

◎ 原植物

多年生草本，高 40 ～ 100cm。根状茎横走，肥厚，扁平，具分枝，断面黄白色，具辛辣味。叶 2 列，无柄、具抱茎叶鞘；叶舌膜质，长 2 ～ 4mm；叶片披针形至条状披针形，长 15 ～ 30cm，宽约 2cm，先端渐尖，基部渐窄，光滑无毛。花葶单独从根茎抽出，直立，长 15 ～ 25cm，被覆瓦状排列的鳞片；穗状花序卵形或椭圆形，花密，长 4 ～ 5cm；苞片淡绿色，卵圆形，长约 2.5cm，先端具硬尖，覆瓦状排列；花冠黄绿色，管长 2 ～ 2.5cm，裂片披针形，长不及 2cm；唇瓣中央裂片矩圆状倒卵形，短于花冠裂片，具紫色条纹及淡黄色斑点，侧裂片卵形，长约 6mm，具紫色边缘；雄蕊 1；子房 3 室，无毛。花期 7 ～ 8 月，果期 12 月至翌年 1 月。

◎ 生境分布

原产于亚洲热带，我国除东北外，大部分地区有栽培。

◎ 采收加工

冬至霜降前采挖根茎，除去茎叶须根，洗净晒干或微火烤干。

◎ 炮制及饮片

除去杂质，略泡，洗净，润透，切厚片或块，干燥。

主治用法

用于脘腹冷痛，肢冷脉微，痰饮喘咳。用量 3 ～ 9g。

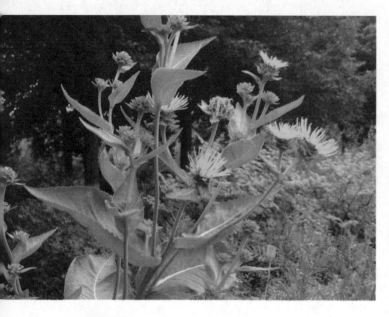

土木香

＊来源

土木香为菊科（Compositae）植物土木香的干燥根。

别　名

祁木香、新疆木香。

性味功能

味辛、苦，性温。有健脾和胃、调气解郁、止痛安胎的功能。

◎ **原植物**

多年生高大草木，高1～2m，全株密生短柔毛。主根肥大，侧根多，圆柱形至长圆锥形，有香气，深棕色。基生叶阔大，有长柄；广椭圆形或圆状披针形，长达40cm，宽达10～18cm，先端锐尖，基部渐窄，下延成翅状，边缘有不整齐锯齿，上面密生白色或淡黄色茸毛；茎生叶较小，无柄；叶长椭圆形，长10～30cm，宽5～14cm，基部心形，半抱茎。头状花序腋生，数个排列成伞房状，直径5～8cm，总苞半球形，总苞片5～10层，外层苞片叶质，长1～1.5cm，有茸毛，内层干膜质，较外层长。花黄色，边花1层，为舌状雌花，长2～3cm，先端3齿裂；中央管状花两性，花药基部有长尾。瘦果有4～5棱，冠毛浅灰白色，长约1cm。花期5～7月，果期7～9月。

◎ **生境分布**

生于河边、田边及河谷等潮湿处。分布于东北、华北等地区。多有栽培。

◎ **采收加工**

秋末挖根，除去残茎、泥沙，截断，较粗的纵切成瓣，晒干。

◎ **炮制及饮片**

除去杂质，洗净，润透，切片，晒干。

主治用法

用于胸腹胀满疼痛，慢性胃炎，胃肠功能紊乱，呕吐泄泻，慢性肝炎，痢疾里急后重，蛔虫病等症。用量3～10g。多入丸散服。

土贝母

土贝母为葫芦科(Cucurbitaceae)植物土贝母的干燥块茎。

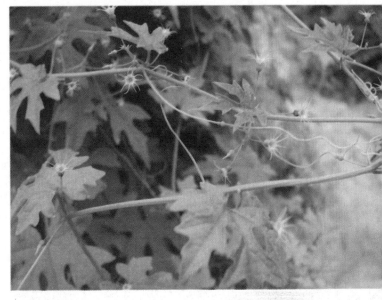

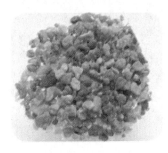

别名

大贝母、假贝母。

性味功能

味苦,性微寒。有清热解毒、散结消肿及抗肿瘤的功能。

◎ 原植物

多年生攀缘草本,鳞茎近球形,肉质,白色,由几个至十余个肥厚鳞叶组合而成。茎细长达 3m,顶端卷须单一或分叉。叶互生,叶柄长 1～2cm;叶片卵状近圆形,长 5～10cm,宽 4～9cm,掌状 5～7 深裂,裂片再 3～5 浅裂,基部心形,边缘有浅裂状锯齿,基部裂片顶端有白色腺体 1～2 对,两面有毛。花单性,雌雄异株;腋生圆锥花序排列疏散,花梗长细弱;雄花直径约 1.5cm;花黄绿色,花冠与花萼相似,基部合生,上部 5 深裂,裂片窄长,先端尾尖;雄蕊 5,花丝 1 个分离,其余 4 个基部成对连合;子房下位,3 室,花柱 3,柱头 6。蒴果圆柱形,长 1.5～2.5cm,成熟时顶端盖裂。种子 6,棕黑色,斜方形,先端有膜质翅。花期 6～7 月,果期 8～9 月。

◎ 生境分布

生于山坡、林下或草丛中。多有栽培。分布于辽宁、河北、山西、陕西、宁夏、甘肃、河南、山东、云南等省区。

◎ 采收加工

秋季采挖鳞茎,剥下肥厚的白色鳞叶,洗净,煮至无白心时取出,晒干。

◎ 炮制及饮片

除去杂质,用时打碎。

主治用法

用于乳痈瘰、乳癌、乳腺炎、颈部淋巴结结核、慢性淋巴结炎、肥厚性鼻炎、痰核、疮疡肿毒、蛇虫毒。用量 4.5～9g。外用于外伤出血。用量 9～30g。外用适量,研末敷或熬膏摊贴。

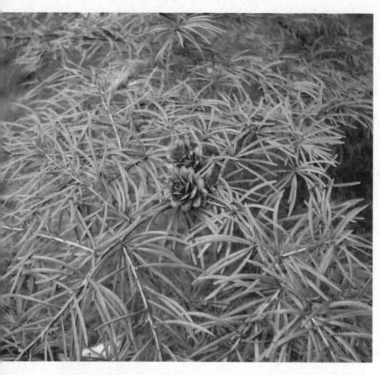

土荆皮

＊来源

土荆皮为松科
（Pinaceae）植物
金钱松的干燥根皮
或近根树皮。

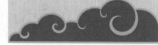

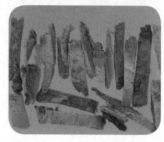

性味功能

味辛，性温；有毒。有杀虫、祛湿止痒的功能。

◎ 原植物

落叶乔木，高 20～40m。茎干直立，枝轮生，平展；叶在长枝上螺旋状散生，在短枝上 15～30 片簇生，呈辐射状。叶线形，长 3～7cm，宽 1～2mm，先端尖，基部渐狭，下面沿中脉有 2 条气孔带，秋后呈金黄色。花单性，雌雄同株；雄花荑荑状，下垂，黄色，数个或数十个聚生于短枝顶端，雌球花单生于短枝顶端，苞鳞大于珠鳞，珠鳞的腹面基部有胚珠 2。球果卵圆形，直立，有短柄。种鳞木质，广卵形至卵状披针形，先端微凹或钝尖，基部心形，成熟后脱落；苞鳞短小；种翅稍厚。花期 4～5 月，果期 10～11 月。

◎ 生境分布

喜生于向阳处。分布于江苏南部、浙江、福建北部、安徽南部、江西、湖南及湖北西部、广东等地。

◎ 采收加工

多于 5 月剥取根皮或近根树皮，晒干。

◎ 炮制及饮片

洗净，略润，切丝，晒干。

主治用法

用于体癣，手足癣，神经性皮炎。外用适量。浸醋或酒涂擦或研末调敷。

土茯苓

土茯苓为百合科（Liliaceae）植物光叶菝葜的干燥根茎。

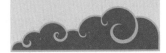

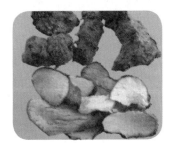

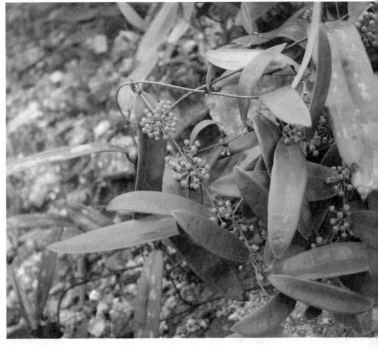

别 名

羊舌藤、千尾根、山遗粮。

性味功能

味甘、淡，性平。有清热解毒、除湿、利关节的功能。

◎ **原植物**

常绿攀缘状灌木。根状茎粗短块状，常由匍匐茎相连接。茎长 1～4m，枝条光滑，无刺。叶互生，薄革质，全缘，下面通常绿色，有时带苍白色；叶柄具狭鞘，有卷须。雌雄异株；伞形花序通常具花 10 余朵；花绿白色。浆果球形，直径 7～10mm，成熟时紫黑色，具粉霜。

◎ **生境分布**

生于海拔 1800m 以下的林中、灌丛、林缘、河岸或山坡山谷中。分布于安徽、江苏、浙江、福建、广东、广西、江西、湖南、湖北、四川、贵州等省区。

◎ **采收加工**

于秋、冬季采挖地下根茎，洗净，除去须根，晒干；或鲜切成薄片，晒干即可。药材以断面淡棕色、粉性足者为佳。

◎ **炮制及饮片**

除去杂质；未切片者，浸泡，洗净，润透，切薄片，干燥。

主治用法

用于风湿性关节炎，消化不良，腹泻，肾炎，膀胱炎，钩端螺旋体病，梅毒，热淋，湿热疮毒。用量 10～60g。

新编中草药实用图谱

13

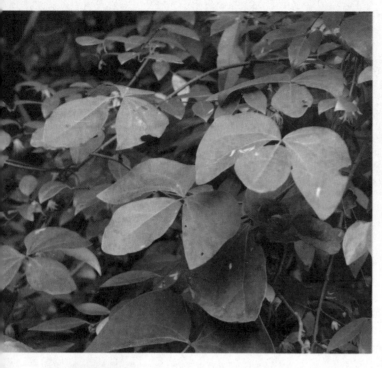

大血藤

来源

大血藤为木通科
（Lardizabalaceae）
植物大血藤的干燥
藤茎。

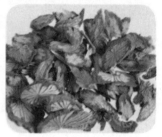

别名

血藤、血通、红藤。

性味功能

味苦，性平。有清热解毒、活血、祛风的功能。

◎ **原植物**

　　落叶木质藤本，茎可达 10m。叶互生，三出复叶，具长柄，叶柄长 4.5～10cm；中央小叶片菱状卵形至卵圆形，先端钝尖，基部楔形，全缘，小叶柄短；两侧小叶较大，斜卵形，全缘，基部甚偏斜，两侧不对称，近无柄，上面绿色，下面淡绿色。总状花序腋生，下垂；花单性，雌雄异株；黄绿色；浆果卵圆形，成熟时蓝黑色。

◎ **生境分布**

　　生于山野灌木丛及疏林中，或溪边林中。分布于河南、江苏、安徽、浙江、江西、福建、湖北、湖南、广东、广西、四川、贵州、云南等省区。

◎ **采收加工**

　　秋、冬季砍下直径 3cm 以上的茎藤，除掉细枝，切成小段或厚片，晒干。

◎ **炮制及饮片**

　　除去杂质，洗净，干燥。药材为小段的应润透，切厚片。

主治用法

用于肠痈腹痛，经闭腹痛，风湿痹痛，跌扑肿痛。用量 9～15g。

大枣

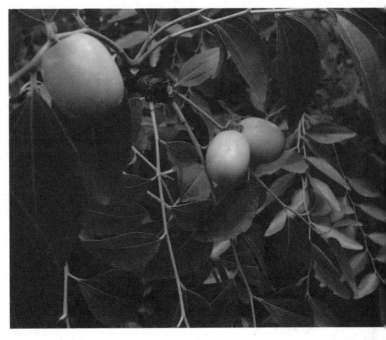

＊来源

大枣为鼠李科 (Rhamnaceae) 植物枣的果实。

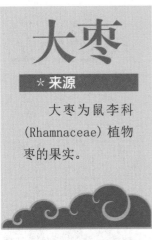

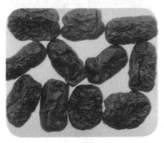

性味功能

味甘，性温。有补中益气、养血安神、补脾和胃的功能。

◎ 原植物

落叶灌木或小乔木，高达 10m。小枝具细长的刺，刺直立或弯曲。单叶互生，叶柄短，叶片卵形至卵状披针形，长 3～7cm，宽 2～3.5cm，先端稍钝，基部歪斜，边缘有细锯齿，上面亮绿色，下面淡绿色，两面无毛，3 主脉自基部发出，侧脉明显。花小，通常 7～8 朵生于叶腋成聚伞花序；花萼 5 裂，上部呈花瓣状，下部连后呈筒状，绿色；花瓣 5，淡黄绿色；雄蕊 5，与花瓣对生，着生于花盘边缘；花盘圆形，边缘波状；子房下部与花盘合生，花柱突出于花盘中央，先端 2 裂。核果卵形至长圆形，长 1.5～4cm，嫩时绿色或橘红色，成熟时深红色，果肉肥厚，味甜；核两端锐尖。花期 4～5 月，果期 7～9 月。

◎ 生境分布

全国各地均有栽培。分布于河北、山西、陕西、河南、山东、安徽、江苏等省区。

◎ 采收加工

果实 8～9 月变红成熟后采收，晒干。

◎ 炮制及饮片

除去杂质，洗净，晒干。用时破开或去核。

主治用法

用于脾虚食少，体倦乏力，营卫不和，便溏，心悸，失眠，盗汗，血小板减少性紫癜，妇人脏躁。并用于胃癌，肿瘤患者贫血及放射治疗、化疗所致血象低下。用量 6～15g，水煎服。

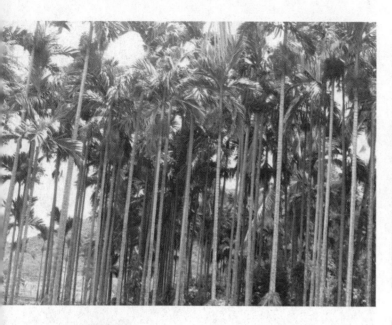

大腹皮

✳ 来源

大腹皮为棕榈科（Palmae）植物槟榔的干燥果皮。

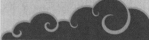

别　名

槟榔子、槟榔玉。

性味功能

味辛，性微温。有下气宽中、行水消肿的功能。

◎ **原植物**

乔木，高10～18m，不分枝，叶脱落后呈明显的环纹。叶在茎顶端丛生；羽状复叶，长1.3～2m，光滑，叶轴三棱形，小叶披针形或线形，先端渐尖，有不规则分裂，基部较狭，两面光滑。肉穗花序生于最下1叶的叶鞘束下，有佛焰苞状大苞片，长倒卵形，长达40cm，光滑，花序多分枝；花单性，雌雄同株；雄花小，多数，无柄，紧贴分枝上部，通常单生；花被6，三角状阔卵形；雄蕊6，花丝短，花药基着，箭形；退化雌蕊3，丝状；雌花较大而少，无柄，着生于分枝下部；花被6，排列成2轮，三角状阔卵形。每年开花2次，花期3～8月，冬花不结果；果期12月至翌年2月。

◎ **生境分布**

栽培于阳光充足、湿度大的林间或村旁。分布于福建、广东、云南等省区。

◎ **采收加工**

冬季至次春采收未成熟的果实，煮后干燥，纵剖两瓣，剥取果皮，习称"大腹皮"；春末至秋初采收成熟果实，剥取果皮，打松、晒干。习称"大腹毛"。

◎ **炮制及饮片**

大腹皮：除去杂质，洗净，切段，干燥。

大腹毛：除去杂质，洗净，干燥。

主治用法

用于脘腹胀闷，大便不爽，水肿胀满，脚气浮肿，小便不利。用量4.5～9g。水煎服。

山麦冬

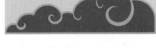

来源

山麦冬为百合科（Liliaceae）植物湖北麦冬或短葶山麦冬的干燥块根。

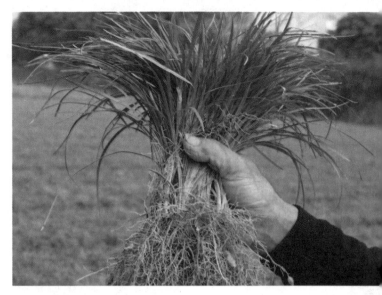

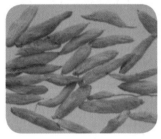

别　名

麦冬、麦门冬、土麦冬。

性味功能

味淡、微苦，性微寒。有滋阴生津、润肺止咳、清心除烦的功能。

◎ **原植物**

多年生草本。根稍粗，近末端常膨大成矩圆形、椭圆形或纺锤形的肉质块根。根状茎短，木质，具地下走茎。叶长 20 ～ 65cm，宽 3 ～ 6mm。花葶通常长于或等长于叶，长 18 ～ 70cm；总状花序长 6 ～ 15cm，具多数花，常 2 ～ 4 朵簇生于苞片腋内；苞片小，干膜质；花梗长 4mm，关节位于中部以上或近顶端；花被片矩圆形、矩圆状披针形，长 3.5 ～ 5mm，淡紫色；花丝长约 2mm，花药狭矩圆形，长约 2mm；子房近球形，花柱长约 2mm，柱头不明显。

◎ **生境分布**

湖北麦冬生于山地林下或潮湿处。有栽培。除东北、内蒙古、新疆、青海、西藏外，全国各地有广泛分布和栽培；短葶山麦冬生于海拔 100 ～ 1400m 山地林下。分布于华东、华中、华南、华西地区。

◎ **采收加工**

野生山麦冬于清明节后采挖，除去地上部分，洗净晒干，搓去须根；栽培山麦冬多在小满至夏至采挖 3 年生植株，挖出全株，带根切下，洗净，在块根两端保留约 1cm 的根，晴天晒，雨天烘，干后搓去须根，筛去杂质。

◎ **炮制及饮片**

除去杂质，洗净，干燥。

主治用法

用于热病伤津，肺燥干咳，津少口渴，心烦，咽干，肺结核咯血，便秘等。用量 6 ～ 12g。

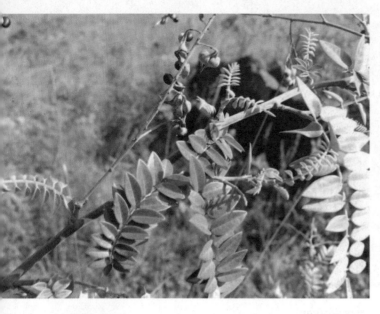

山豆根

＊来源

山豆根为豆科（Leguminosae）植物越南槐的干燥根及根茎。

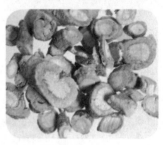

别　名

广豆根。

性味功能

味苦，性寒；有毒。有清火解毒、消肿止痛的功能。

◎ **原植物**

小灌木，直立或平卧，高 1～2m。根圆柱状，少分枝，根皮黄褐色。茎分枝少，密被短柔毛。奇数羽状复叶，小叶片 11～19，椭圆形或长圆状卵形，长 1～2.5cm，宽 0.5～1.5cm，顶端小叶较大，先端急尖或短尖，基部圆形，上面疏被短柔毛，下面密被灰棕色短柔毛。总状花序顶生，长 12～15cm，密被短毛；小花梗长约 1cm，被细毛；花萼阔钟状，外被疏毛，先端 5 齿；花冠黄白色，旗瓣卵圆形，先端凹缺，基部具短爪，翼瓣较旗瓣长，基部耳三角状；雄蕊 10，离生，基部稍宽扁；子房具柄，圆柱形，密被长柔毛，花柱弯曲，柱头圆形，其上簇生长柔毛。荚果长 2～5cm，密被长柔毛，于种子间缢缩成念珠状。种子 3～5。花期 5～6 月，果期 7～8 月。

◎ **生境分布**

生于石灰岩山地或岩石缝中。分布于江西、广东、广西、贵州、云南等省区。

◎ **采收加工**

秋季挖根，除去地上茎叶，洗净泥土，晒干。

◎ **炮制及饮片**

除去残茎及杂质，浸泡，洗净，润透，切厚片，晒干。

主治用法

用于咽喉牙龈肿痛，肺热咳嗽烦渴及黄疸，热结便秘等症。外治诸热肿，毒蛇咬伤。用量 3～10g。外用适量，含漱或捣敷。

山茱萸

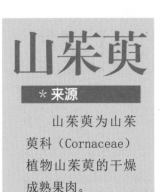

＊来源

山茱萸为山茱萸科（Cornaceae）植物山茱萸的干燥成熟果肉。

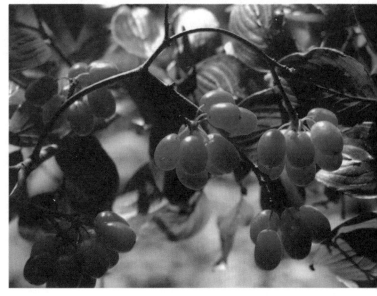

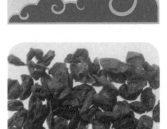

别　名

山萸肉、药枣。

性味功能

味酸、涩，性微温。有涩精敛汗、补肝肾的功能。

◎ 原植物

落叶灌木或乔木，高 4～10m。树皮淡褐色，片状剥落；小枝圆柱形或带四棱，粉绿色，干后紫褐色。叶对生，叶柄长 5～15mm，幼时有黄褐色毛，叶片卵形至长椭圆形，先端渐尖，基部宽楔形或近圆形，全缘，上面亮绿色，幼时疏生平贴毛，下面淡绿色，被白色丁字形毛，脉腋具黄褐色毛丛。花先叶开放，20～30 朵簇生于小枝顶端，呈伞形花序状；总苞片 4，黄绿色，背面密被棕色细柔毛，于花后脱落；花两性；萼片 4，卵形；花瓣 4，黄色，卵状披针形；雄蕊 4，与花瓣互生；花盘球状，肉质；子房下位，通常 1 室，内有倒生胚珠 1，花柱圆柱形，柱头头状。核果长椭圆形，长 1.2～2cm，熟时深红色，有光泽，外果皮革质，中果皮肉质，内果皮骨质，核内具种子 1；果皮干后皱缩呈网状。花期 3～4 月，果期 9～10 月。

◎ 生境分布

生于向阳山坡、溪旁杂木林中。有栽培。分布于山西、陕西、四川等省区。

◎ 采收加工

秋末果皮变红时采收果实，用文火烘或置沸水稍烫后，除去果核，晒干。

◎ 炮制及饮片

除去杂质和残留果核。

主治用法

用于眩晕耳鸣，腰膝酸痛，阳痿遗精，遗尿尿频，崩漏带下，大汗虚脱，内热消渴。用量 6～12g。

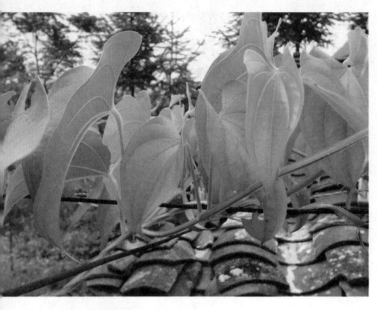

山药

来源

山药为薯蓣科
（Dioscoreaceae）
植物薯蓣的块状茎。

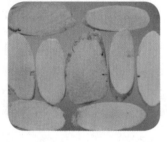

别 名

怀山药、毛山药、光山药。

性味功能

味甘，性温。有补脾养胃、生津益肺、补肾涩精的功能。

◎ **原植物**

多年生缠绕草本植物。根茎圆柱状或棒状，肥大，肉质，具黏液。茎粗壮，常带紫色。叶具长柄，对生或轮生，叶片卵状三角形或长圆形，先端渐尖，基部心形，具7～9脉，叶柄带紫色；叶腋内生有株芽。花序穗状，生于叶腋；雄花序直立，数枚簇生；雄花乳白色，具香气，花被片6，雄蕊6；雌花序下垂，长8～12cm；雌花子房下位。蒴果，倒卵状圆形，具3翅。种子周围具薄翅。花期7～8月，果期8～10月。

◎ **生境分布**

生于林下、溪旁、灌木丛、杂草中。全国均有野生或栽培。

◎ **采收加工**

冬季茎叶枯萎后采挖，切去根头，洗净，除去外皮及须根，用硫黄熏后，干燥。

◎ **炮制及饮片**

山药：除去杂质，分开大小个，泡润至透，切厚片，干燥。

麸炒山药：取山药片，照麸炒法，炒至黄色。

主治用法

用于脾虚久泻，慢性肠炎，肺虚喘咳，慢性肾炎，糖尿病，遗精，遗尿，白带。用量15～30g。入补药宜生用，入健脾药宜炒黄用。

山银花

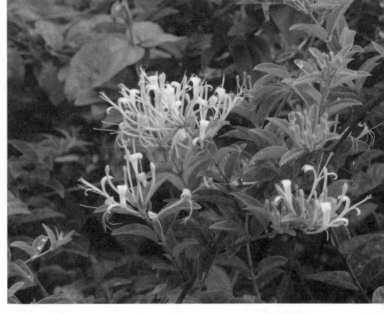

*来源

山银花为忍冬科（Caprifoliaceae）植物红腺忍冬、华南忍冬、黄褐花忍冬或灰毡毛忍冬的干燥花蕾或带初开的花。

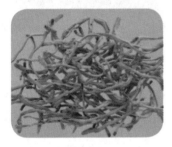

别名

土银花、土忍冬。

性味功能

味甘，性寒。有清热解毒、疏散风热、抗癌的功能。

◎ **原植物**

藤本，被柔毛。叶卵形或卵状长圆形，长3～6(～7)cm，宽2cm，先端钝，幼时两面被短糙毛，老时上面变秃净。花近无梗，两面成对，约6～8朵合成头状花序或短聚伞花序，生于叶腋或顶生的花序柄上；苞片极小，长1～2mm，披针形，非叶状；萼齿三角状披针形，连同萼筒外面密被短糙毛；花冠长3.2～5cm，先白色后转黄色，外被稍开展的倒生短糙毛及长、短两种腺毛。花期4～5月，有时秋季也开花，果熟期10月。

◎ **生境分布**

生于丘陵地的山坡杂木林或灌丛中、平原旷野、路旁或河边，野生或栽培，分布于广东、广西、安徽、浙江、福建、江西、湖南、云南、贵州、四川、湖北等地。

◎ **采收加工**

夏初花开放前采收，干燥；或用硫黄熏后干燥。

主治用法

用于温病发热，风热感冒，热毒血痢，痈肿疔疮，喉痹，丹毒，扁桃体炎，急性乳腺炎，急性结膜炎，钩端螺旋体病，宫颈糜烂，肺脓疡，大叶性肺炎，外伤感染等症。用量6～15g。

新编中草药实用图谱

21

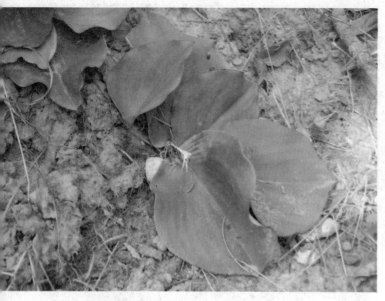

山奈

＊来源

山奈为姜科 (Zingiberaceae) 植物山奈的根茎。

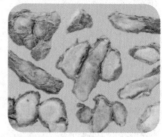

别　名

三奈、沙姜。

性味功能

味辛，性温。有温中化湿、行气止痛的功能。

◎ **原植物**

多年生草本。根状茎块状，单个或数个相连，绿白色，芳香。叶2～4，贴地生长，近无柄，叶片近圆形或宽卵形，长7～20cm，宽4～12cm，先端急尖或近钝形，基部宽楔形或圆形，上面绿色，有时叶缘及先端紫色，幼叶被短柔毛，后变无毛或于下面被疏长柔毛，干叶在上面可见红色小点；叶基具苞状退化叶，膜质，长圆形，长1～5cm。穗状花序自叶鞘中抽出，具5～12花，每花晨开午谢；小苞片披针形，长约2.5cm，绿色；萼管长2.5cm；唇瓣长约2.5cm，宽约2cm，2裂至中部以下，2裂瓣顶端微凹，白色，喉部紫红色；能育雄蕊1，无花丝，药隔附属体正方形，2裂；子房下位，3室，花柱细长，基部具2细长棒状物，柱头盘状，具缘毛。蒴果。花期8～9月。

◎ **生境分布**

生于山坡、林下或草丛中。多有栽培。分布于江西、福建、四川、云南等省区。

◎ **采收加工**

于12月至次年3月间，地上茎叶枯萎时，挖取根茎，洗净泥土，除去须根，横切成片，用硫黄熏1天后，放在竹席上晒干（切不可用火烘）。

主治用法

用于心腹冷痛，胃寒疼痛，急性胃肠炎，消化不良，牙痛，风湿关节痛，跌打损伤。内服用量3～9g；外用粉末适量塞龋孔中或擦牙。此外，本品亦常用作调味品。

山楂

新编中草药实用图谱

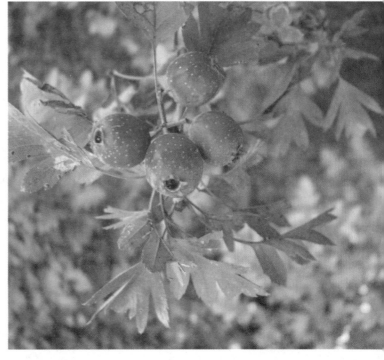

*来源

山楂为蔷薇科（Rosaceae）植物山里红、山楂的干燥成熟果实。

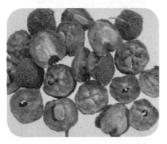

别名

山里红（河北）、北山楂（通称）。

性味功能

味酸、甘，性微温。有消食化滞、行气散瘀的功能。

◎ 原植物

本种植物与山里红区别：叶片较小，有3～5羽状深裂，裂片卵状披针形。果实较小，直径1～1.5cm。

◎ 生境分布

山里红生于山坡砂地、河边杂木林，分布于东北及河北、河南、山东、山西、内蒙古、江苏、陕西等省区；山楂生于山坡林缘或灌木丛中，分布于东北、华北及陕西、河南、山东、江苏等省区。

◎ 采收加工

秋季果实成熟时采摘，切片，晒干或纵切两瓣晒干。

◎ 炮制及饮片

炒山楂：取净山楂放锅中，中火炒至外面呈浅黄色，取出晾干。

焦山楂：取净山楂置锅中，武火炒至外面焦褐色，取出晾干。

主治用法

用于肉食积滞，胃脘胀满，泻痢腹痛，瘀血经闭，产后瘀阻，心腹刺痛，疝气疼痛，小儿乳积，高脂血症。用量6～12g。

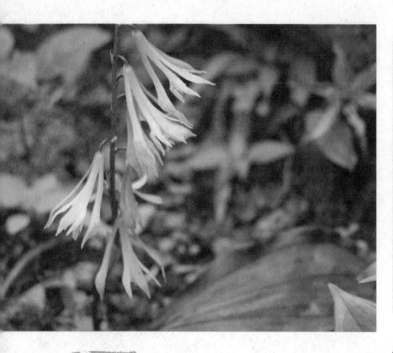

山慈菇

* 来源

山慈菇为兰科（Orchidaceae）植物杜鹃兰、独蒜兰及云南独蒜兰的干燥假鳞茎。前者习称"毛慈菇"，后二者习称"冰球子"。

别名

三道箍、朝天一柱香。

性味功能

味辛、甘，性寒；有小毒。有消肿散结、清热解毒的功能。

◎ 原植物

多年生草本，高约40cm。假球茎卵球形，肉质。顶端生1～2片叶，叶披针状长椭圆形，长20～30cm，宽3～5cm，先端略尖，基部楔形，全缘。花茎直立，疏生3叶鞘，抱茎。总状花序疏生10～20朵花，花偏向一侧，紫红色；苞片薄膜质；花被片瓣状，顶端略开展，花下垂，绿色至红紫色；萼片及花瓣线状倒披针形，先端锐尖，唇瓣肥厚，基部稍膨大，先端3裂；合蕊柱纤细，略短于萼片。蒴果长2～2.5cm，下垂。花期6～8月。

◎ 生境分布

生于坡林下阴湿处。分布于甘肃、陕西、山西至长江以南各地区。

◎ 采收加工

夏季挖了以其假鳞茎，除去茎叶，抖净泥土、晒干。有的地区在秋季花谢后采挖，除去茎叶、须根，洗净泥沙，置沸水锅上蒸至透心，取出摊开晒干或烘干。

◎ 炮制及饮片

除去杂质，水浸约1小时，润透，切薄片，干燥或洗净干燥，用时捣碎。

主治用法

用于痈肿疔毒，瘰疬结核，蛇虫咬伤等症。用量3～9g。外用适量。

千年健

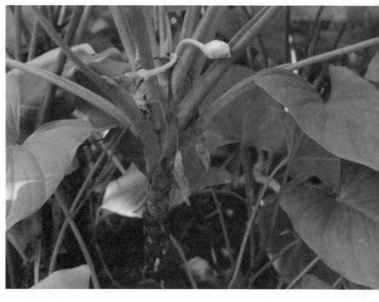

新编中草药实用图谱

＊来源

千年健为天南星科（Araceae）植物千年健的根茎。

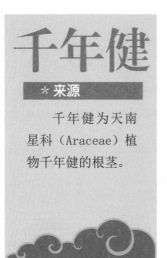

别　名

一包针、千年见。

性味功能

味苦、辛，性温。有祛风湿、壮筋骨、活血止痛的功能。

◎ **原植物**

多年生草本，高 30 ～ 60cm。根茎匍匐，长圆柱形。直径 1 ～ 2cm，肉质，红棕色，折断后有多数针刺状纤维。鳞叶线状披针形，长 15 ～ 16cm，基部宽2.5cm，向上渐狭；茎较短；叶互生，叶柄长 15 ～ 30cm，肉质，上部圆柱形，下部膨大呈翼状，基部扩大呈叶鞘；叶箭状心形或卵状心形，长 15 ～ 25cm，宽 10 ～ 20cm，先端长渐尖，基部近心形，全缘，两面光滑，侧脉平展向上斜升，基出侧脉 4 ～ 5 条向后弧曲，干后呈规则皱缩。花序 1 ～ 3，生于鳞叶腋内，长 10 ～ 15cm。花单性同株，花序下部为雌花，上部为雄花，紧密连接，无花被；雄花密集，3 个雄蕊组成一束，分离；

雌花具退化雄蕊呈棒状，子房 3 室，胚株多，柱头盘状。浆果卵圆形，种子长圆形。花期 7 ～ 9 月，果期 8 ～ 10 月。

◎ **生境分布**

生于山谷溪边或密林下，阴湿地。分布于海南、广西、云南等省、自治区。

◎ **采收加工**

春、秋二季采挖根茎，除去叶、苗，洗净泥土，折成 15 ～ 40cm 长的段，晒干或刮去外皮后晒干。

◎ **炮制及饮片**

除去杂质，洗净，润透，切片，晒干。

主治用法

用于风寒湿痹，筋骨无力，肢节酸痛。用量 4 ～ 9g。阴虚火旺、舌干口苦者忌服。

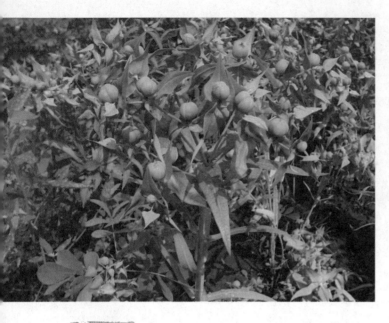

千金子

＊来源

千金子为大戟科（Euphorbiaceae）植物续随子的种子。

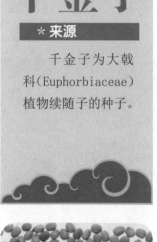

别　名

仙人对座草、百药解。

性味功能

味辛，性温；有毒。有行水消肿、破血消瘀的功能。

◎ 原植物

二年生草本，高达1m，全株含白色乳汁，幼时有白粉。根短，圆锥状稍弯曲。茎直立粗壮，圆柱形，基部稍木化，稍带红色。单叶对生，茎下部叶无柄，线状披针形；茎上部叶有短柄；广披针形，长5～15cm，宽0.6～1.5cm，先端锐尖，基部近心形，全缘。总花序顶生，聚伞状；总花序基部有2～4伞梗，每梗再分枝，两侧分枝有长梗；基部有卵状披针形苞片2；总苞杯状，先端4～5裂，内弯，腺体4，新月形，两端伸长成角状；花单性，无花被；雄花每花有雄蕊1，花粉囊稍叉开；雌花位于花序中央，子房3室，每室胚珠1，花柱3裂；蒴果近球形，无毛。种子长圆形。花期4～7月，果期7～8月。

◎ 生境分布

生于向阳山坡，多栽培。分布于东北及河北、山西、河南、四川等省区。

◎ 采收加工

秋季种子成熟后，割取全株，打下种子，除去杂质晒干。

◎ 炮制及饮片

千金子：除去杂质，筛去泥沙，洗净，捞出，晒干，用时打碎。

千金子霜：取千金子，去皮取净仁，制霜，即得。

主治用法

用于水肿，痰饮，积滞胀满，二便不通，血瘀经闭，外治顽癣，疣赘。用量1～2g。去壳，去油用，多入丸散服。外用适量，捣烂敷患处。

川木香

✳ 来源

川木香为菊科（Compositae）植物川木香及其灰毛川木香的干燥根。

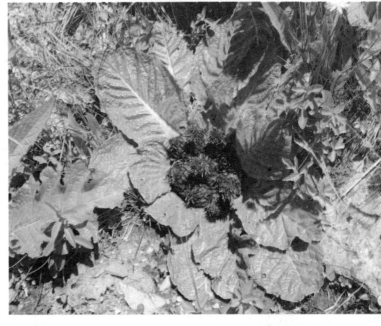

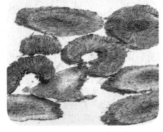

性味功能

味辛、苦，性温。有行气止痛、温中和胃的功能。

◎ 原植物

多年生草本。根坚硬粗壮，圆柱形，通常不分枝，直径 1～2.5cm，外皮褐色。茎极短，叶成莲座状平铺地面；叶柄长 8～20cm，被白色茸毛；叶片卵状披针形或长圆状披针形，长 20～30cm，宽10～20cm，羽状中裂，具 5～7 对裂片，稀不分裂，裂片边缘具不规则齿裂，上面被稀疏的腺毛，下面被稀疏的伏毛和蛛丝状毛。头状花序数个集生于枝顶，花序直径5～10cm；总苞片四轮，覆瓦状排列，革质，绿色带紫，边缘具细小的糙硬毛，先端具刺状短尖；雄蕊5，花药箭形；子房下位，花柱略长于花冠。瘦果扁压，具三棱；冠毛多层，芒状，在内面的直立，最外层皱曲，并有上端渐细尖的刚毛。

◎ 生境分布

生于山坡及丘陵向阳地，多生长于海拔 3000m 以上的高山草地。分布于四川省西部的阿坝、甘孜藏族自治州。

◎ 采收加工

8 月至翌年 3 月均可采挖，以 9～11月最适。鲜根去掉泥土、根头上的胶状物及须根，粗根可纵向剖开，在晒干或微火烘干的过程中去掉粗皮。不宜用大火烘烤。

◎ 炮制及饮片

除去杂质及"油头"，洗净，润透，切厚片，干燥。

主治用法

用于白血病，淋巴瘤，食管癌，肝癌，胃癌，胰腺癌，骨癌，并用于中寒气滞，胸腹胀痛，呕吐，泄泻，下痢里急后重，寒疝，肝胃气痛。用量 3～9g。

新编中草药实用图谱

27

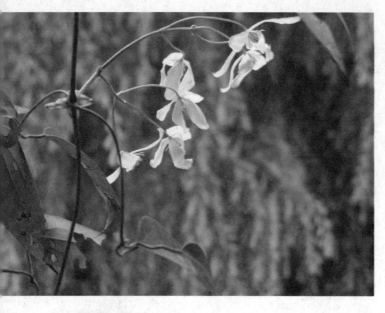

川木通

川木通为毛茛科（Ranunculaceae）植物小木通和绣球藤的干燥茎藤。

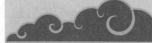

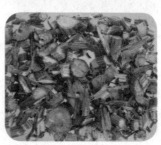

别　名

花木通、蓑衣藤。

性味功能

味淡、苦，性寒。有清热利尿、通经下乳的功能。

◎ 原植物

多年生常绿木质藤本，长达6m。茎圆柱形，有纵条纹，小枝有棱，有白色短柔毛，后脱落。叶对生，为三出复叶，叶柄长5～7.5cm，小叶革质，卵状披针形、长椭圆状卵形至卵形，长6～12cm，宽3～6cm，顶端渐尖，基部圆形、心形或宽楔形，全缘，主脉三出，两面无毛。聚伞花序或圆锥状聚伞花序顶生或腋生，与叶近等长或比叶长，腋生花序基部有多数宿存芽鳞，为三角状卵形、卵形至长圆形，长0.8～3.5cm；花直径3～4cm，萼片4，白色，偶带淡红色，开展，长圆形至长圆状倒卵形，大小变异极大，长1～2.5(～4)cm，宽0.3～1.2(～2)cm，外面边缘密生短茸毛或疏生短茸毛；无花瓣；雄蕊多数，无毛；心皮多数。瘦果扁，卵形至椭圆形，长3～7mm，疏生柔毛，宿存羽状花柱长达5cm，有白色长柔毛。花期3～4月，果期4～7月。

◎ 生境分布

生于山地林边、路边灌丛中、水沟旁。分布于甘肃和陕西南部、湖南等省区。

◎ 采收加工

春秋两季采收茎藤，除去粗皮，晒干或趁鲜切片晒干。

◎ 炮制及饮片

未切片者，略泡，润透，切厚片，晒干。

主治用法

用于水肿，淋病，小便不通，关节痹痛，经闭乳少。用量3～6g。

川贝母

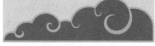

＊来源

川贝母为百合科 (Liliaceae) 植物川贝母、暗紫贝母、甘肃贝母或梭砂贝母的干燥鳞茎。

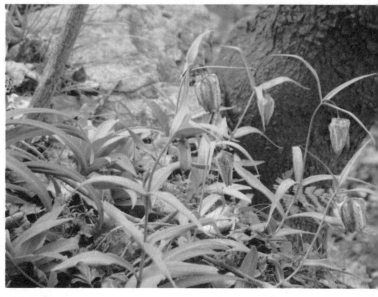

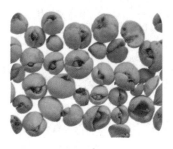

别　名

卷叶贝母。

性味功能

味甘、苦，性微寒。有清热润肺、化痰止咳的功能。

◎ 原植物

多年生草本，高 15 ～ 55cm，植物形态变化较大。鳞茎圆锥形或近球形。茎单一，直立，光滑，上部绿色，下部微带褐紫色，有细小灰色斑点。单叶，无柄；下部叶对生，少数在中部兼有互生，或上部 3 叶轮生，叶披针形或条形，长 5 ～ 12cm，宽 0.3 ～ 1cm，先端钝尖，不卷曲或稍卷曲。花单生于茎顶，钟状，下垂，紫红色，有明显的方格状斑纹，长 2.5 ～ 4.5cm；花有片 6，长 3 ～ 4cm，外轮 3 片，宽 1 ～ 1.4cm，内轮 3 片，宽达 1.8cm；雄蕊 6，长 1 ～ 1.5cm；子房 3 室。蒴果长圆形，有 6 棱，有 1 ～ 1.5mm 宽的窄翅。种子薄扁平，半圆形，黄色。花期 5 ～ 7 月，果期 8 ～ 10 月。

◎ 生境分布

通常生于林中、灌丛下、草地或河滩、山谷等湿地或岩缝中。主要产于西藏（南部至东部）、云南（西北部）和四川（西部）等省区，海拔 3200 ～ 4200m。也见于甘肃（南部）、青海、宁夏、陕西（秦岭）和山西（南部），海拔 1800 ～ 3200m。

◎ 采收加工

采收季节因地而异；一般在 7 ～ 9 月采挖。挖出后，洗净泥沙及须根，晒干或微火烘干。

主治用法

用于肺热燥咳，干咳少痰，阴虚劳嗽，咯痰带血。用量 3 ～ 9g。研粉冲服，每次 1 ～ 2g。反乌头、草乌。

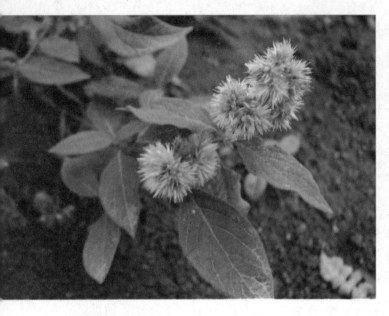

川牛膝

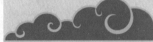

＊来源

川牛膝为苋科
（Amaranthaceae）
植物川牛膝的根。

别　名

甜牛膝、大牛膝、肉牛膝。

性味功能

味甘、微苦，性平。有祛风湿、活血通经的功能。

◎ 原植物

多年生草本，高 40～100cm。主根圆柱形。茎直立，中部以上近四棱形，多分枝，疏被糙毛。叶对生，叶柄长 3～15mm，密生长糙毛；叶片椭圆形至窄椭圆形，长 3～13cm，宽 1.5～5cm，先端渐尖至尾尖，基部楔形或阔楔形，全缘，上面密生倒伏糙毛，下面毛较密。花绿白色，花球团直径 1～1.5cm；苞片卵形，长 3～5mm，干膜质，顶端刺状或钩状；雄蕊 5，与花被片对生，花丝基部密被长柔毛，4 室；退化雄蕊 5，长方形，长 0.3～0.4mm，先端齿状浅裂，基部与雄蕊花丝合生。胞果长椭圆状倒卵形，长 2～5mm，径约 1.5mm，暗灰色。花期 6～7 月，果期 8～9 月。

◎ 生境分布

生于林缘或山坡草丛中，多为栽培。分布于四川、贵州、云南等省。

◎ 采收加工

栽培 3～4 年于 9～10 月挖根，除去泥土、地上茎及须根，烘干或晒至半干时，经堆放回润后再晒至干，打成小捆。

◎ 炮制及饮片

除去杂质及芦头，洗净，润透，切薄片，干燥。本品为圆形薄片，厚 0.1～0.2cm，直径 0.5～3cm。表面灰棕色，切面淡黄色或棕黄色。可见多数黄色点状维管束。

主治用法

用于风湿腰膝疼痛，血淋，尿血，瘀血经闭，癥瘕难产，胎衣不下，产后瘀血腹痛。用量 4.5～9g。孕妇忌服。

川乌

*来源

川乌为毛茛科（Ranunculaceae）植物乌头的干燥母根。

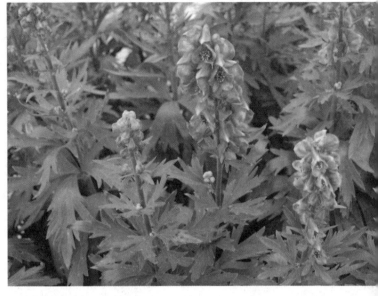

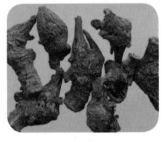

别名

五毒根、鹅儿花、草乌（野生品）。

性味功能

味辛、苦，性热；有大毒。有祛风除湿，温经止痛的功能。

◎ **原植物**

多年生草本，高 60 ~ 120cm。块根通常 2 个连生，栽培品的侧根（子根）通常肥大，倒卵圆形至倒卵形，直径可达 5cm，主根是乌头，子根为附子；茎直立，中部以上被反曲的短柔毛；叶互生，茎下部在再开花时枯萎，中部叶有长柄，叶柄长 1 ~ 2.5cm，疏被短柔毛；叶片五角形，长 6 ~ 11cm，宽 9 ~ 15cm，基部浅心形，3 裂几达基部。总状花序窄长，顶生，长 6 ~ 25cm；雄蕊多数，花丝有 2 小齿或全缘，无毛或被短毛；心皮 3 ~ 5，离生，被短柔毛，稀无毛。

◎ **生境分布**

乌头生于山地草坡、灌丛中或栽培于平地肥沃的砂质壤土中。分布于辽宁、陕西、甘肃、云南等省、自治区。主要栽培于四川；现湖南、云南等地也有栽培。

◎ **采收加工**

6 月下旬至 8 月上旬采挖，除去茎叶子、根、须根及泥沙，晒干。

◎ **炮制及饮片**

生川乌：除去杂质。用时捣碎。

制川乌：取净川乌，大小个分开，用水浸泡至内无干心，取出，加水煮沸 4 ~ 6 小时（或蒸 6 ~ 8 小时）至取大个及实心者切开内无白心，口尝微有麻舌感时，取出，晾至六成干，切片，干燥。

主治用法

用于风寒湿痹，关节疼痛，心腹冷痛，寒疝作痛，麻醉止痛。一般炮制后用。用量 3 ~ 9g。

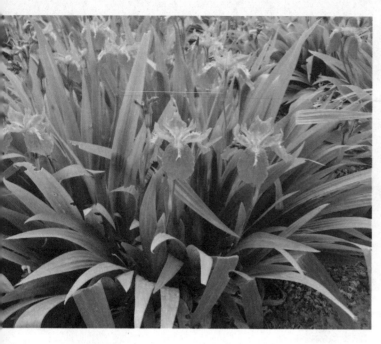

川射干

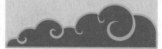

＊来源

川射干为鸢尾科（Iridaceae）植物鸢尾的根茎。

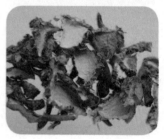

别　名

紫蝴蝶、扁竹花、哈蛙七。

性味功能

味辛苦，性寒；有毒。有清热解毒、祛痰、利咽的功能。

◎ **原植物**

多年生草本，植株基部围有老叶残留的膜质叶鞘及纤维；根状茎粗壮，二歧分枝，斜伸，须根较细而短。叶基生，黄绿色，宽剑形，顶端渐尖或短渐尖，基部鞘状。花蓝紫色；外花被裂片圆形或宽卵形，顶端微凹，爪部狭楔形，中脉上有不规则的鸡冠状附属物，附属物的边缘为不整齐的缝状裂；内花被裂片椭圆形，花盛开时向外平展，爪部突然变细；蒴果长椭圆形或倒卵形，成熟时沿室背自上而下3瓣裂；种子黑褐色，梨形，无附属物。花期7～9月，果期8～10月。

◎ **生境分布**

生于向阳坡地、林缘及水边湿地。分布于山西、安徽、江苏、浙江、福建、湖北、湖南、江西、广西、陕西、甘肃、云南、四川、贵州，西藏也有分布。

◎ **采收加工**

秋季采收为佳，除去苗茎须根晒干。

主治用法

用于热毒痰火郁结，咽喉肿痛，痰涎壅盛，咳嗽气喘。用量6～10g。

川芎

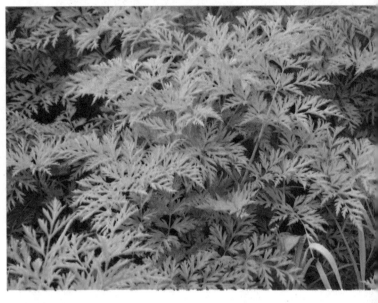

＊来源

川芎为伞形科（Umbelliferae）植物川芎的根茎。

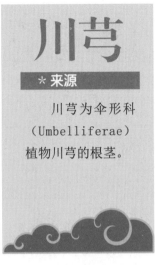

别 名

芎䓖、小叶川芎。

性味功能

味辛、微苦，性温。有活血行气、祛风止痛的功能。

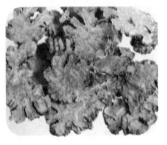

◎ 原植物

多年生草本，高 40 ～ 70cm，全株有香气。根茎呈不规则结节状的拳形团块，须根多数。茎丛生直立圆筒形，中空，有纵沟纹，茎上部节膨大成盘状，易生根。叶互生，抱茎，有叶鞘；小叶 3 ～ 5 对，卵状三角形，羽状全裂，未回裂片卵形或卵状披针形，羽状深裂，先端有小尖头，脉上有疏短柔毛。复伞形花序顶生，伞梗十余条，四棱形，有短毛；花白色，萼齿不显著；花瓣 5；椭圆形，先端有突尖，内曲；雄蕊 5，伸出花瓣外，花药淡绿色；子房下位，花柱 2。双悬果卵形，5 棱，有窄翅，背棱棱槽中有油管 3，侧棱棱槽中油管 2 ～ 5，合生面 4 ～ 6。花期 7 ～ 8 月，果期 8 ～ 9 月。

◎ 生境分布

主要栽培于四川，现江西、湖北、陕西、甘肃、贵州、云南等省已有引种。

◎ 采收加工

平原栽培于 5 ～ 6 月间采挖；山地栽培于 8 ～ 9 月间采挖。挖出全株，除去茎叶，去净泥土，晾干或炕干后，除去须根。不宜日光曝晒而影响色泽。

◎ 炮制及饮片

除去杂质，分开大小，略泡，洗净，润透，切厚片，干燥。

主治用法

用于头痛，胸胁痛，感冒风寒，头晕，月经不调，经闭腹痛，产后瘀滞腹痛，跌打损伤，疮痈肿毒，风湿痹痛等症。用量 3 ～ 9g。

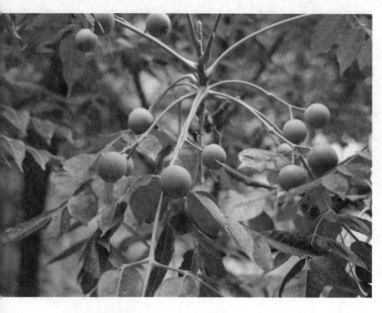

川楝子

＊来源

川楝子为楝科
（Meliaceae）植物
川楝的果实。

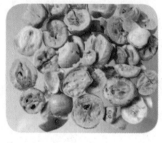

别　名

川楝实、苦楝子。

性味功能

味苦，性寒；有小毒。有清热除湿、止痛、驱虫的功能。

◎ **原植物**

落叶乔木，高达 10m 以上。树皮灰褐色，幼枝密生星状鳞片。叶互生，二回单数羽状复叶，小叶 5 ～ 11 片，窄卵形或卵形，长 4 ～ 7cm，宽 2 ～ 3.5cm，先端渐尖，基部圆形，两侧不对称，全缘或部分有疏锯齿，幼时两面密生星状毛。聚伞圆锥花序腋生，密生短柔毛或星状毛；花萼 5 ～ 6，花瓣 5 ～ 6，花淡紫色或紫色；雄蕊为花瓣 2 倍，花丝连合成筒状；子房瓶状，6 ～ 8 室。核果大椭圆形或近球形，长 1.5 ～ 3cm，直径 1.6 ～ 2.3cm，黄色或黄棕色，内果皮坚硬木质，有 6 ～ 8 棱。种子扁平，长椭圆形，长约 1cm，黑色。花期 3 ～ 4 月，果期 9 ～ 11 月。

◎ **生境分布**

生于平原、丘陵或栽培。分布于陕西、甘肃、河南、湖北、湖南、贵州、四川、云南等省区。

◎ **采收加工**

冬季果实成熟时采收，除去杂质，晒干。

◎ **炮制及饮片**

川楝子：除去杂质。用时捣碎。

炒川楝子：取净川楝子，切厚片或碾碎，照清炒法炒至表面焦黄色。

主治用法

用于胸痛，胁痛，胃痛，疝痛，痛经，虫积腹痛。用量 4.5 ～ 9g。

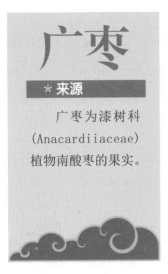

广枣

＊来源

广枣为漆树科（Anacardiiaceae）植物南酸枣的果实。

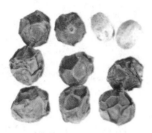

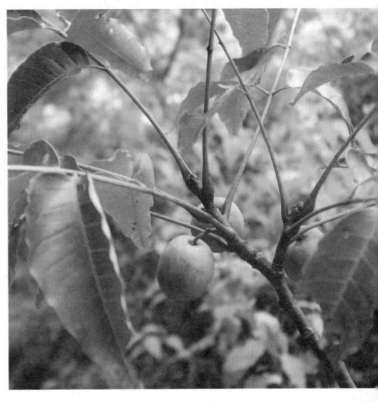

性味功能

味甘、酸，性平。有行气活血、养心安神的功能。

◎ 原植物

落叶乔木，高7～20m。树皮灰褐色，纵裂，呈片状剥落，小枝紫黑色，有皮孔。单数羽状复叶互生，叶柄长5～10cm；小叶7～15，对生，小叶柄长3～5mm，顶生小叶柄长10～15mm；小叶长圆形或长圆披针形，长4～10cm，宽2～4cm，先端渐尖或长渐尖，基部偏斜，全缘。花杂性，雌雄异株，雄花和假两性花排成聚伞圆锥花序，淡紫红色；雌花单生于上部叶腋内；萼片杯状，5裂；花瓣5，离生；雄蕊10，花丝基部与10裂的花盘黏合；子房上位，倒卵形，5室，每室有1胚珠，花柱5。核果状浆果椭圆形或近卵形，长约2～3cm，顶端有5个小孔，成熟时黄色。花期3～5月，果期8～10月。

◎ 生境分布

生于村边或山间沟谷疏林中。分布于浙江、福建、湖北、湖南、广东、广西、贵州、四川、云南等省区。

◎ 采收加工

秋季果实成熟时采摘，除杂质，晒干。根皮或树皮全年可采，晒干。

主治用法

用于气滞血瘀，心区作痛，心跳气短，心神不安。用量1.5～2.5g。

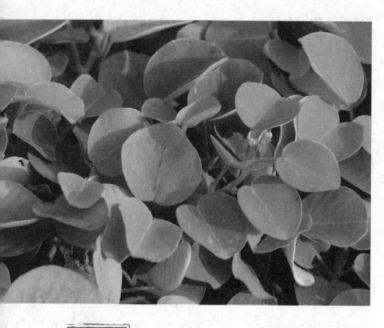

广金钱草

＊来源

广金钱草为豆科（Leguminosae）植物广金钱草的干燥全草。

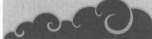

别 名

金钱草、落地金钱。

性味功能

味甘、淡，性微寒。有清湿热、利尿、排石的功能。

◎ 原植物

半灌木状草本，高30～100cm。茎直立或平卧，基部木质，枝呈圆柱形，与叶柄均密被黄色短柔毛。叶互生，有披针形托叶1对；叶柄长1～1.8cm；小叶1～3，中间小叶大，圆形，长2.5～4.5cm，宽2～4cm，侧生小叶长圆形，较小，先端微凹，基部浅心形或近平截，全缘，上面无毛，下面密被银白色丝毛，而呈浅灰绿色，侧脉羽状，平行，约为10对，小托叶钻形。总状花序腋生或顶生，苞片卵状三角形，每个苞片内有花2朵，花小；花萼被粗毛，萼齿披针形，长为萼筒的2倍；花冠蝶形，紫色，有香气。雄蕊10,2体；子房线形。荚果线状长圆形，被短柔毛和钩状毛，有荚节3～6个，

每节有肾形种子1。花期6～9月，果期7～10月。

◎ 生境分布

生于山坡草地或灌丛。分布于福建、湖南、广东、广西、海南、云南、四川等省区。

◎ 采收加工

夏、秋两季割取地上部分，除去杂质，切段，晒干或鲜用。

◎ 炮制及饮片

除去杂质，切段，晒干。

主治用法

用于热淋，砂淋，石淋，小便涩痛，水肿尿少，黄疸尿赤，尿路结石。用量15～30g。鲜用30～60g。

广藿香

广藿香为唇形科 (Labiatae) 植物广藿香的全草。

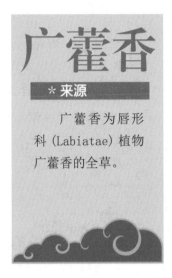

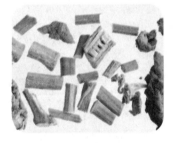

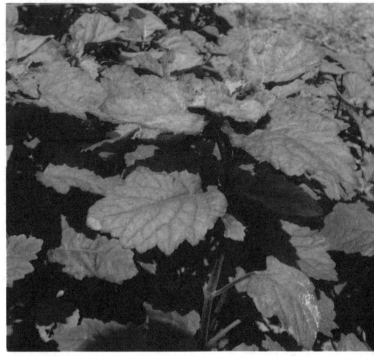

性味功能

味辛，性微温。有散邪化湿、和中止呕、理气开胃的功能。

◎ **原植物**

多年生草本，高 30～100cm，有香气。茎直立，老枝粗壮，近圆形，上部多分枝，褐色，幼枝方形，被灰黄色柔毛。叶对生，叶片圆形或宽卵形，长 2～10cm，宽 2.5～7cm，先端短尖或钝，基部楔形或心形，边缘有粗钝齿或有时有浅裂，两面被灰白色短毛，脉上尤多，有腺点，叶柄长 1～6cm，被毛。轮伞花序密集成假穗状花序，顶生或腋生，长 4～6.5cm，密被短柔毛；苞片及小苞片条状披针形，密被短柔毛；花冠唇形，紫色长约 1cm，4 裂，前裂片向前伸；雄蕊 4，外伸，花丝分离，中部有髯毛，花药 1 室；花柱着生于子房底。小坚果近球形，稍压扁，平滑。花期 6～7 月，果期 7～8 月。

◎ **生境分布**

原产于菲律宾，我国台湾、广东、广西、海南、云南等省区也有栽培。

◎ **采收加工**

于 5～6 月或 9～10 月，枝叶繁茂时采收全株，去根，晒至半干，捆成束，再晒至全干。

◎ **炮制及饮片**

除去残根及杂质，先抖下叶，筛净另放；茎洗净，润透，切段，晒干，再与叶混匀。

主治用法

用于夏伤暑湿，寒热头痛，胸脘满闷，呕吐泄泻，腹痛纳杂，感冒夹湿。用量 3～9g。水煎服。

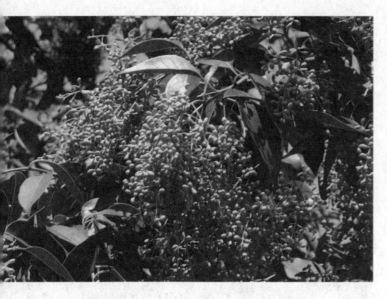

女贞子

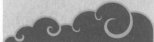

＊来源

女贞子为木犀科（Oleaceae）植物女贞的干燥成熟果实。

别名

冬青、蜡树（通称）。

性味功能

味甘、苦，性凉。有补益肝肾、强壮筋骨、明目乌发、滋阴清热的功能。

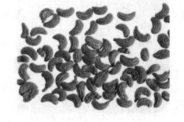

◎ 原植物

常绿大灌木或小乔木，高达 10m 余。树干直立，树皮灰绿色，光滑不裂；枝条开展，平滑而具明显的皮孔。叶对生，革质；叶柄长 1～2cm；叶片卵形至卵状披针形，长 6～14cm，宽 4～6cm，先端急尖或渐尖，基部宽楔形或近于圆形，全缘，上面深绿色，有光泽，下面淡绿色。圆锥花序顶生，长 5～10cm，直径 8～17cm；苞片叶状，着生于花序下部的侧生花序梗之基部，线状披针形；花芳香，密集，几无梗；花萼及花冠钟状，均 4 裂，花冠白色；雄蕊 2，着生于花冠管喉部；雌蕊 1，略伸出花冠外，子房上位，球形，2 室，每室具 1 胚珠，花柱细长，柱头 2 浅裂。浆果状核果，长圆形，略弯，直径 3～4mm，熟时蓝黑色。花期 6～7 月，果期 8～12 月。

◎ 生境分布

生于温暖潮湿的地区或山坡向阳处。分布于河北、甘肃及长江以南各省区。

◎ 采收加工

冬季采收成熟果实，去杂洗净后晒干或蒸后晒干备用。

◎ 炮制及饮片

女贞子：除去杂质，洗净，干燥。

酒女贞子：取净女贞子，浸入黄酒，炖至酒吸尽或蒸透。

主治用法

用于肝肾阴虚，头晕目眩，腰脚酸软，遗精，耳鸣，老年习惯性便秘。用量 9～15g，水煎服。

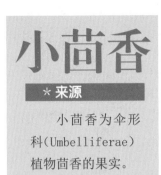

小茴香

小茴香为伞形科(Umbelliferae)植物茴香的果实。

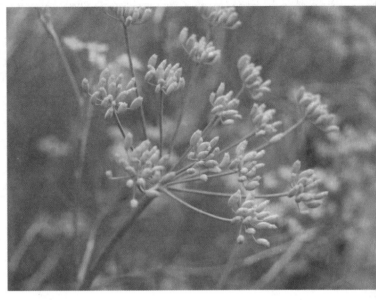

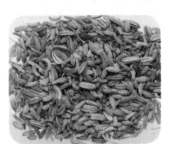

别名

小茴、香丝菜（江西）、小香（青海）。

性味功能

味辛，性温。有散寒止痛、理气和胃的功能。

◎ 原植物

多年生草本，高0.5～1.5m，全株有粉霜，有强烈香气。茎直立，圆柱形，有浅沟纹，上部分枝，灰绿色。基生叶互生，叶柄长3.5～4.5cm，基部扩大成鞘状，抱茎，边缘有膜质波状狭翅。叶3～4回羽状分裂，深绿色，未回裂片线形至丝状。复伞形花序顶生或侧生，顶生伞形花序大，直径达15cm；每小伞形花序有花5～30，小伞梗纤细。花小，黄色，两性，萼齿不明显，花瓣5，倒卵形，上部内卷，微凹；雄蕊5，花药卵形，花丝丝状，伸出花瓣外；子房下位，2室，花柱2浅裂。双悬果卵状长圆形，侧扁；分果椭圆形，稍弯曲，有5条隆起纵棱，每棱槽中有1个油管，合生面有2。花期6～9月，果期10月。

◎ 生境分布

全国各地普遍栽培。

◎ 采收加工

秋季果实成熟时采割全株，晒干后，打下果实，除去杂质，晒干。

◎ 炮制及饮片

小茴香：除去杂质。

盐小茴香：取净小茴香，照盐水炙法炒至微黄色。

主治用法

用于胃寒胀痛，少腹冷痛，痛经，疝痛，食少呕吐，肾虚腰痛，睾丸鞘膜积液，血吸虫病。用量3～9g。水煎服或入丸、散，外用适量，研末调敷或炒热温汤。

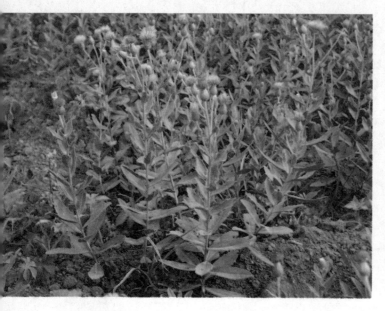

小蓟

＊来源

小蓟为菊科 (Compositae) 植物刺儿菜的地上部分。

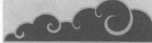

别　名

刺刺菜、刺草。

性味功能

味甘，性凉。有凉血、止血、祛瘀消肿的功能。

◎ **原植物**

多年生草本，高 20～50cm。根状茎长。茎无毛或被蛛丝状毛。基生叶花时凋落，茎生叶椭圆形或椭圆状披针形，长 7～10cm，宽 1.5～2.6cm，顶端短尖或钝，基部窄或钝圆，近全缘或有疏锯齿，边缘有小刺，两面有白色蛛丝状毛。头状花序单生于茎端，雌雄异株；雄花序总苞长约 18mm，雌花序总苞长约 25mm；总苞片 6 层，外层甚短，长椭圆状披针形，内层披针形，顶端长尖，具刺；雄花花冠长 17～20mm，裂片长 9～10mm，花药紫红色，长约 6mm，雌花花冠紫红色，长约 26mm，裂片长约 5mm，退化花药长约 2mm。瘦果椭圆形或卵形，略扁平，冠毛羽状。花期 5～6

月，果期 5～7 月。

◎ **生境分布**

生于荒地、田间和路旁，全国各地均有分布。

◎ **采收加工**

夏秋割取地上部分，晒干。

◎ **炮制及饮片**

小蓟：除去杂质，洗净，稍润，切段，干燥。

小蓟炭：取净小蓟段，炒至黑褐色。

主治用法

用于吐血，衄血，尿血，崩漏，急性传染性肝炎，痈肿疮毒。用于急性粒细胞性白血病，黄疸，水肿等。治疗面部血管瘤有明显效果。用量 4.5～9g，煎服。外用鲜品适量，捣烂敷患处。

马齿苋

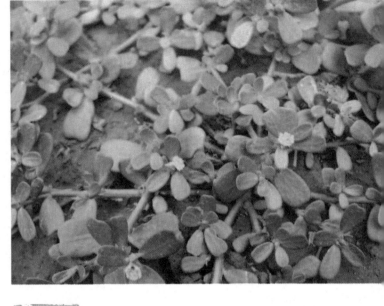

马齿苋为马齿苋科（Portulacaceae）植物马齿苋的地上部分。

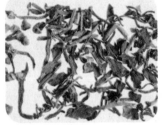

别　名

猪母菜（福建）、瓜子菜（广西、广东）。

性味功能

味酸，性寒。有清热解毒、凉血、止痢的功能。

◎ **原植物**

一年生草本。植物体肉质。茎多分枝，平卧地面，淡绿色，有时呈暗红色。单叶，互生，有时为对生，扁倒卵形，先端钝圆或截形，全缘，肉质，长1～2.5cm，光滑，无毛。花3～8朵，黄色，顶生枝端。总苞片4～5，三角状卵形，先端具细尖。萼片2，绿色，基部与子房合生。花瓣5，倒卵状长圆形，具凹头，下部结合。雄蕊8～12，基部合生。子房半下位，卵形。花柱单1，柱头5裂，花柱连同柱头长于雄蕊。果为盖裂的蒴果。种子多数，黑褐色，肾状卵圆形。花期5～8月，果期7～9月。

◎ **生境分布**

生于田野、路旁及荒地。分布于全国各省、市、自治区。

◎ **采收加工**

夏、秋季植株生长茂盛，花盛开时，选择晴天割取地上部分或拔取全草，将根除去，洗净泥土，用开水略烫，取出晒干。

◎ **炮制及饮片**

除去杂质，洗净，稍润，切段，晒干。

主治用法

用于肠炎，菌痢，疗疮肿毒，蛇虫咬伤，痔疮肿痛，湿疹，急性、亚急性皮炎，带状疱疹，产后及功能性子宫出血，阑尾炎，钩虫病。食管癌、大肠癌、恶性葡萄胎、绒癌等。用量9～15g；鲜品30～150g。水煎服或鲜品捣汁内服。外用适量，干品研末或鲜品捣烂敷患处。

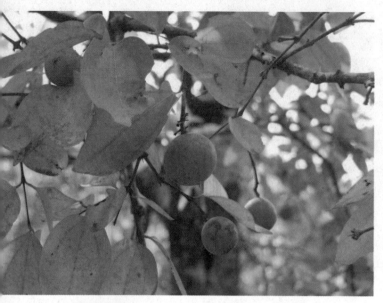

马钱子

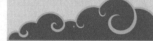

＊来源

马钱子为马钱
科（Loganiaceae）
植物马钱子的种子。

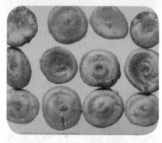

性味功能

味苦，性寒；有大毒。有通络散结、祛风止痛、消肿化瘀的功能。

◎ 原植物

乔木，高可达 25m。树干直立，粗壮。树皮灰色。枝条幼时被微毛，老枝脱落。叶对生，叶柄长 5～12mm 圆形至宽椭圆形；长 5～18cm，宽 4～13cm，先端渐尖或急尖，基部圆形，有时浅心形，全缘，上面深绿色，下面淡绿色，均光滑无毛；基出脉 3～5 条，具网状横脉。圆锥状聚伞花序腋生，长 3～6cm，直径 2.5～5cm，花序梗和花梗被微毛；花较小，灰白色，长约 13mm，花萼绿色，5 裂，裂片卵形，外面密被短柔毛；花冠管比花冠裂片长，外面无毛，内面仅花冠筒近基部被长柔毛；雄蕊 5，着生于花冠筒喉部，花丝极短，花药椭圆形，长 1.7mm；子房卵形，无毛，花柱圆柱形，长约 10mm，无毛，柱头头状。浆果圆球形，直径 2～5cm，熟时橙黄色，种子 2～5，圆盘形，表面灰黄色，密被银色茸毛。花期春夏两季，果期 8 月至翌年 1 月。

◎ 生境分布

生于山地林中。有栽培。分布于我国福建、台湾、广东、广西、云南等省区。

◎ 采收加工

秋季果实成熟时，摘取果实，取出种子，洗净果肉，晒干。

◎ 炮制及饮片

生马钱子：除去杂质。

制马钱子：取净马钱子，用砂烫至鼓起并显棕褐色或深棕色。

主治用法

用于肢体软瘫，小儿麻痹后遗症，类风湿性关节痛，跌打损伤，痈疽。炮制后入丸散用。不宜多服、久服；高血压、动脉硬化、肝肾功能不全、癫痫、突眼性甲状腺肿病人及孕妇禁服。用量 0.3～0.6g。

马兜铃

马兜铃为马兜铃科（Aristolochiaceae）植物马兜铃的果实。

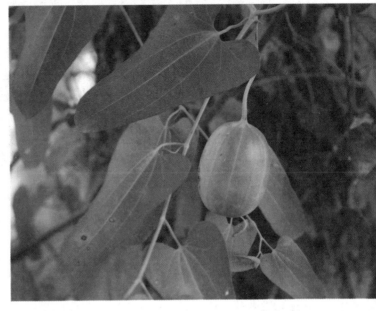

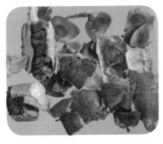

别·名

水马香果、蛇参果。

性味功能

味苦，性寒。有清肺祛痰、止咳平喘、清肠消痔的功能。

◎ 原植物

多年生缠绕性草本植物。茎上部少分枝。叶三角状狭卵形或三角状宽卵形，长 3～8cm，宽 2～4.5cm，中上部渐狭，先端钝或微凹，基部心形，两侧呈圆耳状。花单生于叶腋；花被暗紫绿色，基部管状，管内生细柔毛，先端渐尖；雄蕊贴生于花柱顶端；子房圆球状。蒴果球形或长圆形。花期 7～8 月。果期 9～10 月。

◎ 生境分布

分布于河南、山东、江苏、安徽、浙江、江西、湖北、湖南、广西、四川等省区。

◎ 采收加工

秋季果实由绿变黄时，连果柄摘下，晒干。

◎ 炮制及饮片

马兜铃：除去杂质，筛去灰屑，搓碎。

蜜马兜铃：取净马兜铃，加适量蜂蜜，炒至不粘手。

主治用法

用于肺热喘咳，痰中带血，肠热痔血，痔疮肿痛。用量 3～9g。

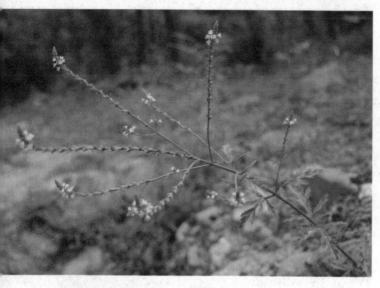

马鞭草

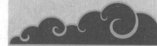

* 来源

马鞭草为马鞭草科（Verbenaceae）植物马鞭草的地上部分。

别　名

铁马鞭、马鞭子、蜻蜓草。

性味功能

味苦，性微寒。有凉血、破血、通经、利水消肿、清热解毒的功能。

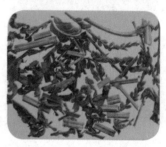

◎ **原植物**

多年生草本，高 30～120cm。茎方形，节及棱上被硬毛。叶对生，近无柄，叶片卵圆形至倒卵形或长圆状披针形，长 2～8cm，宽 1～5cm，基生叶的边缘常有粗锯齿及缺刻，茎生叶多数 3 深裂，裂片边缘有不规则的粗锯齿，两面均被硬毛，尤以下面的脉上为多。穗状花序细长，果期可达 25cm，顶生及腋生；每朵花下有 1 枚卵状钻形的苞片；花萼管状，长约 2mm，膜质，5 齿裂；花冠管状，淡紫色至蓝色，长 4～8mm，5 裂，近二唇形；雄蕊 4，着生在花冠管的中部，二强，花丝短；子房上位，4 室。蒴果长圆形，外果皮薄，成熟时四瓣裂。花期 6～8 月，果期 7～11 月。

◎ **生境分布**

生于路旁、田野、山坡、溪边或村落附近。分布于山西、江苏、安徽、浙江、江西、福建、湖北、湖南、西藏等省区。

◎ **采收加工**

7～10 月间开花后采收，割取地上部分，除净杂质，晒干或鲜用。

◎ **炮制及饮片**

除去残根及杂质，洗净，稍润，切段，晒干。

主治用法

用于经闭，腹部肿块，水肿腹胀，湿热黄疸，痢疾，疟疾，白喉，咽喉肿痛，痈肿，疮毒。用量 4～9g。孕妇忌服。

王不留行

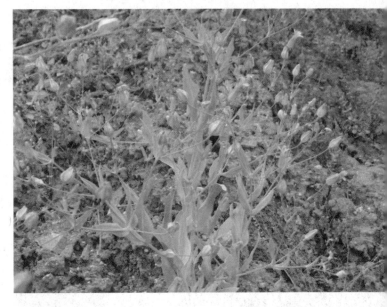

✱ 来源

王不留行为石竹科（Caryophyllaceae）植物麦蓝菜的成熟种子。

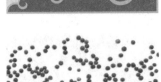

别　名

不留子。

性味功能

味苦，性平。有活血通经、催生下乳、消肿敛疮的功能。

新编中草药实用图谱

◎ 原植物

一年生草本，高 30～70cm。全株光滑无毛，淡绿色或灰绿色，稍有白粉。茎直立，圆筒状，中空，上部叉状分枝，节稍膨大。叶对生，无柄；叶卵状披针形或卵状椭圆形，长 2～7cm，宽 1.5～3cm，先端急尖或渐尖，基部圆形或近心形，微连合抱茎，全缘，两面均粉绿色，背面主脉隆起，侧脉不明显。二歧聚伞花序顶生成伞房状，花梗细长；总苞片及小苞片均 2 片，叶状，对生；萼筒卵状圆筒形，有 5 条绿色宽脉，有 5 棱，先端 5 齿裂，花后基部稍增大；雄蕊 10，藏于萼筒内，花药丁字形着生，花丝不伸出花冠外。蒴果卵形，4 齿裂，包于宿萼内，成熟后，先端十字开裂。种子多数，球形，黑色。

花期 4～5 月，果期 6 月。

◎ 生境分布

生于山地、路旁及丘陵地带的荒地上，以麦田中生长最多。分布于东北、华北、华东及陕西、甘肃、四川等省区。

◎ 采收加工

夏季果实成熟、果皮尚未开裂时采割植株，晒干，打下种子，除去杂质，再晒干。

◎ 炮制及饮片

王不留行：除去杂质。

炒王不留行：取净王不留行，炒至大多数爆开白花。

主治用法

用于乳汁不下，经闭，痛经，乳痈肿痛。并用于乳腺癌，肝癌，肺癌及软组织肿瘤，用量 4.5～9g，水煎服。

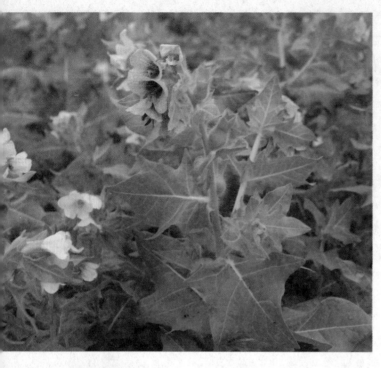

天仙子

＊来源

本品为茄科
（Solanaceae）
植物莨菪的种子。

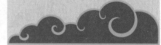

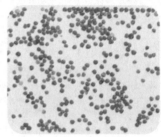

别　名

山烟。

性味功能

味苦、辛，性温；有大毒。有解痉止痛、安神定喘的功能。

◎ **原植物**

一年生或二年生草本，高达 1m。根较粗壮。地上部分生白色黏腺毛，有强烈臭气。茎直立，基部木质化，有莲座状叶丛。叶互生，上部叶无柄，基部下延抱茎，叶卵形或长圆形，长 4～10cm，宽 2～6cm，先端钝或渐尖，边缘有波状齿或羽状浅裂。花单生于茎枝上部的叶腋，偏向一侧；花萼钟形，5 浅裂，果期增大成壶状；基部圆形；花萼钟状，黄色，有紫色网纹，顶端 5 浅裂；雄蕊 5，着生于花冠筒的中部，稍伸出花冠外；子房 2 室，柱头 2 浅裂。蒴果藏于宿萼内，长卵圆形，成熟时盖裂。种子小，多数，扁肾形，有网纹。花期 5 月，果期 6 月。

◎ **生境分布**

生于村边、田野、路旁等处。有栽培。分布于东北、华北、西北及四川、云南等省区。

◎ **采收加工**

夏末秋初果实成熟时，割下地上部分，晒干，打下种子，除净杂质。

主治用法

用于胃痉挛疼痛，喘咳，癫狂。用量 0.06～0.6g。

天冬

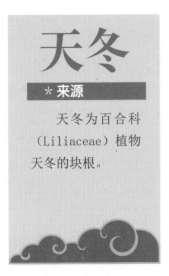

＊来源

天冬为百合科
（Liliaceae）植物
天冬的块根。

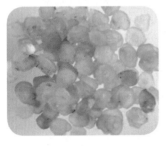

别　名

小叶青、乳薯。

性味功能

味甘、苦，性寒。有滋阴润燥、清肺降火的功能。

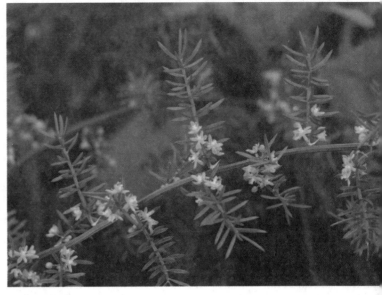

◎ 原植物

多年生攀缘草本，全体光滑无毛。根稍肉质，于中部或近末端纺锤状或长椭圆状膨大，膨大部分长 4～10cm，粗 1～2cm，外表灰黄色。茎细长，常扭曲，长 1～2m，多分枝，分枝具棱或狭翅。叶状枝常 3 枚成簇，生于叶腋，扁平或略呈锐三角形，镰刀状。叶鳞片状，顶端长尖，基部具硬刺，茎上的刺长约 3mm，而在分枝上刺较短或不明显。雌雄异株，花常 2 朵腋生，淡绿色，黄白色或白色；花梗长 2～6mm；雄花花被片 6，雄蕊稍短于花被，花丝不贴生于花被片上；雌花与雄花等大，具 6 枚退化雄蕊，子房上位，柱头 3 裂。浆果球形，直径 6～7mm，成熟时红色，具种子 1 枚。

◎ 生境分布

生于山坡、路旁、林下。分布于河北、河南、山西、江苏、安徽、云南等省。

◎ 采收加工

秋、冬季采挖块根，洗净，用水煮或蒸至皮裂，剥去外皮，晒干或烘干。

◎ 炮制及饮片

除去杂质，迅速洗净，切薄片，干燥。

主治用法

用于结核，肺热咳嗽，糖尿病，阳虚津亏，口燥咽干，大便燥结等症。并用于各种癌症有阴虚症候者，对恶性淋巴瘤及原发性肝癌、放射性肺炎、头部等肿瘤放疗热性反应，口干舌燥尤为适宜，与清热解毒中药配伍效果更佳。煎服，用量 6～15g。

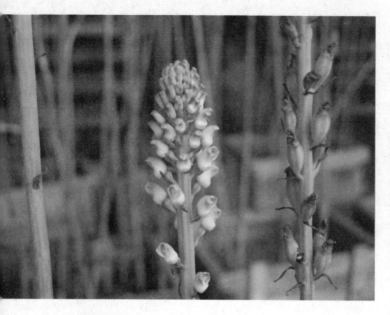

天麻

＊来源

天麻为兰科（Orchidaceae）植物天麻的根茎。

别　名

赤箭、明天麻。

性味功能

味甘，性微温。有平肝息风、镇痉、通络止痛的功能。

◎ **原植物**

多年生寄生植物，高30～150cm。寄主为蜜环菌。地下茎横走，肥厚，肉质，椭圆形或卵圆形，长7～15cm，直径3～5cm，有环节。茎单一，直立，圆柱形，黄褐色，有白色条斑。叶鳞片状，膜质，三角状，长1～2cm；下部鞘状抱茎。总状花序顶生，苞片膜质，窄披针形或条状长椭圆形，长约1cm；花淡黄绿色或黄色，萼片和花瓣合生成筒状，口部偏斜，先端5裂，裂片三角形，合蕊柱长5～6mm，顶端有附属物2；子房倒卵形，子房柄扭转。蒴果长圆形至长倒卵形，有短梗。种子多数而细小，粉尘状。花期6～7月，果期7～8月。

◎ **生境分布**

生于湿润林下及肥沃的土壤中。有栽培。分布于吉林、辽宁、河南、安徽、江西、湖南、甘肃及西南等地。

◎ **采收加工**

冬季苗枯后或春季出苗前挖取根茎，洗净，刮去外皮，水煮或蒸至透心，用无烟火烘干。

◎ **炮制及饮片**

洗净，润透或蒸软，切薄片，干燥。

主治用法

用于头晕目眩，小儿惊风癫痫，肢体麻木，手足不遂，高血压，口眼歪斜等。用量3～9g。研末吞服，每次1.5g。

天葵子

天葵子为毛茛科
（Ranunculaceae）植
物天葵的干燥块根。

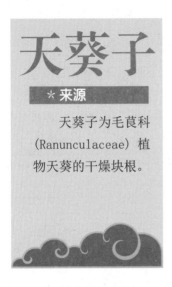

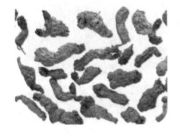

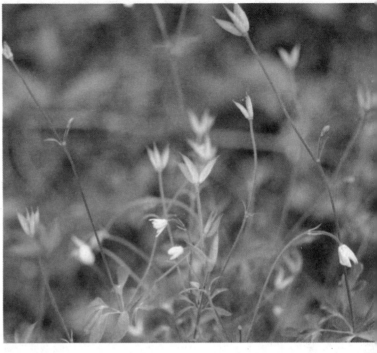

性味功能

味甘、微苦辛，性寒。有清热解毒、消肿散结的功能。

◎ **原植物**

多年生草本，高 15 ～ 30cm。块根肉质，略呈圆柱形或纺锤形，外皮棕黑色，有须状支根。茎纤细，被白色细柔毛。基生叶为三出复叶，具长柄，小叶柄长 3 ～ 5mm，有细柔毛，小叶扇状鞭形或倒卵状菱形，长 1.5 ～ 2cm，3 深裂，每裂片先端又有 2 ～ 3 个圆齿状缺刻，叶下面常带紫色；茎生叶较小，互生，小叶柄短。单歧或二歧聚伞花序，花梗长 1cm 以上，具白色细柔毛；苞片、小苞片叶状；花小，白色，常带淡紫色；萼片 5，花瓣状，窄长倒卵形，长 5 ～ 6mm，先端圆钝；花瓣 5，匙形，较萼片短，先端平截，下部连合呈筒状，基部背面伸展呈短矩状；雄蕊 8 ～ 14，花丝下部稍膨大，花药长圆形；退化雄蕊 2，线状披针形；雌蕊具 3 ～ 4 心皮，偶为 5，分离，花柱短，向外反卷。蓇葖果 2 ～ 4，长约 6mm。种子多数，细小，黑色，表面皱缩。花期 3 ～ 4 月，果期 4 ～ 5 月。

◎ **生境分布**

生于林缘或路边。分布于安徽、福建、广西、贵州、河南、湖北、湖南、江苏、江西、陕西、四川、云南、浙江等省区。

◎ **采收加工**

夏初采挖，洗净，干燥，除去须根。

主治用法

用于痈肿疔疮，乳痈，瘰疬，毒蛇咬伤。用量 9 ～ 15g。

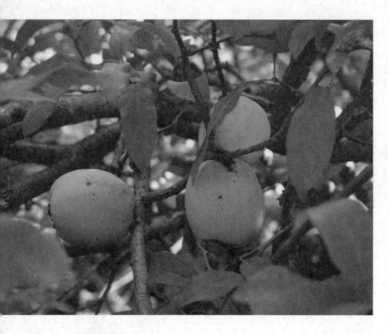

木瓜

＊来源

木瓜为蔷薇科
(Rosaceae) 植物贴
梗海棠的果实。

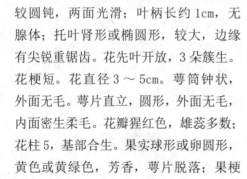

别　名

皱皮木瓜、宣木瓜。

性味功能

味酸、涩，性温。有平肝、舒筋活络、和胃化湿的功能。

◎ **原植物**

落叶灌木，高约 2m。枝条常具刺。小枝紫褐色或黑褐色，无毛。叶卵形至椭圆形，长 3～8cm，宽 2～5cm，先端急尖或圆钝，基部楔形，边缘具锯齿，较圆钝，两面光滑；叶柄长约 1cm，无腺体；托叶肾形或椭圆形，较大，边缘有尖锐重锯齿。花先叶开放，3 朵簇生。花梗短。花直径 3～5cm。萼筒钟状，外面无毛。萼片直立，圆形，外面无毛，内面密生柔毛。花瓣猩红色，雄蕊多数；花柱 5，基部合生。果实球形或卵圆形，黄色或黄绿色，芳香，萼片脱落；果梗甚短。花期 3～5 月，果期 9～10 月。

◎ **生境分布**

多为栽培。分布于陕西、甘肃、四川、云南、贵州、广东、湖南、湖北、福建、浙江、安徽和山东等省。

◎ **采收加工**

夏、秋季果实绿黄色时采摘。将采摘的皱皮木瓜置沸水中烫至外皮呈灰白色时，捞出，纵切两半，晒干。

◎ **炮制及饮片**

洗净，润透或蒸透后切薄片，晒干。

主治用法

用于风湿痹痛，脚气肿痛，菌痢，吐泻，腰膝关节酸重疼痛，腓肠肌痉挛等症。用量 6～9g，水煎服。

木香

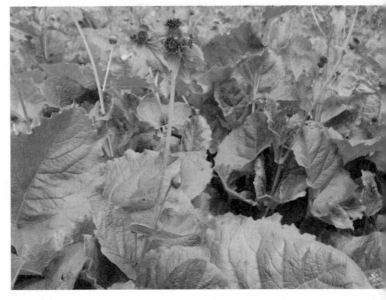

＊来源

木香为菊科（Compositae）植物木香的根。

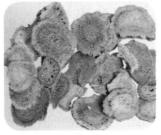

别名

云木香、广木香（通称）。

性味功能

味辛、苦，性温。有行气止痛、温中和胃的功能。

◎ 原植物

多年生高大草本。主根圆柱形，直径5cm，表面褐色。茎上被稀疏短柔毛。基生叶大型，具长柄，叶片三角状卵形或长三角形，长30～100cm，宽15～30cm，基部心形，向叶柄下延成不规则分裂的翅状，边缘不规则浅裂或微波状，疏生短刺，两面有短毛；茎生叶较小，叶基翼状，下延抱茎。头状花序顶生及腋生，通常2～3个丛生于花茎顶端，头状花序直径约3cm；总苞片约10层，三角状披针形或长披针形，外层最短；花全部管状，暗紫色，花冠5裂，雄蕊5，聚药；子房下位，花柱伸出花冠外，柱头二裂。瘦果线形。花期5～8月，果期9～10月。

◎ 生境分布

生于高山地区，凉爽的平原和丘陵地区也可生长。分布于陕西、甘肃、湖北、湖南、云南、西藏等地。

◎ 采收加工

霜降前采挖生长2～3年的根，除去残基及须根，切成短条或剖成2～4块，风干或低温烘干，而后去粗皮。

◎ 炮制及饮片

除去杂质，洗净，稍泡，闷透，切厚片，晾干。

主治用法

用于胸腹胀痛，呕吐，腹泻，痢疾里急后重等。用量1.5～9g。水煎服或入丸。

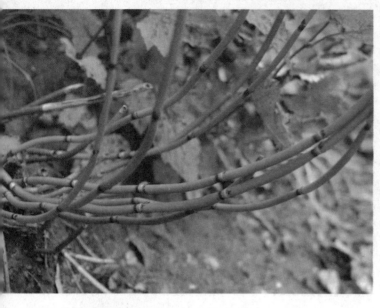

木贼

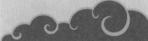

＊来源

木贼为木贼科
（Equisetaceae）植
物木贼的地上部分。

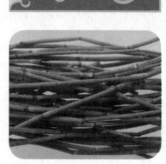

别名

节骨草、笔头草、锉草。

性味功能

味甘、苦，性平。有疏风散热、退翳、止血的功能。

◎ **原植物**

多年生常绿草本，高50～100cm。根茎黑色，地上茎直立，单一或于基部簇生，中空，直径6～10mm，具棱20～30条，脊上有疣状突起2行，触之有粗糙感，沟中有气孔线。叶鞘筒贴于茎上，长7～10mm，灰绿色，顶部与基部有2黑色圈，鞘齿顶部尾尖早落，成钝头，鞘片背面有棱脊2条，形成浅沟。孢子囊穗生于茎顶，长椭圆形，无柄，长0.7～1.5cm，有小尖头，由多数轮状排列的六角形盾状孢子叶组成，沿孢子叶边缘生数个孢子囊；孢子圆球形，有2条弹丝，"十"字形着生，卷绕在孢子上。夏季生孢子囊穗。

◎ **生境分布**

生于林下湿地、山坡、山谷溪旁、沟边、疏林下或杂草地。分布于黑龙江、吉林、辽宁、河北、山西、湖北、新疆和四川，全国大部分地区皆有分布。

◎ **采收加工**

夏、秋季割取地上部分，除去杂质，及时晒干或阴干。

◎ **炮制及饮片**

除去枯茎及残根，喷淋清水，稍润，切段，干燥。

主治用法

用于目赤肿痛，目生云翳，迎风流泪，喉痛，痈肿，便血，血痢，脱肛，崩漏，外伤出血。用量3～9g。水煎服。

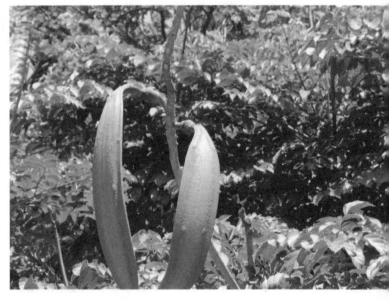

木蝴蝶

＊来源

木蝴蝶为紫葳科（Bignoniaceae）植物木蝴蝶的成熟种子。

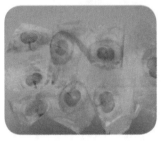

别　名

千张纸、白故纸、大力树。

性味功能

味微甘、苦，性凉。有清肺利咽、疏肝和胃的功能。

◎ 原植物

落叶大乔木，高6～12m。叶极大，对生，3～4回羽状复叶，长40～160cm，宽20～80cm，小叶多数，小叶柄长5～10mm，厚纸质，椭圆形或宽卵形，长6～14cm，宽4～9cm，先端短尖，基部圆形或斜形，全缘，上面绿色，下面浅绿色，两面无毛。总状花序顶生，粗壮，总花梗长约30mm，花梗长0.6～2.5cm，花大，紫色；雄蕊5，生于花冠筒中部，花丝长约4cm，稍伸出花冠外，基部生绵毛，有1花丝较短；花盘大，肉质；花柱长5～7cm，柱头2裂为2个半圆形薄片。蒴果扁平，阔线形，下垂，长30～90cm，宽5～8.5cm，先端短尖，基部楔形，边缘稍内弯，中间有稍突出背缝，果瓣木质，熟时由青绿色转棕褐色，沿腹缝线开裂。种子多数，连翅长6～7.5cm，宽3.5～4cm，除基部外全被翅包围。花期8～10月，果期10～12月。

◎ 生境分布

生于山坡、溪边、山谷或灌木丛中。分布于我国台湾、福建、广东、四川等省区。

◎ 采收加工

冬季果实外壳呈黑褐色时，采摘成熟果实，将果实曝晒或烘烤至木质果荚自行开裂，撕开果荚，取出种子，晾干或晒干。

主治用法

用于肺热咳嗽，喉痹，音哑，肝胃气痛，胁痛。用量1.5～3g。外用适量，敷贴痈毒疮口不敛。

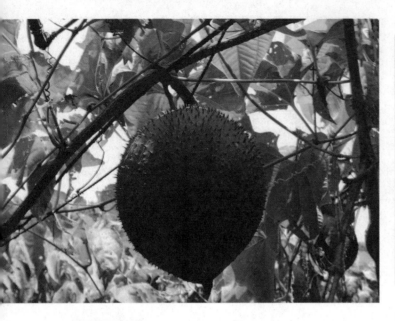

木鳖子

＊来源

木鳖子为葫芦科（Cucurbitaceae）植物木鳖的种子。

别　名

木别子、木鳖瓜。

性味功能

味苦、微甘，性温；有毒。有散结消肿、攻毒疗疮的功能。

◎ **原植物**

多年生草质藤本，长 4 ～ 8m。块根粗壮，近圆柱形，稍有分枝。茎几无毛，有棱线；卷须单一。叶互生，叶柄长 5 ～ 10cm，叶片三角形，3 ～ 5 掌状浅裂至深裂，长 8 ～ 22cm，先端短渐尖，基部心形，近叶柄两侧处各有 1 ～ 2 个较大的腺体；中裂片菱状卵形，侧裂片三角卵形，边缘有波状三角形齿。花雌雄异株或单性同株，单生，花梗甚长，每花有 1 绿色圆肾形苞片；花萼 5 裂，具暗紫色条纹；花冠钟状，浅黄色，直径约 6cm，5 裂，裂片倒卵状椭圆形；雄蕊 3；子房下位。果实宽椭圆形至卵状球形，长 12 ～ 15cm，直径 8 ～ 9.5cm。种子大，35 ～ 50 粒。果期 9 ～ 11 月。

◎ **生境分布**

生于山坡、灌木丛中、林缘、河岸土层较厚处。有栽培。分布于江西、湖南、广东、海南、广西及四川等省、自治区。河南及长江以南各地区多有栽培。

◎ **采收加工**

秋、冬季采收成熟果实，剖开，除去果肉，取出种子，晒干。

◎ **炮制及饮片**

去壳取仁，捣碎。

主治用法

用于疮疡肿毒，乳痈，瘰疬，痔漏，干癣，秃疮，颈淋巴结结核，乳腺炎，关节疼痛，拘挛。用量 0.6 ～ 1.2g。外用适量，研末醋调，敷患处。孕妇及体虚者忌服。

五加皮

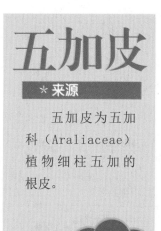

＊来源

五加皮为五加科（Araliaceae）植物细柱五加的根皮。

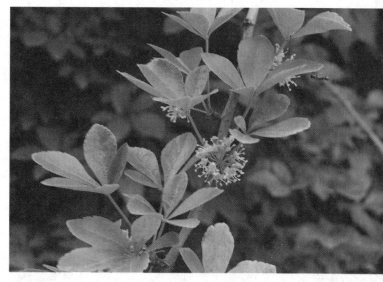

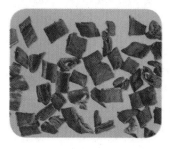

别　名

南五加皮、五加。

性味功能

味微苦、辛，性温。有祛风湿、补肝肾、强筋骨、利水消肿的功能。

◎ **原植物**

灌木，高2～3m，茎直立或蔓生状；枝灰棕色，下垂，节上生弯曲扁刺。掌状复叶，小叶5，稀3～4，顶端1枚较大，两侧小叶较小，在长枝上互生，在短枝上簇生；叶柄长3～8cm，光滑或有小刺；小叶倒卵形或倒披针形，长3～8cm，宽1～3.5cm，先端短渐尖，基部楔形，边缘有细锯齿，沿叶脉生刚毛，下面脉腋间生簇毛，几无小叶柄。伞形花序腋生，或顶生于短枝上，花多数，黄绿色；总花梗长1～3cm，结实时延长；花梗长6～10cm；花萼近全缘或有5小齿；花瓣5，长圆状卵形，先端尖；雄蕊5；子房下位，2室；花柱2，分离或基部合生。果实扁球形，熟时黑色。种子2，淡褐色。

花期4～8月，果期6～10月。

◎ **生境分布**

生于灌木丛林，山坡路旁。分布于山西、陕西、山东及长江以南各省区。

◎ **采收加工**

夏、秋季挖根部，除掉须根，剥皮，晒干，或切片晒干。

◎ **炮制及饮片**

除去杂质，洗净，润透，切厚片，晒干。

主治用法

用于风湿痹痛，筋骨痿软，小儿行迟，体虚乏力，腰脚酸痛，半身不遂，阳痿，脚弱，水肿，脚气，疮疽肿毒，跌打损伤等症。用量4.5～9g，水煎服或泡酒服。

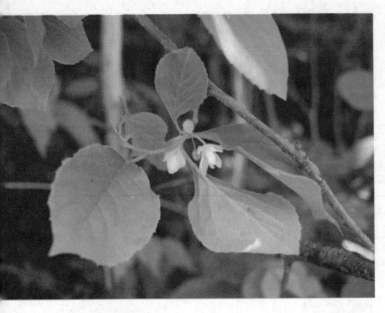

五味子

＊来源

五味子为木兰科 (Magnoliaceae) 植物五味子的成熟果实。

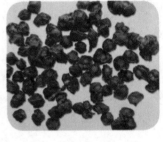

别　名

北五味子（习称）。

性味功能

味酸，性温。有收敛固涩、气生津、补肾宁心的功能。

◎ 原植物

多年生落叶木质藤本，长达 8m。茎枝红棕色或灰紫色，有多数圆形皮孔。单叶，于幼枝上互生，老枝上丛生于短枝，有腺点，叶柄细长，淡粉红色；叶阔椭圆形、阔倒卵形或卵形，长 5～11cm，宽 3～7cm，边缘疏生有腺体小齿，脉上有时被短柔毛。花单性，雌雄异株，数朵簇生于叶腋而下垂；花被片 6～9，乳白色或粉红色；雄花有雄蕊 5，花药无柄，花丝合生成短柱；雌花心皮多数，分离，螺旋状排列于花托上，子房倒梨形，授粉后花托渐渐伸长，结果时成长穗状。浆果肉质，球形，直径 5～7mm，熟时深红色；种子 1～2，肾形，种皮光滑。花期 5～7 月，果期 8～10 月。

◎ 生境分布

生于山坡杂木林下，常缠绕在其他植物上，分布于东北、山东等省区。

◎ 采收加工

秋季果实成熟尚未脱落时采摘，除去果枝及杂质，晒干。

◎ 炮制及饮片

五味子：除去杂质。用时捣碎。

醋五味子：取净南五味子，加适量醋，蒸至黑色。用时捣碎。表面棕黑色，干瘪，果肉常紧贴种子上，无黏性。

主治用法

用于肺虚咳喘，梦遗滑精，津亏口渴，神经衰弱，久泻不止，自汗盗汗，津伤口渴，无黄疸型肝炎，心烦失眠等症。用量 1.5～6g。水煎服或入丸散用。

太子参

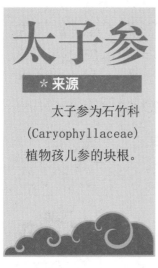

＊来源

太子参为石竹科（Caryophyllaceae）植物孩儿参的块根。

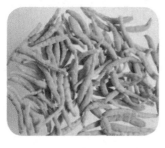

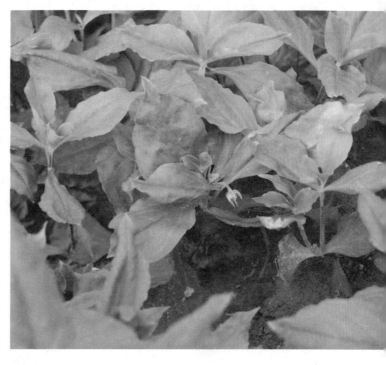

性味功能

味甘、微苦，性平。有益气健脾、生津润肺的功能。

◎ **原植物**

多年生草本。块根肉质，纺锤形，直径约6mm，疏生须根。茎单一，稀有双生者，高7～15cm，直立，下部带紫色，上部绿色，节略膨大，茎上有二行短柔毛。叶4～5对对生，近无柄，叶片倒披针形；茎顶端有4片大形叶状总苞，总苞片卵状披针形至长卵形。花2型：花1～3朵生于茎端总苞内，白色，花梗长，有短柔毛，萼片5，花瓣状，顶端2齿裂；雄蕊10，子房卵形，花柱3，线形；闭锁花生茎下部叶腋，小形，花梗细，萼片4，疏生柔毛，无花瓣。蒴果卵形，成熟下垂，内有种子7～8粒。种子褐色，表面有疣状突起。花期5～6月，果期7～8月。

◎ **生境分布**

生于山坡林下和岩石缝中。分布于黑龙江、辽宁、吉林、河北、河南、山东、山西、江苏、安徽、浙江、江西、湖北、陕西等省区。

◎ **采收加工**

夏季茎叶大部分枯萎时采挖，洗净，除去须根，置沸水中略烫后阴干或直接晒干。

主治用法

用于脾虚体倦，食欲不振，病后虚弱，气阴不足，心悸口干，肺燥干咳。用量9～30g。

新编中草药实用图谱

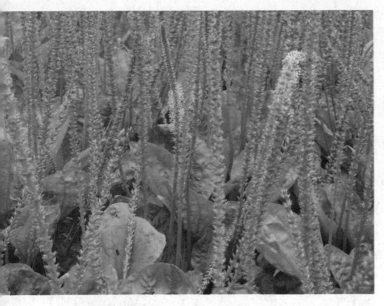

车前子

*来源

车前子为车前草科 (Plantaginaceae) 植物车前和平车前的种子。

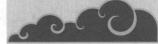

別名

牛耳朵草、驴耳朵草。

性味功能

味甘，性寒。有清热利尿、祛痰止咳、明目的功能。

◎ 原植物

多年生草本，高 15～50cm。根茎粗短，须根多数。叶基生，直立或外展；叶柄基部扩大成鞘；叶长椭圆形或卵圆形，长 4～15cm，宽 4～9cm，全缘或波状不规则浅裂或有疏齿至弯缺，有 5 或 7 条近平等弧形脉。花茎数个，长 20～45cm，有短柔毛；穗状花序顶生，花疏生，绿白色；苞片 1，宽三角形，宿存；萼片 4，基部稍合生，有短柄，裂片倒卵状椭圆形或椭圆形，先端钝，边缘白色膜质，背部龙骨状凸起宽且成绿色，边缘宽膜质；花冠管卵形，4 裂，裂片披针形，向外反卷，淡绿色。雄蕊 4，花药先端有三角形突出物，花丝线形；子房上位，卵圆形，花柱线形，有毛，宿存。蒴果卵状椭圆形或卵形，长约 3mm，周裂。种子细小，近椭圆形，常为 5～6 粒，腹面明显平截，黑褐色。花期 6～9 月，果期 7～10 月。

◎ 生境分布

生于平地、沟边、河岸湿地、田边、路旁。分布于全国大部分地区。

◎ 采收加工

8～9 月果穗成熟时摘下，晒干，搓出种子，除去杂质。

◎ 炮制及饮片

除去杂质。

主治用法

用于热淋涩痛，水肿胀满，暑湿泄泻，目赤肿痛，痰热咳嗽。用量 9～15g，包煎。

车前草

✳ 来源

车前草为车前科
(Plantaginaceae)
植物车前或平车前的
干燥全草。

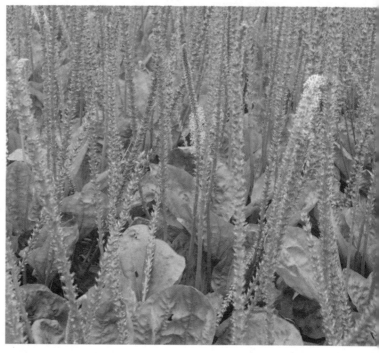

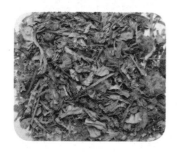

性味功能

味甘，性寒。有清热利尿、祛痰、凉血、解毒的功能。

◎ 原植物

同 58 页车前子。

◎ 生境分布

同 58 页车前子。

◎ 采收加工

夏季采挖，除去泥沙，晒干。

◎ 炮制及饮片

除去杂质，洗净，切段，晒干。

新编中草药实用图谱

主治用法

用于水肿尿少，热淋涩痛，暑湿泻
痢，痰热咳嗽，吐血衄血，痈肿疮
毒。用量 9 ～ 30g。

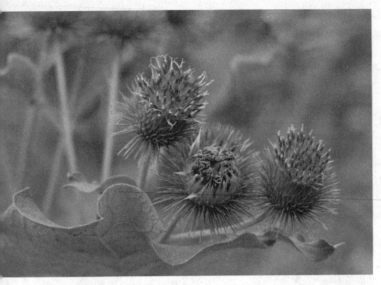

牛蒡子

＊来源

牛蒡子为菊科
（Compositae）植物
牛蒡的果实。

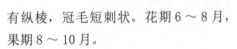

别　名

大力子。

性味功能

味辛、苦，性寒。有疏散风热、宣肺透疹、消肿、解毒、利咽的功能。

◎ 原植物

二年生草本，高1～2m。根粗壮，圆锥形。茎粗壮，带紫色，有纵条棱，上部多分枝，有稀疏乳突状短毛及棕黄色小腺点。基生叶丛生，叶柄长，粗壮，被疏毛，上部叶渐小；茎生叶互生；叶长卵形或广卵形，长20～50cm，宽15～40cm，先端钝，有刺尖，基部心形，全缘或有不整齐波状齿，上面生疏毛，下面密生灰白色短柔毛。头状花序簇生于枝顶或排成伞房状，花序梗长3～7cm，密生细毛。花紫红色，全为管状花，花冠先端5浅裂；聚药雄蕊5，与花冠裂片互生；子房下位，1室，顶端圆盘状，着生短刚毛状冠毛，花柱细长，柱头2裂。瘦果长圆形或长圆状倒卵形，灰褐色，

有纵棱，冠毛短刺状。花期6～8月，果期8～10月。

◎ 生境分布

生于山野路旁、沟边、荒地、山坡、向阳草地。分布于东北、华北及江苏、安徽、浙江、贵州、四川等省区。

◎ 采收加工

秋季果实成熟时采收果序，晒干，打下果实，除去杂质，再晒干。

◎ 炮制及饮片

除去杂质，洗净，干燥。用时捣碎。

主治用法

用于风热感冒，咳嗽痰多，麻疹，风疹，荨麻疹，咽喉肿痛，腮腺炎，痈肿疮毒。用量4.5～9g。水煎服。脾胃虚寒，泄泻者忌服。

牛膝

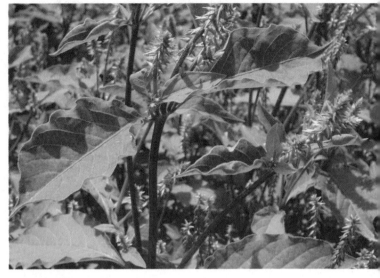

* 来源

牛膝为苋科
(Amaranthaceae)
植物牛膝的根。

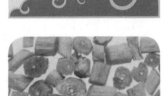

别　名

怀牛膝、牛筋。

性味功能

味苦、酸，性平。有补肝肾、强筋骨、散瘀血、消痈肿、引血下行的功能。

◎ 原植物

多年生草本，高 30～100cm。根圆柱形，淡黄色。茎直立，四棱形，具对生的分枝，节稍膨大，被柔毛。单叶对生，椭圆形或倒卵圆形，少为倒披针形，长 5～10cm，宽 2～7cm，先端锐尖，基部楔形，全缘，两面被柔毛，具短柄。穗状花序腋生或顶生，花在后期向下折，贴近总花梗。苞片 1，膜质，宽卵形，先端突尖成刺；小苞片 2，坚刺状，顶端弯曲，基部两侧有卵状膜质小裂片；花被 5，绿色，披针形，长 4～5mm，顶端急尖，具 1 中脉，边缘膜质；雄蕊 5，花丝下部合生，与退化雄蕊连为杯状；子房 1 室，倒生胚株 1。胞果长圆形，果皮薄，包于宿萼内。

◎ 生境分布

生于山野路旁或栽培于疏松肥沃土壤。分布于山西、陕西、山东、云南等省区。

◎ 采收加工

冬季茎叶枯萎时采挖，除去须根及泥沙，捆成小把，晒至干皱后，用硫黄熏 2 次，将顶端切齐，晒干。

◎ 炮制及饮片

除去杂质，洗净，润透，除去残留芦头，切段，晒干。

主治用法

用于淋病，尿血，经闭，癥瘕，难产，胞衣不下，产后瘀血腹痛，腰膝酸痛，风湿痹痛，四肢不利，喉痹，高血压等。用量 4.5～9g。水煎服。孕妇忌服。制剂不宜作静脉注射，以防溶血。

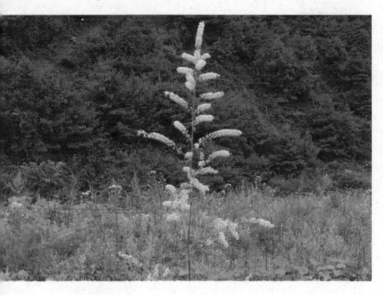

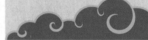

升麻

＊来源

升麻为毛茛科（Ranunculaceae）植物兴安升麻、升麻或大三叶升麻的干燥根茎。

别　名

西升麻、川升麻、绿升麻。

性味功能

味微苦、甘，性微寒。有发表、透疹、清热解毒、升提中气的功能。

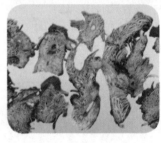

◎ **原植物**

多年生草本。根茎大型，坚实，黑色，有多数内陷的圆洞状老茎残迹。茎直立，高1～2m，圆形，中空，上部分枝。下部叶具长达15cm的叶柄，叶片三角形，2～3回三出羽状全裂；顶生小叶菱形，长7～10cm，宽4～7cm，常浅裂，边缘有锯齿，侧生小叶斜卵形；上面无毛，下面沿脉疏被白色柔毛。茎上部的叶较小，具短柄或近无柄，常一至二回三出羽状全裂。圆锥花序，具分枝3～20条，花序轴和花梗密被灰色或锈色的腺毛及短毛；苞片钻形，比花梗短；花两性；萼片5，花瓣状，倒卵状圆形，白色或绿白色；退化雄蕊位于萼片内面，顶端微凹或二浅裂，能育雄蕊多数；心皮2～5，密被灰色毛。

蓇葖果长圆形，被贴伏柔毛，基部渐狭成长2～3mm的柄，顶端有短喙。花期7～9月，果期8～10月。

◎ **生境分布**

生于山地林缘、林中，分布于河南西部、云南、西藏等省区。

◎ **采收加工**

秋季采挖根茎，去泥沙，晒至八九成干后，燎去或除去须根，晒干。

◎ **炮制及饮片**

除去杂质，略泡，洗净，润透，切厚片，干燥。

主治用法

用于风热头痛，齿龈肿痛，咽痛口疮，麻疹不透，胃下垂，久泻，脱肛，子宫脱垂。用量3～10g。

片姜黄

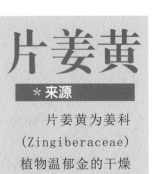

片姜黄为姜科
(Zingiberaceae)
植物温郁金的干燥
根茎。

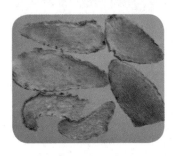

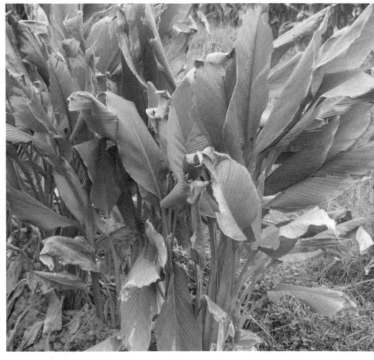

性味功能

味辛、苦，性温。有破血行气、通经止痛的功能。

◎ **原植物**

多年生草本。块根肉质纺锤状，白色。根茎长圆锥形，侧根茎指状，内黄色。叶二列，叶柄长约为叶片之半或更短；叶宽椭圆形，长 35 ～ 75cm，宽 14 ～ 22cm，先端渐尖或短尾状，基部下延至叶柄，绿色，无毛。花序于根茎处先叶抽出，圆锥状；冠部苞片长椭圆形，淡紫红色，腋内无毛，中下部苞片宽卵形，绿白色，腋内有 1 ～ 2 花，花外侧有小苞片数枚，膜质，花萼筒状，有 3 齿；花冠白色，裂片 3，长椭圆形，上方 1 裂片较大，先端微兜状，近顶端处有粗毛；侧生退化雄蕊花瓣状，黄色，唇瓣倒卵形，黄色；发育雄蕊 1，花丝短扁，

花药基部有距；子房下位，密生长柔毛，花柱细长。花期 4 ～ 6 月。

◎ **生境分布**

栽培或野生，生于湿润田园或水沟边。分布于浙江南部。

◎ **采收加工**

冬季茎叶枯萎后采挖，洗净，除去须根，趁鲜纵切厚片，晒干。

主治用法

用于血滞经闭，行经腹痛，胸胁刺痛，风湿痹痛，肩臂疼痛，跌扑损伤。用量 3 ～ 9g。

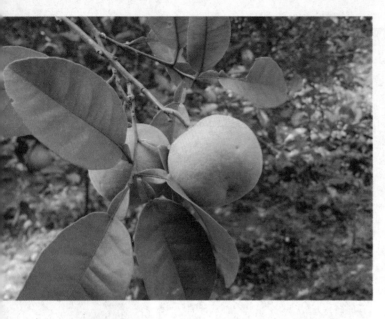

化橘红

＊来源

化橘红为芸香科（Rutaceae）植物化州柚、柚的未成熟或近成熟的干燥外层果皮。

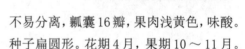

别　名

化州橘红、柚。

性味功能

味辛、苦，性温。有散寒、燥湿、利气消痰的功能。

◎ 原植物

常绿小乔木，高3～4cm。枝条粗壮，斜生，幼枝绿色，密生柔毛，有小刺。叶互生，有透明油点；单生复叶，叶柄有关节，叶翼倒心形，长2～3cm，宽1.2～2cm；全体有毛，叶肥厚柔软，长椭圆形，长8～15cm，宽3～6cm，先端钝或稍凹入，基部圆钝，边缘浅波状，两面主脉有柔毛，有半透明油腺点。花单生或常为腋生花序；花萼杯状，萼4浅裂，宽约1cm；花瓣4，白色，长圆形，肉质；雄蕊20～25cm，花丝白色，下部连合；子房圆形，有细柔毛，花柱柱状，柱头大。柑果扁圆形或圆形，果柄及幼果密生短柔毛，故有毛橘红之名。果熟时柠檬黄色，油室大而明显。果皮厚，不易分离，瓤囊16瓣，果肉浅黄色，味酸。种子扁圆形。花期4月，果期10～11月。

◎ 生境分布

化州柚为栽培种，主要分布于广东、广西等省区。

◎ 采收加工

摘取未成熟或近成熟的果实，置入沸水中，即捞出，将果皮用刀均匀地割成5～7瓣，使基部1/3处连接，除去果瓤及中果皮，晒干或焙干，再用水润透，对折，用木板压平成形，晒干或烘干。

主治用法

用于风寒咳嗽，喉痒痰多，食积伤酒，呕恶痞闷。用量3～6g。

月季花

月季花为蔷薇科（Rosaceae）植物月季未开放的花。

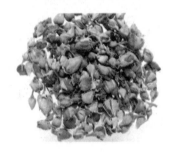

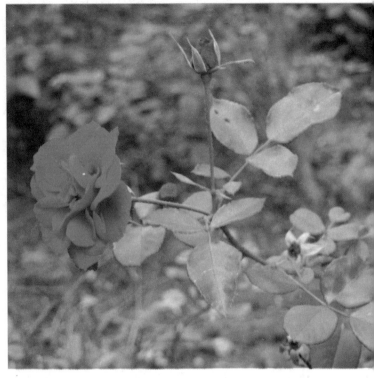

性味功能

味甘，性温。有活血调经、散毒消肿的功能。

◎ **原植物**

常绿或半落叶灌木，株高 1～2m。小枝具钩状的皮刺，无毛。羽状复叶，小叶 3～5(7)，宽卵形或卵状长圆形，长 2～6cm，宽 1～3cm，先端渐尖，基部宽楔形，边缘具锯齿；上面暗绿色，有光泽；下面色较浅；两面无毛。叶柄与叶轴疏生皮刺及腺毛。托叶大部分与叶柄连生，边缘有羽状裂片和腺毛。花单生，或数朵聚生成伞房状。花直径 4～6cm，有微香或无香。花梗长 2～4cm，常有腺毛。萼片卵形，先端尾尖，羽状裂，边缘具腺毛。花重瓣，各色；花瓣倒卵形。雌蕊多数，包于花托底部，子房上位，有毛，花柱外伸。蔷薇果，卵圆形或梨形，红色，长 1.5～2cm，直径 1.2cm，萼片宿存。花期 5～6 月，果期 9 月。

◎ **生境分布**

生于山坡或路旁。全国各地区普遍栽培。

◎ **采收加工**

全年均可采收，花微开时采摘，阴干或低温干燥。

主治用法

用于肝郁不舒，经脉阻滞，月经不调，痛经，胸腹胀痛。外用于痈疽肿毒，淋巴结结核（未溃烂）。用量 3～6g。

新编中草药实用图谱

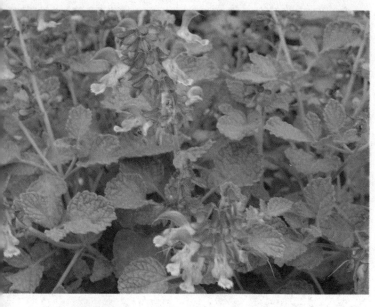

丹参

＊来源

丹参为唇形科（Labiatae）植物丹参的根。

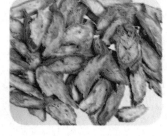

别　名

血生根、血参、紫州参。

性味功能

味苦，性寒。有活血祛瘀、消肿止痛、养血安神的功能。

◎ **原植物**

多年生草本。根肥厚，肉质。茎直立，高 40～80cm，四棱形，具槽，密被长柔毛。叶常为奇数羽状复叶，小叶 3～5 枚，稀为 7 枚。叶片卵形或椭圆状卵形，两面有毛。轮伞花序 6 至多花，组成顶生的或腋生的总状花序，密被腺毛和长柔毛；苞片披针形。花萼钟形，紫色，具 11 条脉，外被腺毛，二唇形；上唇全缘，三角形，顶端有 3 个小尖头；下唇有 2 齿，三角形或近半圆形。花冠蓝紫色，筒内具毛环；上唇镰刀形；下唇短于上唇，3 裂，中间裂片最大。能育雄蕊 2，伸至上唇片。花柱外伸，先端为不相等的 2 裂，后裂片极短。小坚果，椭圆形，黑色。花期 4～7 月，果期 7～8 月。

◎ **生境分布**

生于山坡灌丛中或林下、沟边。多栽培。分布于辽宁、山西、陕西、宁夏、甘肃、河南、山东及长江以南各省区。

◎ **采收加工**

春、秋二季采挖，除去泥沙，干燥。

◎ **炮制及饮片**

丹参：除去杂质及残茎，洗净，润透，切厚片，干燥。

酒丹参：取丹参片，照酒炙法炒干。

主治用法

用于月经不调，痛经，闭经，癥瘕，产后瘀阻，胸腹或肢体瘀血疼痛，痈肿疮毒，心烦失眠。用量 5～20g。反藜芦。

乌药

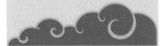

* 来源

乌药为樟科（Lauraceae）植物乌药的块根。

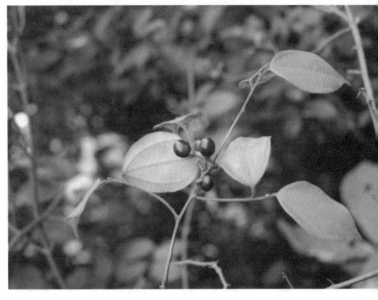

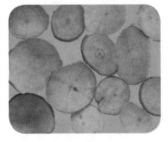

别名

铜钱树、白背树、台乌。

性味功能

味辛，性温。有温肾散寒、行气止痛的功能。

◎ 原植物

常绿灌木或小乔木，高达5m。根木质，纺锤形，有结节膨大，淡紫红色，内部灰白色。树皮灰绿色，小枝灰褐色至棕褐色，幼时密被褐色柔毛，老时无毛；基枝坚韧，不易断。叶互生，革质；叶柄长0.5～1cm，被柔毛；叶椭圆形至卵形，长3～7cm，宽1.5～4cm，先端尖或尾状渐尖，基部圆形或广楔形，上面亮绿色，下面灰绿白色，被淡褐色长柔毛，后变光滑，主脉3条。花小，黄绿色，伞形花序腋生，总花梗短或无，小花梗长1.5～3mm，被毛，簇生多数小花；花单性；雌雄异株；花被6片，广椭圆形，雄花有能育雄蕊9枚，排3轮，最内1轮基部有腺体，花药2室；雌花有不育雄蕊多数，子房上位，球形，1室。

◎ 生境分布

生于向阳荒地灌木林中或草丛中。分布于陕西、安徽、湖北、广西等省区。

◎ 采收加工

冬、春二季采挖，除净须根，洗净泥沙晒干，称为乌药个。如刮去栓皮，切片，烘干，称为乌药片。

◎ 炮制及饮片

除去杂质；未切片者，除去细根，大小分开，浸透，切薄片，干燥。

主治用法

用于心胃气痛，吐泻腹痛，痛经，疝痛，尿频，遗尿，风湿疼痛，跌打损伤，外伤出血。用量3～12g。水煎服。气虚、内热者忌服。

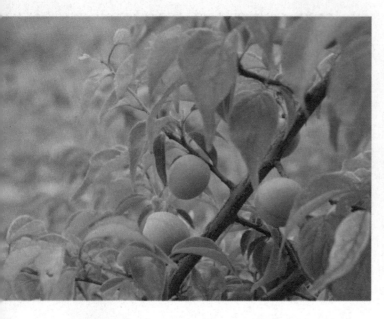

乌梅

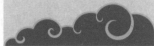

＊来源

乌梅为蔷薇科
(Rosaceae) 植物梅
的干燥近成熟果实。

性味功能

味酸、涩，性平。有敛肺、涩肠、生津、安蛔、止血
的功能。

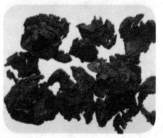

◎ **原植物**

落叶乔木，稀为灌木。株高 4～10m。
树皮灰色或稍带绿色，光滑无毛。叶狭
卵形至宽卵圆形，长 4～8cm，宽 2～4cm，
先端长渐尖，基部宽楔形，边缘具细锯齿，
两面微被柔毛；叶柄长约 1cm，近顶端
处有 2 腺体。花 1～2 朵，具极短花梗，
直径 2～2.5cm，有香味。萼筒广钟形，
被短柔毛。萼片近卵圆形。花瓣白色至
淡红色。雄蕊多数，子房密被柔毛。核
果，近球形，有沟，直径 2～3cm，黄色
或淡绿色，具柔毛，味酸。果核卵圆形。
花期早春。

◎ **生境分布**

东北、华北有盆栽，长江以南各省
有栽培或野生。分布于浙江、福建、湖南、
广东、广西、四川、云南等省区。

◎ **采收加工**

夏季果实近成熟时采收，低温烘干
后闷至色变黑。

◎ **炮制及饮片**

除去杂质，洗净，干燥。
取净乌梅，水润使软或蒸软，去核。

主治用法

用于肺虚久咳，久痢滑肠，虚热消
渴，蛔厥呕吐腹痛，胆道蛔虫症。
外用于疮疡久不收口，胬肉外突。
用量 6～12g。外用适量，煅炭研
细粉或湿润后捣烂敷患处。

火麻仁

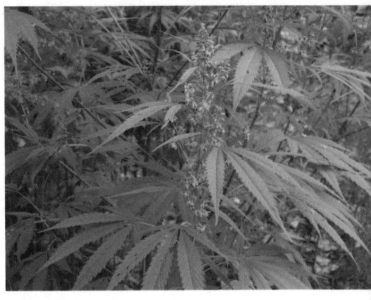

＊来源

火麻仁为桑科（Moraceae）植物大麻的干燥成熟果实。

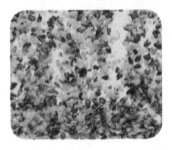

别　名

线麻、山麻。

性味功能

味甘，性平。有润燥、通便、补虚的功能。

◎ 原植物

一年生草本，高 1～3m。茎直立，粗壮，皮层多纤维，多分枝，有纵直沟纹，密生细茸毛，基部稍木质化。掌状复叶互生或下部对生，有短绵毛；托叶小，披针形或线状披针形，先端长尖，基部窄楔形，边缘具粗锯齿，上面被粗糙毛，深绿色，下面密生灰白色毡毛。花单性，雌雄异株；雄花集成疏散圆锥花序，顶生或腋生，花被片5，黄绿色，长卵形；雄蕊5；雌花丛生于叶腋，绿色，每花外有阔卵形苞片，花被片1，薄膜质，紧包子房；子房圆球形，花柱2分枝，早落。瘦果扁卵形，灰褐色，有细网状纹，为宿存的黄褐色苞片所包，有毛，果皮坚硬，灰白色或灰褐色，平滑，有细网纹，胚珠倒生，种子1，灰色。花期5～7月，果期6～9月。

◎ 生境分布

生于排水良好的砂质土壤。全国各地均有栽培。

◎ 采收加工

于9月上旬前后采收。割取全株，晒干后打下果实，簸去杂质即可。

◎ 炮制及饮片

火麻仁：除去杂质及果皮。

炒火麻仁：取净火麻仁，清炒至微黄色、有香气。

主治用法

用于肠癌、胃癌等见大便秘结者，血虚津亏，肠燥便秘等症。用量9～15g。水煎服。大便溏泻者忌服。

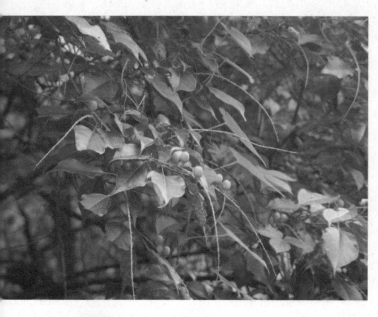

巴豆

＊来源

巴豆为大戟科(Euphorbiaceae)植物巴豆的果实。

别　名

猛子仁、巴仁。

性味功能

味辛，性热；有大毒。有泻下祛积、逐水消肿的功能。

◎ **原植物**

常绿小乔木，高达 10m。幼枝有疏星状柔毛。叶互生，叶柄长 2 ～ 6cm；叶卵形，长 5 ～ 13cm，宽 3 ～ 6cm，先端渐尖，基部圆形或阔宽楔形，叶缘有疏细锯齿，两面疏生星状毛，掌状 3 出脉，近叶柄两侧各有 1 腺体。花单性，雌雄同株，总状花序顶生，长 8 ～ 14cm，花绿色；雄花在上，雌花在下；雄花花梗细短，有星状毛；雄花萼片 5，疏生星状毛；花瓣 5，反卷，密生绵状毛；雄蕊 15 ～ 20，着生于花盘边缘，花丝在芽内弯曲；雌花萼片 5；花瓣 5 或无，花柱 3。蒴果倒卵形或长圆形，长约 2cm，宽 1 ～ 1.5cm，有 3 ～ 4 棱，密生星状毛。花期 3 ～ 6 月，果期 6 ～ 9 月。

◎ **生境分布**

生于山谷、林缘、溪旁或密林中，多有栽培。主要分布于浙江、四川等省区。

◎ **采收加工**

摘下果实堆积 2 ～ 3 天，晒干，去壳，收取种子，榨去油。

◎ **炮制及饮片**

生巴豆：去皮取净仁。

巴豆霜：巴豆除去壳及种皮，取净种仁捣烂如泥，用吸油纸包裹，在铁板上加热或压碎以榨去脂肪油，所余的残渣即得。

主治用法

用于寒积停滞，胸腹胀痛，腹水肿胀，喉痹，恶疮疥癣，疣痣。各入丸：散剂。外用于疮毒，顽癣。用量种子（巴豆霜）0.15 ～ 0.3g。

巴戟天

巴戟天为茜草科（Rubiaceae）植物巴戟天的根。

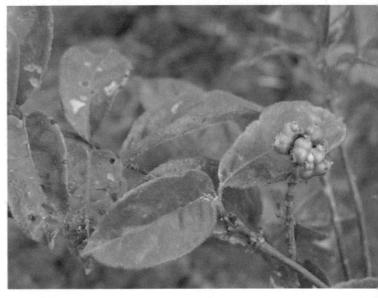

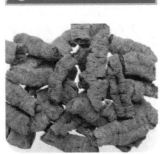

别 名

鸡肠风、猫肠筋。

性味功能

味甘、辛，性微温。有壮阳补肾、强筋骨、祛风湿的功能。

◎ 原植物

藤状灌木。根肉质，圆柱形，分枝，有不规则断续膨大，呈念珠状。茎有纵条棱，小枝幼时有短粗毛，后变粗糙。叶对生，叶柄长 4～8mm，生短粗毛。托叶膜质，鞘状，长 2.5～4mm。叶长圆形，先端急尖或短渐尖，基部钝圆形，全缘，嫩叶常紫色，上面有稀疏短粗毛，下面沿中脉有短粗毛，脉腋内常有短束毛。花序头状，花 2～10 朵，生于小枝顶端；花萼蓿部截平或浅裂，裂片三角形。花冠肉质漏斗状，白色，4 深裂，长椭圆形；冠管喉部内生髯毛；雄蕊 4；子房下位，长约 1.5mm，4 室，花柱 2 深裂。核果近球形，直径 6～11mm，熟时红色。种子 4。花期 4～7 月，果期 6～11 月。

◎ 生境分布

生于山谷、溪边或山地疏林下。分布于福建、广东、广西、云南等省区。

◎ 采收加工

四季均可采收，以秋、冬季采收为佳。栽培品挖取 5～7 年生的根，除去侧根、茎叶，洗净泥沙，晒至六七成干，用木棍轻打扁，晒干，切成段。

◎ 炮制及饮片

取净巴戟天，蒸透，趁热除去木心，切段，干燥。

主治用法

用于阳痿遗精，宫冷不孕，月经不调，少腹冷痛，风寒湿痹，腰膝酸痛，脚气等症。用量 3～10g。

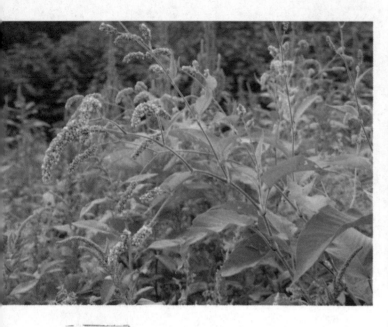

水红花子

❋来源

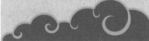

水红花子为蓼科 (Polygonaceae) 植物红蓼的果实。

别　名

蓼实子、茏草。

性味功能

味咸，性微寒。有散血消肿、化痞散结、清热止痛、健脾利湿的功能。

◎ **原植物**

一年生草本。根粗壮。茎直立，粗壮，节部稍膨大，中空，上部分枝多，密生柔毛。叶宽椭圆形、宽披针形或近圆形，长 7～20cm，宽 4～10cm，先端渐尖，基部圆形或略成心脏形，全缘，有时成浅波状；两面被毛，脉上毛较密。托叶鞘筒状，顶端绿色，扩大成开展或向外反卷的绿色环状小片，具缘毛。圆锥花序顶生或腋生。苞片卵形，具长缘毛，每苞片内生多数相继开放的白色或粉红色花，花开时下垂。花被片 5，椭圆形。雄蕊 7，伸出花被；具花盘，成齿状裂。花柱 2，柱头球形。瘦果近圆形，稍扁，长约 3mm，黑色，具光泽，包在宿存的花被内。花期 7～9 月，果期 9～10 月。

◎ **生境分布**

生于田间、路旁、村边或水边、湿地。多栽培。分布于全国各地。

◎ **采收加工**

10～11 月间剪下成熟果穗，晒干后，打下果实，揉搓果实外包被的宿存苞片，扬去灰渣。

主治用法

用于癥瘕痞块，瘿瘤肿痛，食积不消，脘腹胀痛，肝脾肿大，颈淋巴结核，消渴，胃痛等。用量 15～30g。外用适量，熬膏或捣烂敷患处。

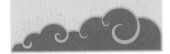

水飞蓟

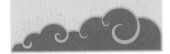

＊来源

水飞蓟为菊科
(Compositae) 植物
水飞蓟的瘦果。

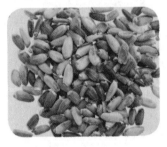

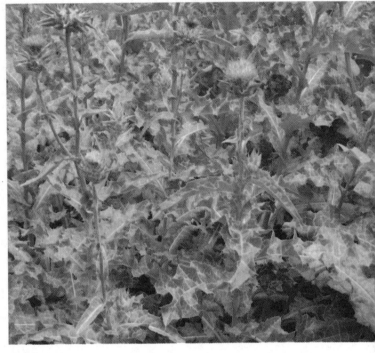

性味功能

味苦，性凉。有清热解毒、保肝利胆的功能。

◎ 原植物

一年或两年生草本，高30～200cm。
茎直立，多分枝，有纵棱，具白色蛛丝
状毛。基生叶大型，莲座状，具柄，
长椭圆状披针形，长40～80cm，宽
10～30cm，羽状深裂或浅裂，边缘有锯
齿，齿尖具硬尖刺，叶面光滑，具乳白
色斑点，叶背疏生白柔毛，叶脉明显凸
出，被长糙毛；茎生叶较小，披针形，
顶端渐尖，基部抱茎，无柄。头状花序
顶生或腋生，直径4～6cm；总苞近球形；
总苞片多层，约40～50片，质硬，具
长刺；花托肉质，具硬托毛；花全为管
状花，两性，淡红色至紫红色，少有白色；
花冠管纤细，顶端5裂。瘦果椭圆状卵
形，长约7mm，宽约4mm，棕色至黑褐色，

表面有纵棱及凸出的腺体；冠毛多数，
刚毛状，不等长，基部合生成环，白色。
花期5～7月，果期6～8月。

◎ 生境分布

原产欧洲及北非，我国西北及华北
地区有引种栽培。

◎ 采收加工

当管状花枯萎，变为黄褐色，采收
果序，采收下的果序晒干后，用脱粒机
脱粒，除去杂质。

主治用法

用于急、慢性肝炎，脂肪肝，肝硬
化，代谢中毒性肝损伤，胆结石，
胆囊炎，胆管炎，胆管周围炎等症。
常作原料药。用量6～15g。

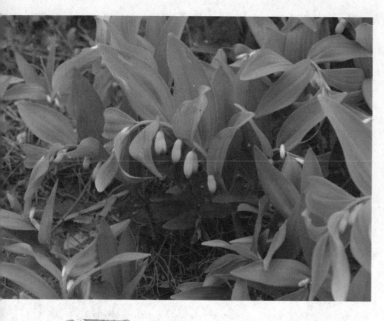

玉竹

＊来源

玉竹为百合科（Liliaceae）植物玉竹的根茎。

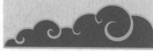

别　名

地管子、铃铛菜。

性味功能

味甘，性平。有养阴润燥、生津止渴的功能。

◎ 原植物

多年生草本，高20～60cm。根茎横生，长柱形，黄白色，节间长，有结节，密生多数须根。茎单一，生长时向一边斜立，有纵棱，有时稍带紫色。叶互生，几无柄，叶椭圆形或卵状长圆形，长5～12cm，宽3～6cm，先端钝尖，基部楔形，全缘，上面绿色，下面灰白色，中脉隆起，平滑或有乳头突起。花腋生，常1～3朵簇生，花梗下垂，总花梗长1～1.6cm，无苞片或有线状披针形苞片；花被筒状，白色，先端6裂，裂片卵圆形，常带绿色；雄蕊6，着生于花被筒中部，花丝丝状，白色，花药黄色，不外露；子房上位，长3～4mm，3室，花柱线形，长1～1.4cm。浆果球形，熟时紫黑色。

花期4～6月，果期7～9月。

◎ 生境分布

生于林下或山野阴湿处。分布于东北、华北、西北及黑龙江、广西等省区。

◎ 采收加工

野生品全年可采；栽培品种植2～3年后于春、秋两季采挖，去须根及泥土，稍晾后用手揉搓，反复晒揉2～3次，至内无硬心，晒干。

◎ 炮制及饮片

除去杂质，洗净，润透，切厚片或段，干燥。

主治用法

用于热病伤阴，口燥咽干，干咳少痰，心烦心悸，肺结核咳嗽，糖尿病，心脏病等症。用量9～15g。

功劳木

功劳木为小檗科（Berberidaceae）植物阔叶十大功劳、细叶十大功劳的干燥茎。

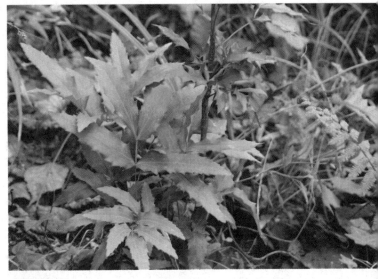

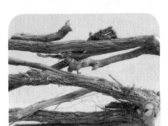

别名

狭叶十大功劳。

性味功能

味苦，性寒。有清热解毒、消炎止痢、止血、健胃止泻的功能。

◎ 原植物

常绿灌木，高 1～2m。茎直立，多分枝，无刺。单数羽状复叶互生，有短柄；小叶 7～13，革质，长圆状披针形或狭披针形，长 8～12cm，宽 1.2～2cm，先端长渐尖，基部楔形，边缘各有刺状锯齿 6～13 个，下面灰黄绿色，无蜡状白粉。总状花序，有花 4～8 个簇生于枝顶芽鳞腋间，长 3～5cm；两性花，黄色，多数密生，有短柄；苞片 1；萼片 9，排成 3 轮；花瓣 6；雄蕊 6，花药 2 瓣裂；子房上位，1 室。浆果圆形，蓝黑色，有白粉。花期 6～7 月，果期 7～9 月。本种与阔叶十大功劳区别：茎多分枝，小叶 5～9，长圆状披针形或狭披针形，长 4～15cm，宽 1～2.5cm，先端长渐尖，基部楔形，边缘各有刺锯齿 6～13 个。总状花序生自枝顶芽鳞腋间；花黄色。浆果，蓝黑色。花期 6～7 月，果期 7～9 月。

◎ 生境分布

细叶十大功劳生于山坡林下及灌木丛中；分布于江苏、浙江、江西、福建、湖南、湖北、四川、广东、广西等省区。

◎ 采收加工

栽后 4～5 年，秋、冬季砍茎杆挖根，晒干或烘干。叶全年可采，晒干。

新编中草药实用图谱

主治用法

用于湿热泻痢，黄疸，目赤肿痛，结膜炎，胃火牙痛，肺结核，疮疖，痈肿，黄疸型肝炎，肠炎，痢疾，湿疹，疮毒，烫火伤，风湿骨痛，跌打损伤等症。用量 6～9g。

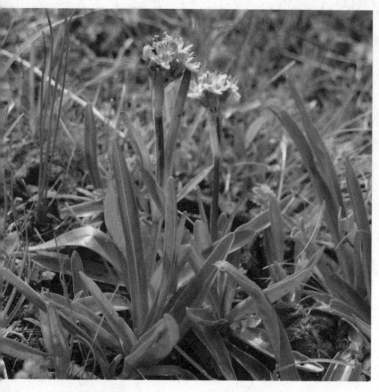

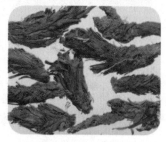

性味功能

味辛、甘，性温。有理气止痛、开郁醒脾的功能。

◎ 原植物

多年生矮小草本，有浓厚松节油样香气，高20～25cm。主根长圆柱形，单一或有支根，黑棕色。根状茎短。叶基生，6～9片，条状倒披针形、倒披针形，长匙形，或长7～18cm，宽约1cm，先端钝圆，中部以下叶渐窄成叶柄状，基部扩展成鞘，全缘，叶脉不明显，无毛。茎生叶3～4对，基部下窄成柄状，长2～6cm。聚伞花序顶生，花序下有叶状长卵形总苞片2枚。花葶单生，长达35cm，有苞叶6～8对，长2～6cm，上边小；花萼有极短裂齿；花冠宽管状，浅粉红色，稍有不相等5裂；雄蕊4，

长于花冠，花丝少部有毛；子房下位，花柱细长，柱头漏斗状。瘦果倒卵形。种子1枚。花期8月。

◎ 生境分布

甘松生于高山草原地带，分布于甘肃、青海、四川、云南、西藏等省区。

◎ 采收加工

春、秋季采挖，洗净泥沙，除去残茎及须根，不可水洗，免失香气，直接晒干或阴干。

主治用法

用于脘腹胀痛、呕吐、食欲不振，外治牙痛、脚肿。用量3～6g。

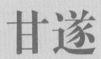

甘遂

＊来源

甘遂为大戟科
（Euphorbiaceae）
植物甘遂的根。

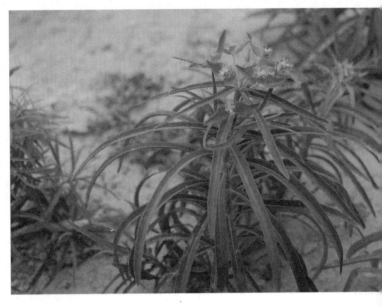

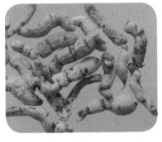

别　名

猫儿眼、胜于花。

性味功能

味甘，性寒；有毒。有泻水逐痰、消肿散结的功能。

◎ **原植物**

多年生草本。根圆柱形，长20～40cm，末端呈念珠状膨大，直径6～9mm。茎自基部多分枝，每个分枝顶端分枝或不分枝。叶互生，线状披针形、线形或线状椭圆形，先端钝或具短尖头，基部渐狭，全缘；侧脉羽状，不明显或略可见；总苞叶3～6，倒卵状椭圆形，先端钝或尖，基部渐狭；苞叶2，三角状卵形，先端圆，基部近平截或略呈宽楔形。花序单生于二歧分枝顶端，基部具短柄；总苞杯状，高与直径均为3mm；边缘4裂，裂片半圆形，边缘及内侧具白色柔毛；腺体4，新月形，两角不明显，暗黄色至浅褐色。雄花多数，明显伸出总苞外；雌花1，子房柄长3～6mm；子房光滑无毛，花

柱3，2/3以下合生；柱头2裂，不明显。种子长球状，灰褐色至浅褐色；种阜盾状，无柄。花期4～6月，果期6～8月。

◎ **生境分布**

生于荒坡、沙地、田边、低山坡、路旁等。分布于河北、山西、四川等省区。

◎ **采收加工**

春季开花前或秋末采挖，除去泥土，撞去外皮，晒干或硫黄熏后晒干。

◎ **炮制及饮片**

除去杂质，洗净，晒干。

主治用法

用于各种水肿，胸腔积液，腹水，大小便不利，癫痫痰盛，痈肿疮毒等症。用量0.5～1.5g，炮制后多入丸散用。外用适量，研末调敷。

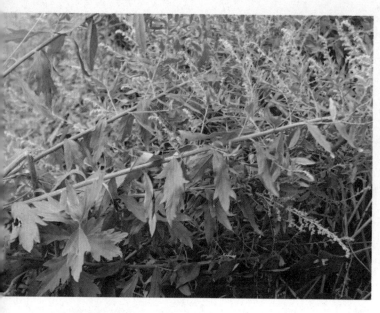

艾叶

✳ 来源

艾叶为菊科（Compositae）植物艾的干燥叶。

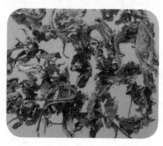

别名

冰台、艾蒿。

性味功能

味苦、辛，性温。有温经止血、散寒止痛、安胎的功能。

◎ 原植物

多年生草本，高50～150cm，全株密被灰白色绒毛。茎直立、圆形，基部木质化，中部以上分出花序枝。单叶互生，茎下部叶花时枯萎；茎中部叶具柄，卵圆状三角形或椭圆形，羽状浅裂或深裂，侧裂片常为2对，楔形，中裂片常3裂，边缘具不规则锯齿，上面深绿色，有腺点，下面灰绿色；上部叶无柄，分裂或全缘，披针形或条状披针形。头状花序长约3mm，直径2～3mm，排列成复总状；总苞卵形，总苞片4～5层，外层苞片较小，边缘膜质，背面被绵毛；边花雌性，不甚发育，无明显花冠，长约1mm；中央为两性花，花冠筒状，顶端5裂。瘦果长圆形，长约1mm，无毛。

◎ 生境分布

生于荒地林缘、路旁沟边，分布于我国东北、华北、华东、甘肃等省区。

◎ 采收加工

5～7月茎叶茂盛而未开花时采收叶片，晒干或阴干。

◎ 炮制及饮片

艾叶：除去杂质及梗，筛去灰屑。

醋艾炭：取净艾叶，炒至表面焦黑色，喷醋，炒干。每100kg艾叶，用醋15kg。

主治用法

用于功能性子宫出血，先兆流产，痛经，月经不调，吐血，慢性气管炎，支气管哮喘，急性痢疾和湿疹等症。亦用于消化道肿瘤、乳腺癌、肺癌、甲状腺肿瘤、胰腺癌、子宫肌瘤等。用量3～6g。

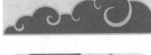

石韦

＊来源

石韦为水龙骨科 (Polypodiaceae) 植物庐山石韦、石韦或有柄石韦的干燥叶。

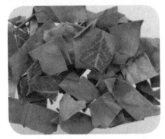

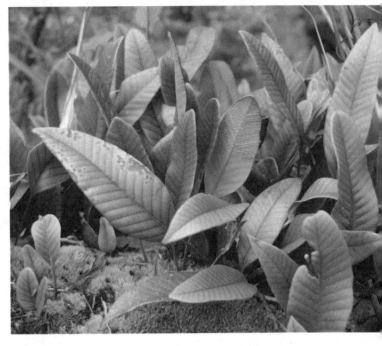

别名

石兰、石剑、小石韦。

性味功能

味苦、甘，性微寒。有利尿通淋、清肺止咳、止血的功能。

◎ **原植物**

多年生草本，高 10～30cm。根状茎细长，横走，密被棕色鳞片。叶二型，远生，草质。能育叶与不育叶同形，披针形至矩圆披针形，渐尖头，叶片上面有凹点，偶见星状毛，下面密生星状毛，侧脉明显。孢子囊群在侧脉间整齐紧密排列，无盖。

◎ **生境分布**

庐山石韦生于林下岩石或树干上，分布于我国安徽、浙江、江西、福建、台湾及中南、西南等地区。石韦生于岩石或树干上，分布于长江以南各地区。有柄石韦生于裸露干旱岩石上，分布于东北、华北、西南和长江中下游各地区。

◎ **采收加工**

四季均可采收。摘取叶片，除去根状茎及须根，晒干或阴干即可。

◎ **炮制及饮片**

除去杂质，洗净，切段，晒干，筛去细屑。

主治用法

用于小便不利，血淋，尿血，尿路结石，肾炎浮肿，肺热咳嗽，崩漏等症。用量 6～12g。

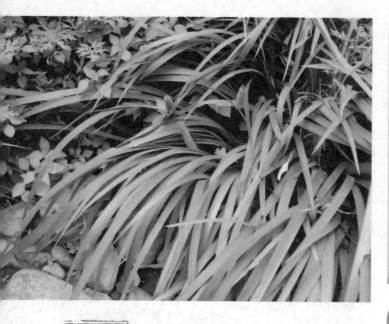

石菖蒲

＊来源

石菖蒲为天南星科（Araceae）植物石菖蒲的根茎。

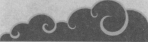

别　名

水剑草、石蜈蚣、九节菖蒲。

性味功能

味辛，性微温。有开窍、豁痰、理气、活血、去湿的功能。

◎ 原植物

多年生常绿草本，茎丛生，高20～50cm，全株有香气。根茎横走，圆柱形或稍扁，直径5～18mm，细长而弯曲，节密集，节上密布须根，分枝甚多，外皮黄褐色或带绿色。叶基生，叶片剑状线形，长10～50cm，宽2～6mm，先端渐尖，基部对折，中部以上平展，无明显中肋。肉穗状花序，当年生叶的叶腋抽出，花茎长10～30cm，花序长5～12cm，宽5～10mm，狭圆柱形，较柔弱；叶状佛焰苞片为花序长的2～5倍。花小，密生，两性，淡黄绿色；花被片6，2轮；雄蕊6；浆果倒卵形，长宽均约2mm。花期4～7月，果期8月。

◎ 生境分布

石菖蒲生于山涧浅水石上的岩石缝中，分布于河南、山东、西藏等省区。

◎ 采收加工

石菖蒲秋季采收，除去茎叶、须根，晒干或鲜用。藏菖蒲秋季采挖根茎，除去茎叶及细根，洗净，晒干。

◎ 炮制及饮片

除去杂质，洗净，润透，切厚片，晒干。

主治用法

用于胃癌、肺癌、脑癌或其他癌症的脑转移以及肿瘤患者有高热神昏、痰湿蒙窍等症，并用于癫痫，痰厥，热病神昏，健忘，气闭耳聋，心胸烦闷，胃痛，腹痛，风寒湿痹，痈疽肿毒，跌打损伤。用量3～9g。

石榴皮

＊来源

石榴皮为石榴科（Punicaceae）植物石榴的干燥果皮。

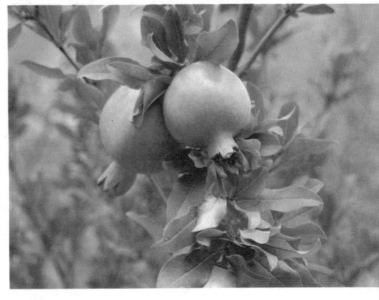

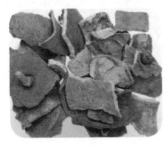

别名

安石榴。

性味功能

味酸涩，性温。有涩肠止泻、止血、驱虫的功能。

◎ 原植物

落叶灌木或小乔木，高2～7m。根皮棕黄色，内皮鲜黄色；树皮青灰色或淡黄绿色；幼枝顶端呈刺状，无毛。叶对生或簇生，有短柄；叶长圆状披针形或长圆状椭圆形，长4～6cm，宽1～2cm，先端尖或微凹，基部渐狭，全缘，有光泽，无毛。花单生或数朵生于小枝顶端或叶腋，花大；花萼钟状，肥厚，红色，先端5～8裂，宿存，花药淡黄色；子房下位或半下位，上部6室，侧膜胎座，下部3室，中轴胎座，花柱单一或3枚分离。浆果球形，果皮肥厚革质，红色或带黄色，顶端有宿存花萼，内有薄隔膜。种子多数，倒卵形，有棱角，有红色肉质多汁外种皮，可食，内种皮革质，坚硬；胚直生，子叶回旋状。花期5～6月，果期7～8月。

◎ 生境分布

为庭园常见的栽培树种。分布于河北、陕西、河南、山东及长江以南等省区。

◎ 采收加工

秋季果实成熟后，顶端开裂时采摘，除去种子及隔瓤，切瓣，晒干或微火烘干。

◎ 炮制及饮片

石榴皮：除去杂质，洗净，切块，干燥。

石榴皮炭：取石榴皮块，照炒炭法炒至表面黑黄色、内部棕褐色。

主治用法

用于慢性腹泻，久痢，便血，脱肛，崩漏，白带，虫积腹痛。用量3～9g。

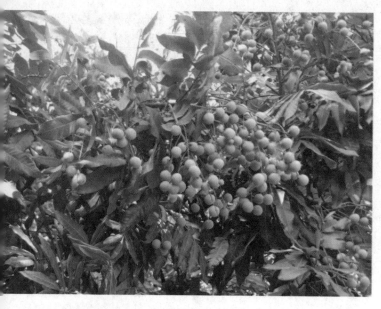

龙眼肉

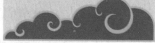

＊来源

龙眼肉为无患子科 (Sapindaceae) 植物龙眼的干燥假种皮。

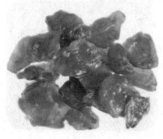

别　名

桂圆、桂元肉。

性味功能

味甘，性温。有补益心脾、益气、养血、安神的功能。

◎ **原植物**

常绿大乔木，高 20m。树皮茶褐色，粗糙，纵裂或片裂；茎上部多分枝，小枝有锈色柔毛。双数羽状复叶，互生，长 15～20cm，小叶 2～6 对，互生或近对生，革质，长椭圆形或长椭圆状披针形，长 6～15cm，宽 2～5cm，先端钝尖或钝，基部偏斜，全缘或波状。花杂性或两性，顶生或腋生圆锥花序，长 12～15cm，密生锈色星状毛；花小，直径 3～5mm；花萼 5 深裂，花瓣 5，匙形，淡黄色，内面有毛；花盘明显，浅裂；雄蕊 8，花丝有毛。子房上位，2～3 室，每室 1 胚株，但只有 1 胚株发育。果球形，核果状，直径 1～2.5cm，果皮薄，干后近木质，黄褐色，幼时粗糙，老时近平滑。种子球形，

黑色有光泽，外有白色、肉质、甜味的假种皮。花期 3～4 月，果期 7～9 月。

◎ **生境分布**

生于热带和亚热带，多栽培于丘陵地、庭园。分布于我国浙江、福建、台湾、广东、海南、广西、四川、云南、贵州等省区。

◎ **采收加工**

7～9 月果实成熟时采收，晒干或烘干，剥去果皮，取假种皮晒至不黏；或将采收的果实，去果皮及核，直接晒干。

主治用法

用于心脾两亏，气血不足之健忘，惊悸，怔忡，失眠，食少体倦，头晕目眩，大便下血，妇女月经过多。用量 9～15g。

平贝母

＊来源

平贝母为百合科（Liliaceae）植物平贝母的鳞茎。

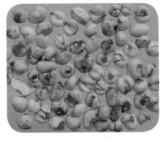

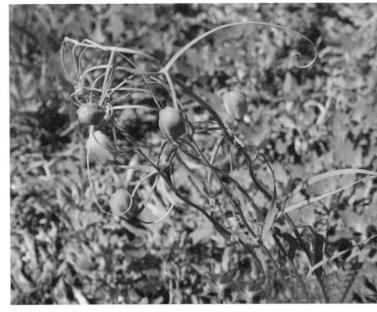

别　名

平贝、贝母。

性味功能

味微苦、甘，性微寒。有清肺、化痰、止咳的功能。

◎ 原植物

多年生草本。鳞茎扁圆形。茎高40～60cm。叶轮生或对生，中上部叶常兼有互生，线形，长9～16cm，宽2～6.5mm，先端不卷曲或稍卷曲。花1～3朵，紫色，具浅色小方格，顶花具叶状苞片4～6，先端极卷曲；外轮花被片长约3.5cm，宽约1.5cm，内花被片稍短而狭，蜜腺窝在背面明显凸出；雄蕊6；花柱具乳突，柱头3深裂，裂片长约5mm。蒴果宽倒卵形，具圆棱。花期5～6月。

◎ 生境分布

生于林中、林缘、灌丛及草甸。分布于黑龙江、吉林、辽宁等省。

◎ 采收加工

5～6月地上枯萎时，挖取3～4年生鳞茎，除去残茎、须根及泥沙，稍晾干，拌上草木灰或石灰在温度不高的炕上烘干，后筛去石灰，挑出成品。

◎ 炮制及饮片

除去杂质，用时捣碎。

主治用法

用于肺热咳嗽，痰多胸闷，咯痰带血，肺炎，肺痈，急、慢性支气管炎，瘿瘤，瘰疬，喉痹，乳痈等。用量5～10g。反乌头、草乌。

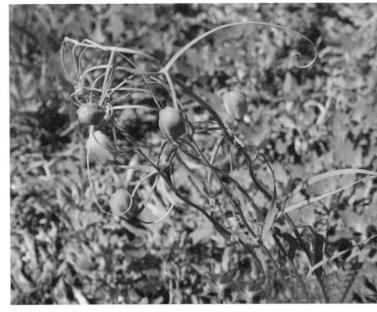

新编中草药实用图谱

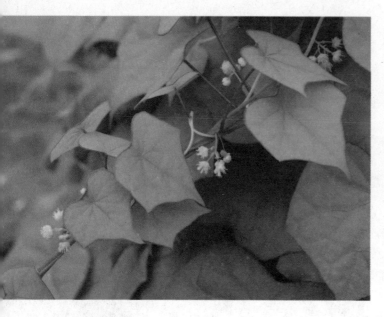

北豆根

＊来源

北豆根为防己科
(Menispermaceae)
植物蝙蝠葛的根茎。

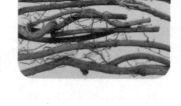

别　名

山地瓜秧、蝙蝠藤。

性味功能

味苦，性寒；有小毒。有清热解毒、消肿止痛、通便
的功能。

◎ 原植物

缠绕藤本。茎木质化，长达数米，无毛。根茎粗，黄褐色。茎圆形，具纵条纹。叶盾状三角形至七角形，长、宽均约7～10cm，先端尖或短渐尖，基部心形，裂片钝圆或三角形，上面绿色，下面灰白色，两面无毛；叶柄长6～10cm。花单性异株，成腋生圆锥花序。雄花黄绿色。萼片6，狭倒卵形，膜质。花瓣6～8，较萼片为小，卵圆形，带肉质；雄蕊12～18，花药球形。核果，扁球形，直径约0.9cm，黑色。花期5～6月，果期7～8月。

◎ 生境分布

生于山地、灌丛、攀缘岩石。分布于东北及河北、河南、山东、山西、内蒙古、江苏、安徽、浙江、江西、陕西、宁夏、四川等省区。

◎ 采收加工

春、秋二季采挖，除去须根及泥沙，干燥。

◎ 炮制及饮片

除去杂质，洗净，润透，切厚片，干燥。

主治用法

用于急性咽喉炎，扁桃体炎，牙龈肿痛，肺热咳嗽，温热黄疸，哮喘，痢疾，湿疹，疥癣，痈疮肿毒，便秘。用量3～9g。

北沙参

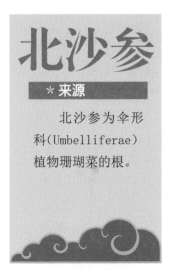

北沙参为伞形科（Umbelliferae）植物珊瑚菜的根。

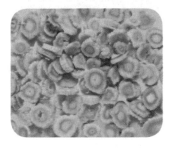

别　名

莱阳沙参、海沙参。

性味功能

味微甘，性微寒。有养阴清肺、祛痰止咳的功能。

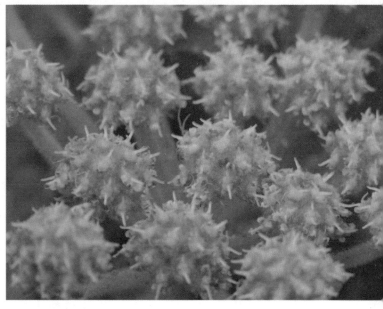

◎ 原植物

多年生草本。株高 10～20cm。主根圆柱形。茎直立，少分枝。基生叶卵形或宽三角状卵形，长 6～10cm，宽 2.5～4cm，三出羽状分裂或 2～3 回羽状深裂，最终裂片倒卵形，缘具小牙齿或分裂，质较厚；叶柄长约 10cm。茎上部叶卵形，边缘具三角形圆锯齿。复伞形花序，总梗长 4～10cm，伞辐 10～14。小伞形花序有花 15～20 朵，小总苞片 8～12，条状披针形；萼齿小，长 0.5～1mm；花瓣白色，倒卵状披针形，先端内曲，花柱长 1.5～2mm。双悬果，圆球形或椭圆形，长约 4mm，密生棕色粗毛。花期 6～7 月。

◎ 生境分布

生于海边沙滩或栽培于肥沃疏松的沙质土壤。分布于我国辽宁、河北、山东、江苏、浙江、福建、广东、广西、海南、台湾等地。

◎ 采收加工

夏、秋二季采挖，除去须根，洗净，稍晾，置沸水中烫后，除去外皮，干燥，或洗净直接干燥。

◎ 炮制及饮片

除去残茎及杂质，略润，切段，晒干。

【主治用法】

用于阳虚肺热干咳，虚痨久咳，热病伤津，咽干口渴等症。用量 5～10g。不宜与藜芦同用。

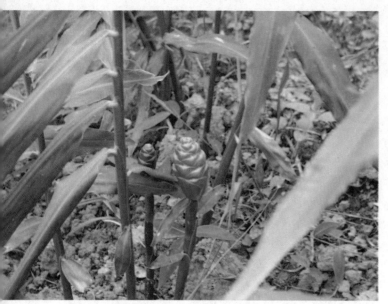

生姜

*来源

生姜为姜科（Zingiberaeeae）植物姜的新鲜根状茎。

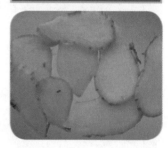

性味功能

味辛，性微温。有发汗解表、温中止呕、解毒的功能。

◎ 原植物

多年生草本，高 40 ～ 100cm。根状茎横走，肥厚，扁平，具分枝，断面黄白色，具辛辣味。叶 2 列，无柄、具抱茎叶鞘；叶舌膜质，长 2 ～ 4mm；叶片披针形至条状披针形，长 15 ～ 30cm，宽约 2cm，先端渐尖，基部渐窄，光滑无毛。花葶单独从根茎抽出，直立，长 15 ～ 25cm，被覆瓦状排列的鳞片；穗状花序卵形或椭圆形，花密，长 4 ～ 5cm；苞片淡绿色，卵圆形，长约 2.5cm，先端具硬尖，覆瓦状排列；花冠黄绿色，管长 2 ～ 2.5cm，裂片披针形，长不及 2cm；唇瓣中央裂片矩圆状倒卵形，短于花冠裂片，具紫色条纹及淡黄色斑点，侧裂片卵形，长约 6mm，具紫色边缘；雄蕊 1；子房 3 室，无毛。花期 7 ～ 8 月，果期 12 月至翌年 1 月。

◎ 生境分布

原产于亚洲热带，我国除东北外，大部分地区有栽培。

◎ 采收加工

立秋至冬至前采挖根茎，去除茎叶及须根，贮于阴湿处或埋于沙土中备用。

◎ 炮制及饮片

除去杂质，洗净，用时切厚片。

生姜皮：取净生姜，削取外皮。

主治用法

用于风寒感冒，咳嗽，胃寒呕吐以及由生半夏、生南星中毒引起的喉舌肿痛麻木等。用量 3 ～ 9g。生姜挥发油注射液用于治疗风湿性关节炎，类风湿性关节炎，关节、软组织伤痛等症。

仙茅

新编中草药实用图谱

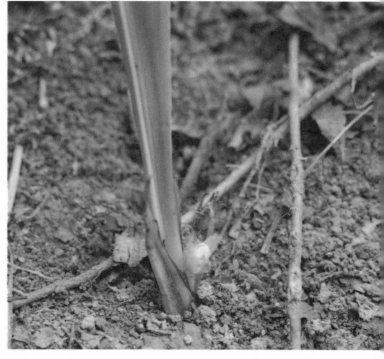

＊来源

仙茅为仙茅科（Hypoxidaceae）植物仙茅的干燥根茎。

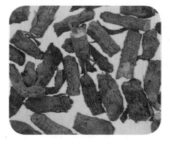

性味功能

味辛，性热；有毒。有补肾阳、祛寒湿的功能。

◎ 原植物

多年生草本，高 10～40cm。根茎向下直生，圆柱形，长达 30cm，粗约 1cm，肉质，外皮褐色；须根常丛生，两端细，中间粗，长达 6cm，肉质，具环状横纹。地上茎不明显。叶基生，3～6 枚，披针形，长 10～30cm，宽 0.1～2.5cm，先端渐尖，基部下延成柄，柄基部扩大成鞘状，叶脉明显，两面疏生长柔毛，后渐光滑。花葶极短，隐藏于叶鞘内；花杂性、上部为雄花，下部为两性花；苞片披针形，膜质，被长柔毛；花黄色，直径约 1cm，下部花筒线形，长约 2.5cm，上部 6 裂，裂片披针形，长 8～12mm，被长柔毛；雄蕊 6 枚，子房下位，被长柔毛，花柱细长，柱头棒状。浆果长矩圆形，稍肉质，长约 1.2cm，先端宿存有细长的花被筒，呈喙状，被长柔毛。种子稍呈球形，亮黑色，有喙，表面有波状沟纹。

◎ 生境分布

生于海拔 1600m 的林下草地或荒坡上。分布于我国浙江、福建、江西、台湾、湖南、湖北、广东、云南等省区。

◎ 采收加工

秋冬两季采挖，除去根头及须根，洗净，干燥。

◎ 炮制及饮片

除去杂质，洗净，切段，干燥。

主治用法

用于腰膝冷痛，四肢麻痹，阳痿。用量 3～9g。

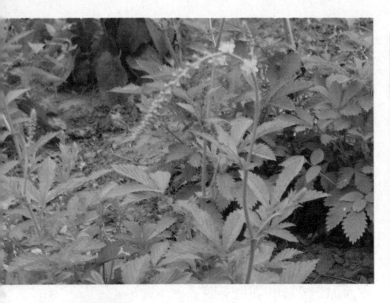

仙鹤草

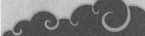

＊来源

仙鹤草为蔷薇科（Rosaceae）植物龙芽草的干燥地上部分。

别　名

地仙草、九龙牙。

性味功能

味苦、涩，性平。有收敛止血、补虚、截疟、止痢、解毒的功能。

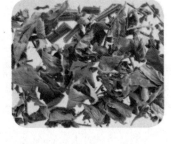

◎ 原植物

多年生草本，高 40 ～ 130cm。根茎短，常生 1 或数个根芽。茎直立，有长柔毛及腺毛。奇数羽状复叶，小叶 3 ～ 5 对，无柄；托叶大，镰形，稀为半圆形，边缘有锐锯齿，叶 3 ～ 5 片在叶轴上对生或近对生，各对小叶间常杂有成对或单生小型小叶，倒卵形或倒卵状披针形，长 2 ～ 5cm，宽 1 ～ 2.5cm，先端尖或长渐尖，基部楔形，边缘有粗锯齿，上面有疏毛，下面脉上伏生疏柔毛。总状花序单一或 2 ～ 3 个生于茎顶，花小，黄色，有短梗；苞片 2，基部合生，先端 3 齿裂；花萼基部合生，萼片 5，三角状披针形；花瓣 5，长圆形，黄色；雄蕊 5 ～ 15；花柱 2，柱头 2 裂。瘦果生于杯状或倒卵状圆锥形花托内，果托有纵棱，先端钩刺幼时直立，果实成熟时向内靠合。

◎ 生境分布

生于溪边、路旁、草地或疏林下。分布于全国大部分地区。

◎ 采收加工

夏、秋二季茎叶茂盛时采割，除去杂质，晒干。

◎ 炮制及饮片

除去残根及杂质，洗净，稍润，切段，干燥。

主治用法

用于咳血、吐血、便血、崩漏下血、疟疾、血痢、痈肿疮毒、劳伤脱力、跌打损伤、创伤出血。用量 15 ～ 30g。水煎服。外用适量，研末外敷患处。

白及

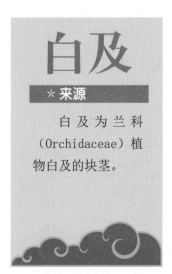

※ 来源

白及为兰科（Orchidaceae）植物白及的块茎。

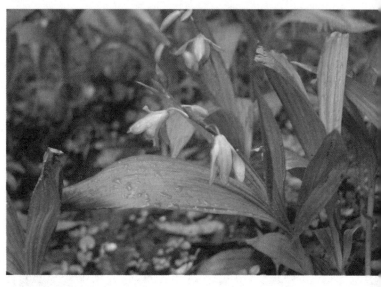

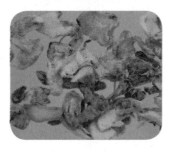

别名

白芨子、白鸡儿。

性味功能

味苦、涩，性微寒。有收敛止血、补益肺胃、消肿生肌的功能。

◎ **原植物**

多年生草本，高20～60cm。块茎扁球形或不规则菱形，肉质黄白色，上有环纹，常数个连生，有多数须根。茎直立，基生叶3～5片，披针形或宽披针形，长10～30cm，宽1.5～4cm，先端渐尖，基部下延成长鞘状，全缘。总状花序顶生，有花3～8朵，苞片长圆状披针形，长2～3cm，早落；花紫色或淡紫红色，直径3～4cm；雌蕊与雄蕊结合为蕊柱，两侧有狭翅，柱头顶端着生1雄蕊，花粉块4对，扁长；子房下位，圆柱形，扭曲。蒴果纺锤状有6纵肋。花期4～5月，果期7～9月。

◎ **生境分布**

生于山野、山谷较潮湿处，常于山谷地带成片生长。分布于河北、陕西、甘肃、山西、河南、四川和贵州等省区。

◎ **采收加工**

8～10月挖取块茎，除去残茎和须根，洗净泥土，立即加工，否则易变黑色。加工时分拣大小，然后投入沸水中烫（或蒸）3～5分钟，至内无白心时，晒至半干，除去外皮，再晒至全干。

◎ **炮制及饮片**

洗净，润透，切薄片，晒干。

主治用法

用于肺结核，肺虚久咳，咯血，吐血，鼻衄，便血，外伤出血，痈肿溃疡，烫伤，皮肤燥裂。用量6～15g，研粉吞服3～6g。外用适量。不宜与乌头类药材同用。

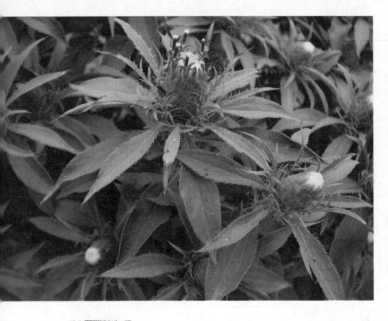

白术

✳ 来源

白术为菊科（Compositae）植物白术的根茎。

别　名

于术、冬术、浙术。

性味功能

味甘、苦，性温。有益气、健脾、燥湿利水、止汗、安胎的功能。

◎ **原植物**

多年生草本，高 30～80cm。根状茎肥厚，拳状，分枝，灰黄色。茎直立，上部分枝，基部稍木质，有纵槽。叶互生，茎下部叶有长柄，3 裂或羽状 5 深裂，裂片椭圆形或卵状披针形，顶端裂片最大，边缘有刺状齿；茎上部叶柄短，叶片椭圆形至卵状披针形，不分裂，先端渐尖，基部狭，下延成柄，边缘有刺。头状花序单生于枝顶，总苞钟状，总苞片 5～7 层，总苞为一轮羽状深裂的叶状总苞片所包围；花多数全为管状花，花冠紫红色，先端 5 裂，开展或反卷，雄蕊 5，聚药；子房下位，花柱细长，柱头头状。瘦果椭圆形，稍扁，有黄白色毛，冠毛羽状，长约 1.5cm。花期 9～10 月，果期 10～11 月。

◎ **生境分布**

野生于山坡林边或灌木林中。分布于陕西、安徽、江苏、浙江、四川等省。

◎ **采收加工**

立冬前后采挖生长 2～3 年生植株根部，除去泥土，烘干称为白术或烘术。鲜时切片或整个晒干，称为晒术或冬术。

◎ **炮制及饮片**

除去杂质，洗净，润透，切厚片，干燥。

主治用法

用于脾虚食少，消化不良，慢性腹泻，倦怠无力，痰饮水肿，自汗，胎动不安。用量 6～12g。

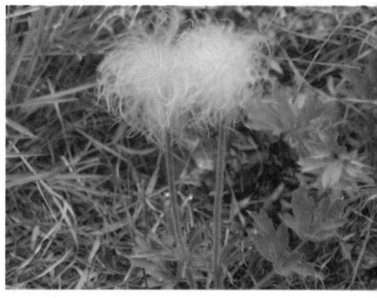

白头翁

* 来源

白头翁为毛茛科（Ranunculaceae）植物白头翁的干燥根。

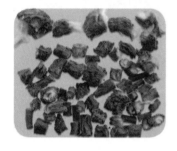

别　名

毛姑朵花、老公花。

性味功能

味苦，性寒。有清热解毒、凉血止痢的功能。

◎ **原植物**

多年生草本，高达50cm，全株密生白色长柔毛。主根粗壮圆锥形，有时扭曲，外皮黄褐色，粗糙有纵纹。基生叶4～5；叶柄长5～7cm，基部较宽或成鞘状；叶3全裂，顶生裂片有短柄，宽倒卵形，基部楔形，3深裂，裂片先端有2～3圆齿，侧生小叶无柄，两面生伏毛。花茎1～2，高达15cm，花后伸后，密生长柔毛；总苞由3小苞片组成，基部抱茎，小苞片3深裂；花单朵顶生，钟形；萼片6，排成2轮，花瓣状，蓝紫色，卵状长圆形，长3～5cm，宽约1.5cm，密生长绵毛；雄蕊多数；雌蕊多数，心皮离生，花柱丝状，果时延长，密生白色羽状毛。瘦果多数，密集成球状，瘦果有宿存羽毛状花柱，长3.5～6cm。花期3～5月，果期5～6月。

◎ **生境分布**

生于山野、山坡、田野间，喜生阳坡。分布于东北及河北、河南、青海等省区。

◎ **采收加工**

春季4～6月或秋季8～10月采挖，除去叶及残余花茎和须根，保留根头白茸毛，除净泥土，晒干。

◎ **炮制及饮片**

除去杂质，洗净，润透，切薄片，干燥。

主治用法

用于细菌性痢疾，阿米巴痢疾，鼻血，痔疮出血等。用量9～15g。

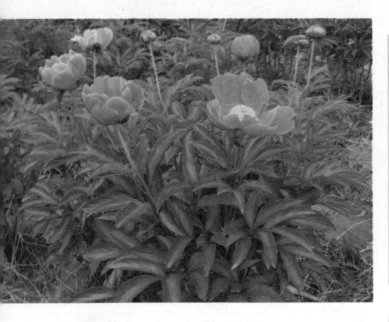

白芍

＊来源

白芍为毛茛科（Ranunculacea）植物芍药的除去外皮的干燥根。

别　名

赤芍（野生品）、毛果芍药。

性味功能

味苦、酸，性微寒。有养血柔肝、缓急止痛的功能。

◎ 原植物

多年生草本，高 50～80cm，根肉质粗肥，圆柱形或略呈纺锤形。茎直立，上部有分枝。叶互生，叶柄长 6～10cm；茎下部叶 2 回三出复叶，小叶窄卵形或披针形，长 7.5～12cm，宽 2～4.5cm，先端尖，基部楔形，全缘，边缘密生有骨质细乳突，下面沿脉疏生短柔毛。花单生于花茎分枝顶端和腋生，花径 5.5～10cm，每花茎有花 2～5 朵；苞片 4～5，叶状，披针形，长 3～6cm；萼片 3～4，叶状；花瓣 10 片或更多，栽培者多为重瓣，白色、粉红色，倒卵形；雄蕊多数，花药黄色；心皮 3～5，分离。蓇葖果 3～5，卵形长约 2cm，先端钩状，外弯，无毛。花期 5～6 月，果期 7～9 月。

◎ 生境分布

生于山地草坡、灌木丛中。分布于东北、华北、西北等省区。

◎ 采收加工

栽后 4～5 年，8～10 月间挖根，洗净，除去根茎及须根，置沸水中煮至透心，立即捞出冷水浸泡，刮去外皮（不刮皮作赤芍用），晒 1 日，再堆放，反复操作至内外均干。

◎ 炮制及饮片

洗净，润透，切薄片，干燥。

主治用法

用于头痛眩晕，胸胁疼痛，胃肠痉挛性疼痛，泻痢腹痛，手足痉挛疼痛，月经不调，痛经，崩漏，自汗盗汗，阴虚发热。用量 6～15g。

白芷

*来源

白芷为伞形科
(Umbelliferae) 植
物白芷和杭白芷的
干燥根。

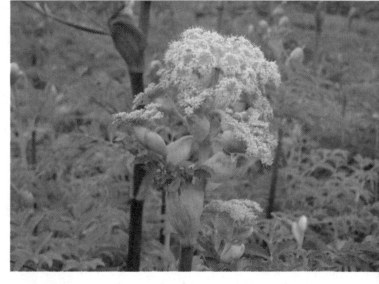

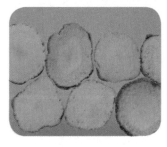

别　名

祁白芷、禹白芷。

性味功能

味辛，性温。有祛风、祛寒、燥湿、通窍止痛、消肿
排脓的功能。

◎ 原植物

多年生草本，高 1 ～ 2.5m。根粗大，
圆柱形，黄褐色。茎粗 2 ～ 5cm 或可达
7 ～ 8cm，常带紫色。茎下部叶羽状分裂，
有长柄；茎中部叶 2 ～ 3 回羽状分裂，
叶柄下部囊状膨大成膜质鞘，稀有毛；
末回裂片长圆形、卵形或披针形，基部
沿叶轴下延成翅，边缘有不规则白色软
骨质粗锯齿；茎上部叶有膨大的囊状鞘。
复伞形花序，花序梗长达 20cm，伞辐多
达 70，无总苞片或有 1 ～ 2，长卵形，
膨大成鞘状，小总苞片 5 ～ 10 或更多；
花小，无萼齿；花瓣 5，白色，先端内凹；
雄蕊 5；子房下位，2 室。双悬果长圆形
至卵圆形，黄棕色或带紫色，长 5 ～ 7mm，
宽 4 ～ 6mm，背棱扁、钝圆，较棱槽为宽，

侧棱翅状，棱槽中有油管 1，合生面 2。
花期 7 ～ 9 月，果期 9 ～ 10 月。

◎ 生境分布

生于湿草甸中、灌木丛中、河旁沙
土中，分布于东北、华北等地区，北方
多有栽培。

◎ 采收加工

夏、秋间叶黄时，采挖根部，除去地
上部、须根，洗净泥沙，晒干或低温干燥。

◎ 炮制及饮片

除去杂质，分开大小个，略浸，润透，
切厚片，干燥。

主治用法

用于风寒感冒头痛，眉棱骨痛，鼻
塞，鼻渊，牙痛，白带，疮疡肿痛。
用量 3 ～ 9g。水煎服。

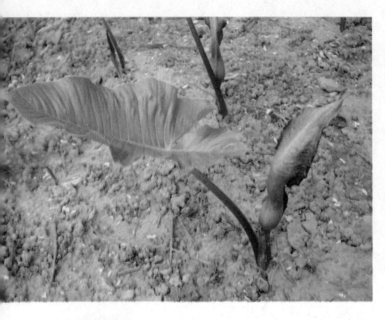

白附子

＊来源

白附子为天南星科（Araceae）植物独角莲的干燥块茎。

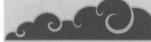

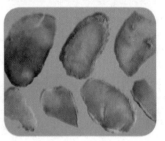

别　名

禹白附（通称）、牛奶白附（河北）。

性味功能

味辛、甘，性大温；有毒。有祛风痰、逐寒湿、镇痉、止痛的功能。

◎ **原植物**

多年生草本，高 15～50cm。植株光滑无毛。块茎倒卵形、卵状椭圆形或椭圆形，直径 2～5cm，密被褐色鳞片，具 6～8 条环状节。花期 6～7 月，果期 8～9 月。

◎ **生境分布**

生于林下、山涧湿地。分布于吉林、辽宁、河北、山西、河南、西藏等省区。

◎ **采收加工**

秋季挖取块茎，除去残茎、须根，撞去或用竹刀削去外皮，或有不去皮的，晒干。斜切成片，用姜片、白矾粉加适量水浸蒸，再晒干。

◎ **炮制及饮片**

取净白附子，分开大小个，浸泡，每日换水 2～3 次，数日后如起黏沫，换水后加白矾（每 100kg 白附子，用白矾 2kg），泡 1 日后再进行换水，至口尝微有麻舌感为度，取出。将生姜片、白矾粉置锅内加适量水，煮沸后，倒入白附子共煮至无白心，捞出，除去生姜片，晾至六七成干，切厚片，干燥。每 100kg 白附子，用生姜、白矾各 12.5kg。

主治用法

用于中风，口眼歪斜，半身不遂，面神经麻痹，偏头痛，破伤风，外用于淋巴结结核，痈肿。一般炮制后用，用量 3～4.5g，水煎服；外用生品适量捣烂，熬膏或研末以酒调敷患处。孕妇忌服。生者内服宜慎。

白茅根

白茅根为禾本科（Gramineae）植物白茅的干燥根茎。

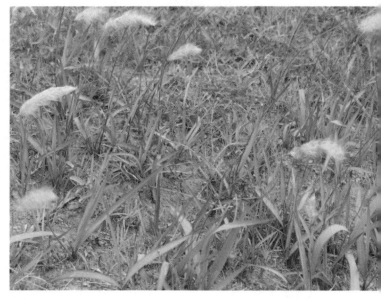

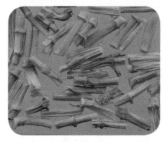

别 名

茅根、白茅花。

性味功能

味甘，性寒。有清热利尿、凉血止血、生津止渴的功能。

◎ 原植物

多年生草本，高 20～80cm。根状茎横走，白色，有节，密生鳞片，有甜味。秆直立，形成疏丛，有节 2～3，节上有白色柔毛，或上部边缘和鞘口具纤毛，老时常破碎成纤维状；基部有多数枯叶及残留叶鞘。叶线形或线状披针形，根出叶长，茎生叶较短，宽 3～8mm，叶鞘褐色，叶舌短，干膜质，主脉明显，向背部突出，顶生叶片很短小。顶生圆锥花序紧缩呈穗状，长达 20cm，宽达 2.5cm，小穗披针形或长圆形，在花序枝轴上成对排列，其中一小穗梗较长，另一小穗梗较短，每小穗有 1 花，基部有白色细柔毛；雄蕊 2；雌蕊 1，花柱较长，柱头羽毛状。颖果椭圆形，暗褐色，成熟果序生白色长柔毛。花期 5～6 月，果期 6～7 月。

◎ 生境分布

生于向阳山坡、路边草地上。分布于东北、华北、华东、贵州、云南等省区。

◎ 采收加工

春、秋季采挖，除地上部分、叶鞘、鳞叶及须根，洗净泥沙，晒干或鲜用。

◎ 炮制及饮片

洗净，微润，切段，干燥，除去碎屑。

主治用法

用于急性肾炎水肿，泌尿系统感染，血热吐血，衄血，尿血，热病烦渴，黄疸，水肿，热淋涩痛，呼吸道感染咳嗽，呕吐。用量 9～30g；鲜品 30～60g。水煎服。

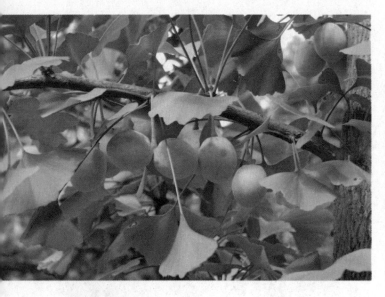

白果

＊来源

白果为银杏科（Ginkgoaceae）植物银杏除去外种皮的干燥成熟种子。

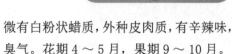

别　名

白果树、公孙树。

性味功能

味甘、苦、涩，性温；有毒。有敛肺、定喘、止带浊、缩小便的功能。

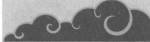

◎ 原植物

落叶大乔木，高达 40m。树干直立，树皮淡灰色，有纵裂纹，分有长枝及短枝两种，长枝横生或下垂，短枝密集成环，顶部叶片簇生。单叶互生，叶柄长 2～7cm，叶扇形，长 3～7cm，宽 6～9cm，叶上部边缘有波状圆齿或不规则浅裂，中央 2 裂，基部楔形，无明显中脉，有多数 2 分叉平行脉，黄绿色。花单性，雌雄异株；雄花序为短葇黄花序，2～6 个着生于短枝叶腋中，有多数雄蕊，花药成对生于花柄顶端，黄绿色；雌花 2～3 生于短枝顶端，有长柄，顶端分 2 叉，各生一环状座，每座着生 1 胚株，只有 1 枚发育成种子。种子核果状，椭圆形或卵圆形，长 2～3.2cm，淡黄色或金黄色，微有白粉状蜡质，外种皮肉质，有辛辣味，臭气。花期 4～5 月，果期 9～10 月。

◎ 生境分布

生于向阳、湿润肥沃的壤土及沙壤土中。分布于全国大部分地区。

◎ 采收加工

秋季种子成熟时采收，除去肉质外种皮，洗净，稍蒸或略煮后，烘干。除去硬壳为白果仁。

◎ 炮制及饮片

取净白果仁，清炒至有香气，用时捣碎。

主治用法

用于痰多喘咳，带下白浊，遗尿、尿频等。用量 4.5～9g。生食有毒。

白前

新编中草药实用图谱

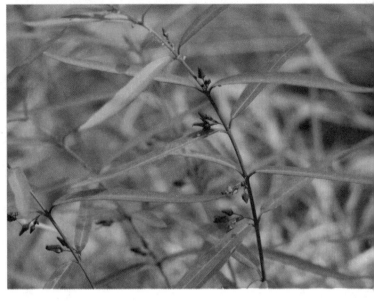

来源

白前为萝摩科 (Asclepiadaceae) 植物柳叶白前和芜花叶白前的根状茎及根。

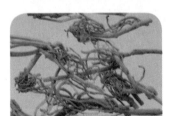

别　名

竹叶白前。

性味功能

味辛、苦，性微温。有清肺化痰、止咳平喘的功能。

◎ 原植物

多年生草本，直立，高 30～70cm。根茎细长，横长或斜生，中空，节上丛生纤细状弯曲须根。茎单一，圆柱形，灰绿色，有细棱，基部木质化。叶对生，有短柄；叶片稍革质，披针形或线状披针形，长 3～12cm，宽 0.3～1.4cm，先端渐尖，基部渐狭，全缘，中脉明显。聚伞花序腋生，有花 3～8 朵，小苞片多数；花萼 5 深裂，内面基部有腺体；花冠辐状，5 深裂，裂片线形，紫红色，内面有长柔毛，副花冠裂片杯状，较蕊柱短；雄蕊 5，与雌蕊合生成蕊柱，花药 2 室，每室有 1 下垂花粉块，淡黄色；子房上位，由 2 离生心皮组成，2 花柱顶端连合成盘状柱头。菁葖果狭披针形，长达 9cm。种子多数，黄棕色，顶端有白色丝状毛。花期 5～8 月，果期 9～10 月。

◎ 生境分布

柳叶白前生于山谷湿地、溪边、江边沙地浸水中。

◎ 采收加工

白前：秋季采挖，除去地上部分，洗净，切段晒干，即为白前。

鹅管白前：如除去须根，留用根茎则为鹅管白前。

主治用法

用于感冒咳嗽，支气管炎，气喘，水肿，小便不利，喘咳痰多。用量 5～10g；外用适量，鲜草捣烂敷患处。

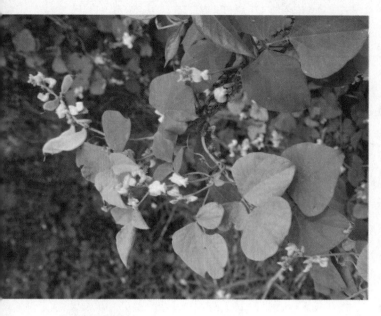

白扁豆

＊来源

白扁豆为豆科（Leguminosae）植物扁豆的干燥成熟种子。

别　名

茶豆、白眉豆。

性味功能

味甘，性平。有健脾化湿、和中消暑的功能。

◎ **原植物**

一年生缠绕草质藤本，长达6m。茎常呈淡紫色或淡绿色，光滑。三出羽状复叶，互生，叶柄长4～12cm；托叶小，披针形，顶生小叶宽三角状卵形，先端急尖，基部广楔形或截形，全缘，两面有疏毛，侧生小叶较大，斜卵形。总状花序腋生；花2至多朵丛生于花序轴的节上；小苞片2，早落；花萼钟状，萼齿5，上部2齿几完全合生；花冠蝶形，白色、淡黄色或紫色，长约2cm。旗瓣基部两侧有2个附属体，并下延为2耳；翼瓣斜倒圆形；龙骨瓣舟形；雄蕊10，2束；子房线形，有绢毛，基部有腺体，花柱先端有髯毛。荚果倒卵状长椭圆形，微弯，扁平，长5～8cm，先端有弯曲的喙。种子2～5，长方状扁圆形，白色、黑色或红褐色。花期7～8月，果期8～10月。

◎ **生境分布**

全国各地均有栽培。

◎ **采收加工**

9～10月采收成熟果实，晒干，取出种子，再晒干。

◎ **炮制及饮片**

白扁豆：除去杂质。用时捣碎。

炒白扁豆：取净白扁豆，炒至微黄色具焦斑。用时捣碎。

主治用法

用于脾胃虚弱，食欲不振，大便溏泻，白带过多，暑湿吐泻，胸闷腹胀。炒扁豆健脾化湿，用于脾虚泄泻，白带过多。用量9～15g。

白蔹

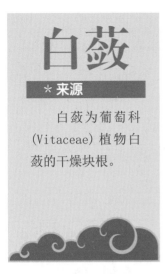

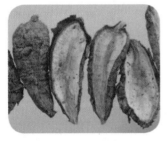

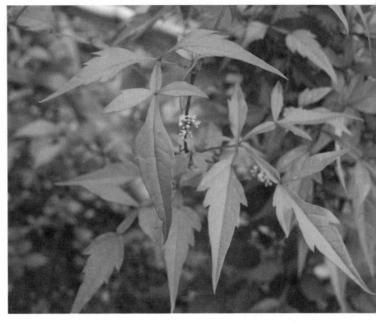

别　名

猫儿卵、山地瓜。

性味功能

味苦，性微寒。有清热解毒、消痈散结的功能。

◎ 原植物

木质藤本。茎草质或带木质。枝褐绿色，无毛。卷须与叶对生，常单一，枝端卷须常渐变成花序。具纺锤形块根。叶为掌状复叶，长 6～10cm，宽 7～12cm；小叶 3～5，一部分羽状分裂，一部分为羽状缺刻；裂片卵形至披针形，中间裂片最大，两侧的较小，常不分裂；叶轴和小叶柄有狭翅，裂片基部有关节，两面无毛；叶柄长 2～6cm，无毛。聚伞花序小，花序梗长 3～8cm，细长；花小，黄绿色；花萼 5 浅裂，花瓣 5；雄蕊 5，对瓣；花盘边缘稍分裂。浆果，球形，直径 5～7mm，熟时蓝色或白色，有凹点。花期 6～7 月。

◎ 生境分布

生于荒山灌木丛中。分布于东北及河北、河南、山东、山西、内蒙古、江苏、安徽、浙江、江西、湖南、湖北、陕西、宁夏、四川等省区。

◎ 采收加工

春、秋二季采挖，除去泥沙及细根，切成纵瓣或斜片，晒干。

◎ 炮制及饮片

除去杂质，洗净，润透，切厚片，晒干。

主治用法

用于痈疽发背，疔疮，瘰疬，烫伤，扭伤。用量 4.5～9g。反乌头。

新编中草药实用图谱

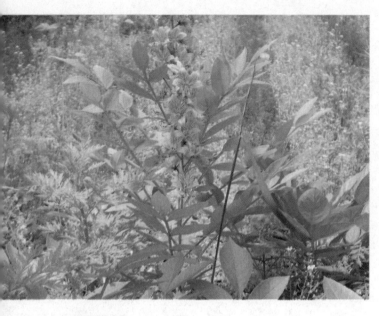

白鲜皮

＊来源

白鲜皮为芸香科 (Rutaceae) 植物白鲜的干燥根皮。

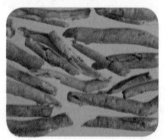

别　名

八股牛、八挂牛、好汉拔。

性味功能

味苦，性寒。有清热燥湿、祛风解毒的功能。

◎ **原植物**

多年生草本，高1m，全株具有特异气味。根数条丛生，长圆柱形，具较强烈的羊膻样气味，外皮灰白色或近灰黄色，内面白色，木心坚硬，新鲜时易与皮部分离。茎直立，下部呈灌木状，通常无毛；上部多分枝，淡黄绿色，外皮略带革质，常被白色细柔毛和腺体。奇数羽状复叶，互生，先端短渐尖，基部略带楔状或左右稍不对称，边缘具细锯齿，上面不空绿色，下面淡绿色，羽脉于下面突起，两面沿脉有细柔毛，尤以下面较多，叶柄及叶轴两侧有狭翼，透光观察叶片及叶翼密布明亮的油点。蒴果，成熟时沿腹缝线5裂，每一瓣呈扁囊状，外面被柔毛及棕黑色腺毛；内含种子2～3粒，近球形，直径约3mm，黑色有光泽。花期4～7月，果期6～8月。

◎ **生境分布**

生于山阳坡疏林或灌木丛中及平原草地。分布于东北及河北、江苏等省区。

◎ **采收加工**

春、秋季采挖，以春季采挖者为佳。将根挖出后，洗净，除去细根及外面粗皮，纵向割开，抽去木心，晒干。

◎ **炮制及饮片**

除去杂质，洗净，稍润，切厚片，干燥。

主治用法

用于湿热疮毒，黄水疮，湿疹，风疹，疥癣，疮癞，风湿痹，黄疸尿赤等症。用量4.5～9g。外用适量，煎汤洗或研粉敷。

白薇

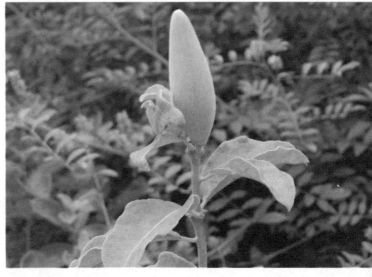

白薇为萝摩科(Asclepiadaceae)植物白薇和蔓生白薇的根及根茎。

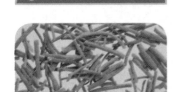

别名

老鸹飘根、白马尾、直立白薇。

性味功能

味苦、咸，性寒。有清热凉血、利尿通淋、解毒疗疮的功能。

◎ 原植物

多年生草本，高30～70cm，有香气。植株体有白色乳汁。根茎短，下端簇生多数细长条状根，长近20cm，直径约3mm，淡黄色。茎直立，圆柱形，绿色，不分枝，密生灰白色短毛。叶对生，有短柄，叶卵形或卵状长圆形，长5～12cm，宽3～8cm，先端短渐尖，基部圆形，全缘，两面均生白色绒毛，尤以叶下面及脉上为密。花多数，在茎顶叶腋密集成伞形聚伞花序，无总花梗，花暗紫色，直径约1cm；花萼5深裂，裂片披针形，绿色，外有绒毛，内面基部有3个小腺体；花冠辐状，5深裂，外有短毛及缘毛；副花冠5裂，裂片盾状，与合蕊柱等长；雄蕊5，花药顶端有1膜片，花粉块每药室1个，长圆状膨大，下垂；子房上位，柱头扁平。菁葖果单生，角状长椭圆形。种子多数，卵圆形，有狭翅，种毛白色，长约3cm。花期5～7月，果期8～10月。

◎ 生境分布

生于河边、荒地、山坡及林缘，分布于东北及河北、江苏、河南等省。

◎ 采收加工

春、秋季采挖根部，除去地上部分，洗净泥土，晒干。

◎ 炮制及饮片

除去杂质，洗净，润透，切段、干燥。

主治用法

用于温邪伤营发热，阴虚发热，骨蒸劳热，产后血虚发热，热淋，血淋，痈疽肿毒。用量4.5～9g。

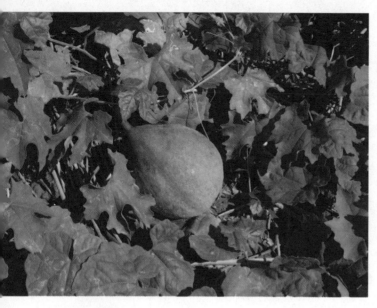

瓜蒌

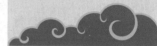
＊来源

瓜蒌为葫芦科（Cucurbitaceae）植物栝楼和双边栝楼的果实。

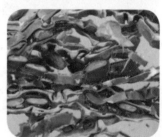

别　名

栝楼、瓜楼。

性味功能

味甘苦，性寒。有清热涤痰、宽胸散结、润燥滑肠的功能。

◎ 原植物

多年生攀缘草本。块根肥厚，圆柱状，灰黄色。茎多分枝，无毛，长达 10 余米，有棱槽；卷须 2 ～ 5 分枝。叶近圆形，长宽 8 ～ 15cm，常掌状 3 ～ 7 中裂或浅裂，稀为深裂或不裂，裂片长圆形或长圆状披针形，先端锐尖，基部心形，边缘有较大的疏齿或缺刻状，表面散生微硬毛；叶柄长 3 ～ 7cm。花单性，雌雄异株；雄花 3 ～ 8 朵，顶生总梗端，有时具单花，总梗长 10 ～ 20cm；雌花单生；苞片倒卵形或宽卵形，长 1.5 ～ 2cm，边缘有齿；花萼 5 裂，裂片披针形，全缘，长约 1.5cm；花冠白色，5 裂深，裂片倒卵形，顶端和边缘分裂成流苏状；雄蕊 5，花丝短，有毛，花药靠合，药室"S"形折曲；雌花子房下位，卵形，花柱 3 裂。果卵圆形至近球形，长 8 ～ 10cm，直径 5 ～ 7cm，黄褐色，光滑。花期 7 ～ 8 月，果期 9 ～ 10 月。

◎ 生境分布

生于山坡草丛、林缘半阴处，有栽培，分布于华北及陕西、甘肃、四川等省。

◎ 采收加工

秋季采摘成熟果实，除去果梗，放通风处阴干。

◎ 炮制及饮片

除去梗及泥沙，压扁，切丝或切块。

主治用法

用于痰热咳嗽，心胸闷痛，胁痛，黄疸，糖尿病，便秘，乳腺炎，痈肿疮毒。用量 9 ～ 15g。不宜与乌头类同用。

冬瓜皮

＊来源

冬瓜皮为葫芦科
(Cucurbitaceae) 植
物冬瓜的干燥外层
果皮。

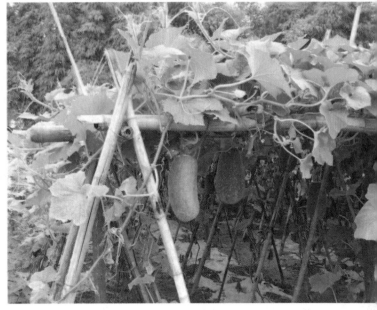

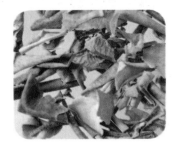

别　名

白瓜、白瓜皮。

性味功能

味甘，性凉。有清热利尿、消肿的功能。

◎ 原植物

一年生攀缘草本。茎粗壮，密生
黄褐色刺毛，卷须2～3分叉。叶互
生，叶柄粗长，叶5～7掌状浅裂达
中部，五角状宽卵形或肾状，长宽均
15～30cm，先端尖，基部心形，边缘有
细锯齿，两面有粗硬毛。花雌雄同株，
单生于叶腋，花梗有硬毛；花萼管状，5裂，
裂片三角状卵形，反曲，边缘有齿；花
冠黄色，5裂至基部，外展；雄花有雄蕊3，
花丝分生，药室呈"S"形折曲；雌花子
房长圆筒状或卵形，密生黄褐色长硬毛，
柱头3。瓠果大型，长圆柱状或近球形，
长25～60cm，直径18～35cm，果皮淡
绿色，有毛及蜡质白粉。种子多数，卵
形或长卵形，白色或黄白色，扁平，有
狭翅。花期5～6月，果期7～9月。

◎ 生境分布

全国各地均有栽培。

◎ 采收加工

食用冬瓜时，洗净，削取外层果皮，
晒干。

◎ 炮制及饮片

除去杂质，洗净，切块或宽丝，晒干。

主治用法

用于水肿胀满，小便不利，暑热口
渴，小便短赤。用量9～30g。

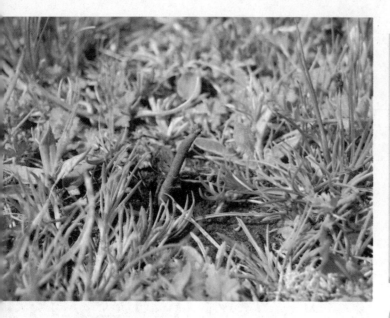

冬虫夏草

＊来源

　　冬虫夏草为麦角菌科（Clavicipitaceae）真菌冬虫夏草菌寄生在蝙蝠蛾科昆虫的子座及幼虫尸体的复合体。

别　名

虫草、冬虫草。

性味功能

味甘，性温。有补肺益肾、止喘咳、补精气、扶正抑癌、提高免疫力的功能。

◎ 原植物

　　冬虫夏草菌菌丝侵入冬季蛰居于土中蝙蝠蛾的幼虫体内，吸取其养分，使幼虫体内充满菌丝而死。夏季子囊菌的子实体从寄主幼虫的头部生出土外，常单一，或偶有 2～3 个，呈细长棍棒状，全长 4～11cm，顶端膨大部分为子座，下面不育柄长 3～8cm。子座近圆筒形，灰棕色，长 1.5～3.5cm，直径 2～4mm，幼时内部中间充塞，成熟后中空。柄基部留在土中与幼虫头部相连，幼虫深黄色，细长圆柱状，长 3～5cm，有 20～30 节，腹足 8 对，形似蚕。

◎ 生境分布

　　寄生在海拔 3000～4200m 高山草甸地带鳞翅目的幼虫上。分布于甘肃、青海、四川、贵州、云南、西藏等省区。

◎ 采收加工

　　6～7 月间，当子座露出土面，孢子未发散时挖出，刷去泥土及虫体外层粗皮，烘干或晒干。或喷黄酒使虫体变软，整直虫体，7～8 条扎成小把，再用微火烘干。

主治用法

用于久咳虚喘，劳嗽咯血，阳痿遗精，腰膝酸痛。用量 3～9g。阴虚火旺者，不宜单独使用。

冬葵果

新编中草药实用图谱

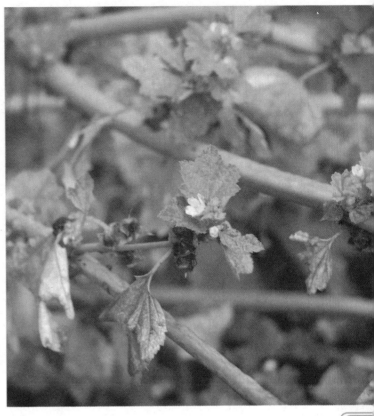

※ 来源

冬葵果为锦葵科（Malvaceae）植物冬葵的干燥成熟果实。

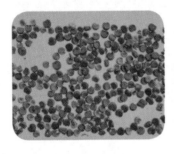

性味功能

味甘、涩，性凉。有清热、利尿、消肿、下乳的功能。

◎ **原植物**

一年生或多年生草本，高60～90cm，全株被星状柔毛。根单生，有时分枝，长而弯曲。茎直立，多分枝。单叶互生，叶柄长2～9cm，叶片掌状5～7裂，近圆形，基部心形，裂片卵状三角形，边缘有不规则锯齿。花数朵至十数朵簇生叶腋，花淡粉色；花梗长约2.5cm；萼杯状，5齿裂；花瓣5，三角状卵形；雌蕊联合成短柱状。蒴果扁球形，生于宿萼内，由10～11心皮组成，熟后心皮彼此分离并与中轴脱离，形成分果。

◎ **生境分布**

生于村边、路旁、田埂草丛中，也有栽培，分布于吉林、辽宁、河北、陕西、甘肃、青海、江西、湖南、四川、贵州、云南等省。

◎ **采收加工**

夏、秋二季果实成熟时采收，筛出种子，除去杂质，阴干。

主治用法

用于尿路感染，尿闭，水肿，乳汁不通。用量3～9g。

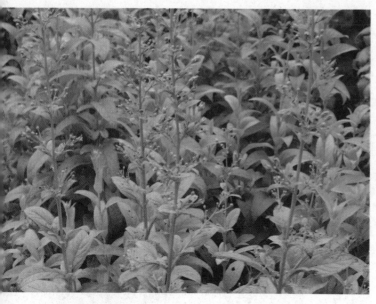

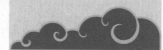

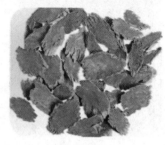

别名

元参、浙玄参。

性味功能

味苦、咸，性寒。有滋阴降火、解毒、生津、润燥的功能。

◎ **原植物**

多年生草本，高60～120cm。根肥大，圆锥形或纺锤形，下部常分叉，外皮灰黄色或灰褐色，干时内部变黑，茎直立四棱形，常带暗紫色，有腺状柔毛。下部叶对生，上部叶有时互生，均有柄，叶卵形或卵状披针形，先端尖，基部圆形或近截形，边缘有细锯齿。聚伞花序顶生，疏散开展，圆锥状，花序轴及花梗有腺毛；花萼5深裂，裂片近圆形，边缘膜质；花冠暗紫色，管部斜壶状，先端5裂，上面2裂片较长而大，侧面2裂片次之，下面1裂片最小；雄蕊4，2强，退化雄蕊鳞片状，贴生于花冠管上；子房上位，2室，花柱细长。花期7～8月，果期8～9月。

◎ **生境分布**

生于溪边、山坡、林下及草丛。分布于四川、贵州等省，现各地均有栽培。

◎ **采收加工**

冬季采挖，除去根茎、幼芽、须根及泥沙，晒或烘至半干，堆放3～6天，反复数次至干燥。

◎ **炮制及饮片**

除去残留根茎及杂质，洗净，润透，切薄片，干燥；或微泡，蒸透，稍晾，切薄片，干燥。

主治用法

用于阴虚火旺，热病烦毒，失眠，潮热，盗汗，目赤，发斑，齿龈炎，扁桃体炎，咽喉炎，痈肿，疮毒，瘰疬，急性淋巴结炎，淋巴结结核，肠燥便秘。用量6～12g。

半夏

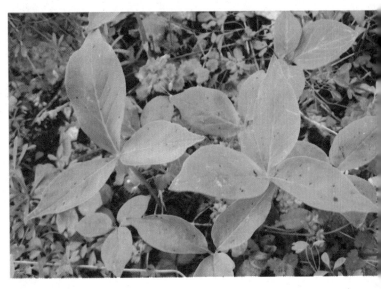

* 来源

半夏为天南星科（Araceae）植物半夏的干燥块茎。

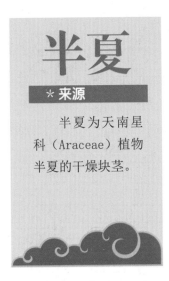

别　名

三叶半夏、三步跳、地雷公。

性味功能

味辛，性温；有毒。有燥湿化痰、降逆止呕、消痞散结的功能。

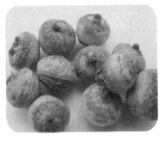

◎ 原植物

多年生草本，高15～30cm。块茎近球形，直径1～2cm。叶常1～2，叶柄长10～20cm，叶柄下部及叶的基部各生1白色或紫色珠芽；幼苗为单叶，卵状心形，长2～3cm，高2～2.5cm；2～3年生老叶为3全裂，裂片长椭圆形或披针形，中间裂片较大，两侧裂片较短，先端锐尖，基部楔形，全缘或微波状圆齿。花单性同株，肉穗花序，柄长于叶柄，佛焰苞绿色或绿白色，管部圆柱形；肉穗花序先端附属物青紫色，细长而尖，伸出佛焰苞之外；雄花着生于肉穗花序上部；雌花在下部。浆果卵状椭圆形或卵圆形，绿色，长4～5mm，花柱宿存。花期5～7月，果期8～9月。

◎ 生境分布

生于草地、田边、荒地或河边。除内蒙古、新疆、西藏外，全国均有分布。

◎ 采收加工

夏、秋二季均可采挖，洗净泥土，除去外皮及须根，晒干。本品有毒，用前需炮制。商品有制半夏、法半夏之分。

◎ 炮制及饮片

清半夏：取净半夏，大小分开，用8%白矾溶液浸泡至内无干心，口尝微有麻舌感，取出，洗净，切厚片，干燥。每100kg半夏，用白矾20kg。

主治用法

用于痰饮喘咳，咳嗽气逆，胸脘痞闷，恶心呕吐，眩晕，痈疽。用量3～9g。生品外用消痈肿，适量研末调敷。
注意：内服必须泡制后；反乌头。

107

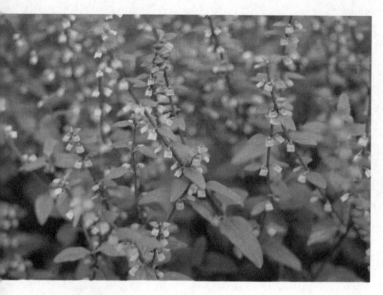

半枝莲

＊来源

半枝莲为唇形科 (Labiatae) 植物半枝莲的干燥全草。

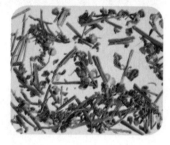

别　名

狭叶韩信草、并头草、对叶草。

性味功能

味辛、微苦，性平。有清热解毒、散瘀止血、消肿止痛、利尿消肿的功能。

◎ **原植物**

多年生直立草本，高 15～50cm。茎四棱形，多分枝，下部匍匐生根。叶交互对生，有短柄；叶三角状长卵形或披针形，长 1.5～3cm，宽 0.6～1.5cm，先端稍钝，基部截形或近心形，边缘有波状疏钝锯齿，上面被稀柔毛，下面仅叶脉及边缘有稀柔毛。花顶生于茎及分枝上部，每轮有花 2 朵并生，集成偏向一侧的总状花序；花萼钟状；花冠蓝紫色，长约 1.3cm，外面密生长柔毛，内面无毛，冠筒基部前方囊状，下唇中间裂片盔状；雄蕊 4，2 强；花柱着生于子房基部，柱头 2 裂。果实成熟时上萼筒开裂而脱落，下萼筒宿存，小坚果 4，扁球形，有小瘤状突起。花期 5～10 月，果期 6～11 月。

◎ **生境分布**

生于溪滩边、田岸及林区路旁。分布于河北、河南、云南、贵州及四川等地。

◎ **采收加工**

夏、秋二季茎叶茂盛时割取全草，洗净，晒干或鲜用。

◎ **炮制及饮片**

除去杂质，洗净，切段。

主治用法

用于吐血，衄血，血淋，赤痢，肺痈，肠痈，黄疸，咽喉肿痛，疔疮肿毒，跌打损伤，毒蛇咬伤，水肿，黄疸。用量 15～30g；鲜品 30～60g；外用鲜品适量，捣烂敷患处。

老鹳草

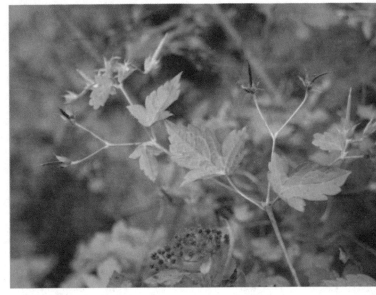

*来源

老鹳草为牻牛儿苗科 (Geraniaceae) 植物牻牛儿苗，老鹳草或野老鹳草的干燥地上部分。

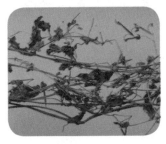

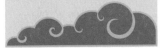

别　名

短嘴老鹳草。

性味功能

味苦、辛，性平。有祛风、活血、清热解毒的功能。

◎ **原植物**

多年生草本。茎直立，下部稍匍匐，密生细柔毛。叶对生，叶柄长1.5～4cm；叶片3～5深裂，略呈五角形，长约3～5cm，宽4～6cm，中央裂片倒卵形，有缺刻或浅裂，先端尖，两面有毛。花对生于叶腋，花梗长2～3cm；萼片5，卵形或卵状披针形，先端有芒，密生柔毛；花瓣5，淡红色，有红色纵脉；雄蕊10；子房上位，5室，花柱5，连合成喙状。蒴果球形，成熟时由下向上开裂。种子长圆形。花期7～8月，果熟期10月。

◎ **生境分布**

牻牛儿苗生于草坡或沟边，分布于东北、华北及山东、安徽、江苏、浙江、湖南、江西、陕西、甘肃、青海、四川、云南、贵州。老鹳草生于山坡草丛，平原路边和树林下，分布于黑龙江、吉林、辽宁、河北、江苏、安徽、湖南、四川、云南、贵州等省。野老鹳草逸生于丽江，江苏、浙江、江西、河南、四川也有逸生。

◎ **采收加工**

夏、秋二季果实近成熟时采割，捆成把，晒干。

◎ **炮制及饮片**

除去残根及杂质，略洗，切段，晒干。

主治用法

用于风湿痹痛，拘挛麻木，痈疽肿毒，跌打损伤，肠炎痢疾。用量9～15g。

新编中草药实用图谱

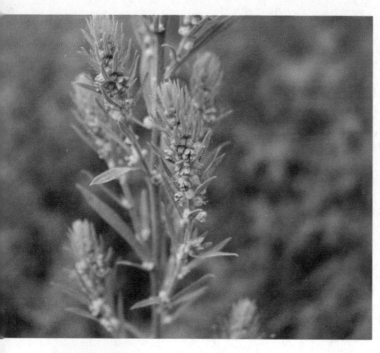

地肤子

来源

地肤子为藜科
(Chenopodiaceae)
植物地肤的干燥成
熟果实。

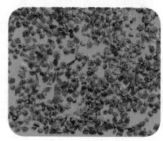

别名

扫帚子、扫帚草、扫帚苗。

性味功能

味辛、苦，性寒。有清热利湿、祛风止痒的功能。

◎ **原植物**

一年生草本，株高 50～100cm。根略成纺锤形。茎直立，多分枝，淡绿色或带紫红色，具多数纵棱。叶披针形或线状披针形，长 2～5cm，宽 3～7mm，先端短渐尖，基部渐狭，常具 3 条明显的主脉，边缘具疏生的锈色绢状缘毛；茎上部叶较小，无柄，1 脉。花两性或雌性，常 1～3 个簇生于叶腋，构成穗状圆锥花序；花被近球形，淡绿色，花被裂片近三角形；翅端附属物三角形至倒卵形，有时近扇形，膜质，边缘微波状或具缺刻；花丝丝状，花药淡黄色；柱头 2，丝状，紫褐色。胞果扁球形。种子卵形，黑褐色，稍有光泽；胚环形，外胚乳块状。花期 6～9月，果期 7～10 月。

◎ **生境分布**

生于山野荒地、田野、路旁或庭院栽培，分布于全国各地区。

◎ **采收加工**

秋季果实成熟时采收植株，晒干，打下果实，除去杂质。

主治用法

用于小便涩痛，阴痒带下，风疹，湿疹，皮肤瘙痒，荨麻疹。用量 9～15g。外用适量，煎水洗患处。

地骨皮

新编中草药实用图谱

✲ 来源

地骨皮为茄科 (Solanaceae) 植物枸杞或宁夏枸杞的干燥根皮。

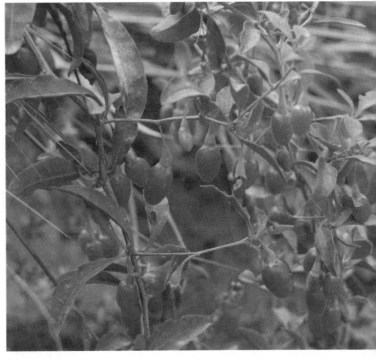

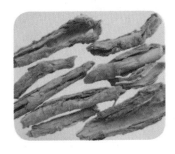

性味功能

味甘、淡，性寒。有清虚热、清肺火、凉血止血的功能。

◎ 原植物

落叶灌木，高达2m。主根长，有支根。茎多分枝，枝条细长，幼枝有棱，浅灰黄色，无毛，常具棘刺，生于叶腋，长0.5～2cm。叶互生或2～3片簇生，叶柄短，长0.5～1cm，叶卵形，卵状菱形或卵状披针形，长2～5cm，宽0.5～2.5cm，栽培者长达10cm，宽4cm，先端锐尖或急尖，基部楔形，全缘，两面无毛。花在长枝上生，或双生在短枝上簇生，花梗长1～2cm；花萼长3～4mm，先端3中裂或4～5齿裂，裂片有缘毛，基部有耳；花冠漏斗状，长9～12mm，管下部急缩，后向上扩大，5裂，裂片与筒部等长或稍短筒部，长卵形，边缘具缘毛，花冠筒内雄蕊着生处具茸毛一轮；雄蕊5，着生于花筒内，花药丁字形着生，花丝伸出花筒外，长约7mm；花盘5裂；子房长卵形，花柱细，伸出花冠筒处，柱头头状。浆果卵圆形或长圆形，长7～15mm，深红色。

◎ 生境分布

枸杞生于荒山坡、路边或丘陵地带。分布于全国大部分地区。

◎ 采收加工

全年可采挖，一般在立冬至次年清明前采挖根部，洗净泥土，剥取根皮，晒干。

◎ 炮制及饮片

除去杂质及残余木心，洗净，晒干。

主治用法

用于虚劳发热，盗汗骨蒸，肺热咳嗽，喘息，血热吐血，小便出血，咯血，衄血，消渴等症。用量9～15g。

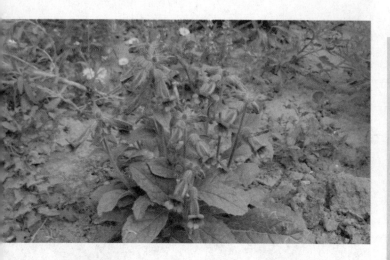

地黄

＊来源

地黄为玄参科 (Scrophulariaceae) 植物地黄的新鲜或干燥块根。熟地黄为生地黄的炮制加工品。

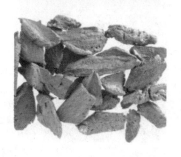

别　名

蜜蜜罐、野生地。

性味功能

鲜地黄：味甘、苦，性大寒。有清热生津、凉血止血的功能。

生地黄：味甘、苦，性寒。有滋阴清热、凉血止血的功能。

熟地黄：味甘，性微温。有滋阴补血、益精填髓的功能。

◎ **原植物**

多年生草本，高 10～35cm，全株密生灰白色长柔毛及腺毛。根肥厚肉质，圆柱形或纺锤形。叶基生成丛，倒卵状披针形，长 3～10cm，宽 1.5～4cm，先端钝，基部渐狭下延成长柄，叶面多皱，边缘有不整齐钝齿。花茎圆柱形，单生或 2～3枝丛生；苞片叶状；总状花序，花萼钟状，先端 5 裂，花冠宽筒状，稍弯曲，长 3～4cm，外面暗紫色，内面带黄色，有明显紫纹，先端 5 浅裂，稍呈二唇状；雄蕊 4，二强，着生于花冠筒基部；子房上位，卵形，2 室，花后渐变 1 室，柱头膨大。花期 4～5 月，果期 5～6 月。

◎ **生境分布**

生于山坡、路旁或栽培。分布于华北及辽宁、陕西、湖北、四川等省区。

◎ **采收加工**

秋季采收，除去芦头、须根及泥沙，鲜用；或将鲜生地缓缓烘焙至八成干。前者习称"鲜地黄"，后者称"生地黄"。

◎ **炮制及饮片**

蒸熟地黄：取生地置容器内蒸至黑润为度，取出晒至八成干，切片，再晒干。

主治用法

生地黄：用于热病烦躁，发斑发疹，阴虚低热，消渴，吐血，衄血，尿血，崩漏。用量 9～15g。

熟地黄：用于肝肾阴虚，腰膝酸软，骨蒸潮热，盗汗遗精，内热消渴，血虚萎黄，心悸怔忡，月经不调，崩漏下血，眩晕，耳鸣，须发早白。用量 9～15g。

地榆

地榆为蔷薇科（Rosaceae）植物地榆和长叶地榆的干燥根。

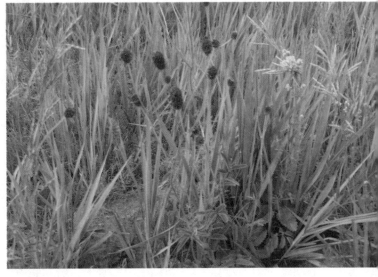

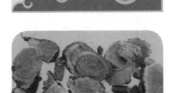

别名

黄瓜香、马猴枣。

性味功能

味苦、酸，性微寒。有凉血止血、清热解毒、生肌敛疮的功能。

◎ 原植物

多年生草本，高50～150cm。根茎粗壮，生多数纺锤形或长圆柱形根。茎上部分枝。单数羽状复叶，基生叶有长柄，小叶4～6对，小叶卵圆形或长圆状卵形，先端尖或钝圆，基部心形或微心形，边缘粗锯齿，小叶柄基部有小托叶；茎生叶有短柄，小叶长圆形或长圆状披针形，长2～7cm，宽0.5～3cm，基部心形或楔形，托叶镰刀状抱茎，有齿。花密集成近球形或短圆柱形穗状花序，花序长1～4cm，直径约1cm，花暗紫色、紫红色或红色；每小花有膜质苞片2；萼片4，短小，宿存；无花冠；雄蕊4，花丝丝状；花药黑紫色；子房上位。瘦果暗棕色，有细毛。花期6～7月，果期8～9月。

◎ 生境分布

生于山坡、林缘、草原、灌丛或田边，分布于东北、华北及陕西、云南等省区。

◎ 采收加工

春季返青或秋季枯萎后采挖，除去根茎及须根，洗净，晒干或趁鲜切片晒干。

◎ 炮制及饮片

除去杂质；未切片者，洗净，除去残茎，润透，切厚片，干燥。

主治用法

用于月经过多，关节炎，便血，血痢，痔疮出血，尿血，崩漏，痈肿疮毒，烧伤，烫伤。用量9～15g。水煎服或入丸散。外用适量，研末调敷患处。

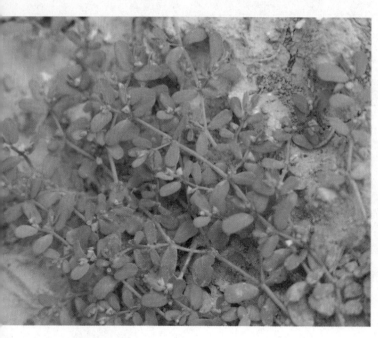

地锦草

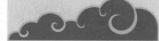

地锦草为大戟科 (Euphorbiaceae) 植物地锦或斑地锦的干燥全草。

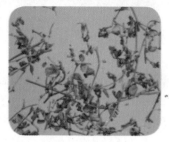

别　名

血见愁、铺地锦。

性味功能

味辛，性平。有清热解毒、凉血止血、利湿退黄的功能。

◎ **原植物**

一年生草本。茎纤细，多分枝，平卧，常带红色，具疏柔毛或无毛。叶对生，长圆形，长 5～10mm，宽 3～7mm，先端钝圆，基部偏斜，叶缘具细齿；叶柄短；托叶细锥形，羽状细裂。杯状聚伞花序，单生于分枝的叶腋，总梗短或无梗。总苞倒圆锥形，长约 1mm，顶端 4 裂；裂片膜质，长三角形，裂片间有腺体。腺体扁椭圆形，具花瓣状附属物。子房 3 室；花柱 3，顶端 2 裂。蒴果，近球形，径约 2mm，无毛。种子卵形，长约 1mm，具灰白色细毛。花期 6～9 月，果期 7～10 月。

◎ **生境分布**

地锦生于原野荒地、路旁、田间，分布几遍全国；斑地锦生于荒地、路旁、田间，分布于山东、江苏、安徽、浙江、江西、福建、广东、广西等地。

◎ **采收加工**

夏、秋二季采收，除去杂质，晒干。

◎ **炮制及饮片**

除去杂质，喷淋清水，稍润，切段，晒干。

主治用法

用于痢疾，肠炎，咳血，尿血，便血，崩漏，疮疖痈肿，湿热黄疸，乳汁不下。用量 9～20g，鲜品 30～60g。

亚麻子

＊来源

亚麻子为亚麻科（Linaceae）植物亚麻的干燥成熟种子。

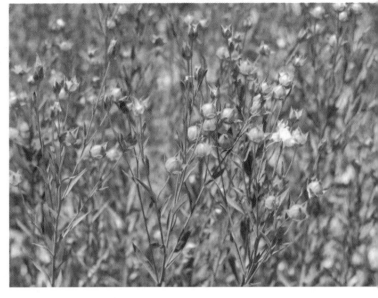

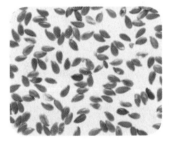

别 名

野胡麻、胡麻仁、大胡麻。

性味功能

味甘，性平。有润燥、通便、养血、祛风的功能。

◎ **原植物**

一年生草本，高30～100cm。茎直立，上部分枝，基部稍呈木质，有纵纹。叶互生，无柄，线形或线状披针形，长1.8～3.2cm，宽2～5mm，先端锐尖，基部渐窄，全缘，3出叶脉。花单生于枝顶及上部叶腋，花梗长2～3cm；萼片5，绿色，卵形，顶端渐尖，基部近圆形，有脉3条，萼宿存；花瓣5，蓝色或白色，长7～10mm，宽5～7mm，边缘稍有波状缺刻；雄蕊5，与花瓣互生，退化雄蕊5，仅留齿状痕迹，与雄蕊互生；子房椭圆状卵形，5室，花柱5，分离，柱头长条状。蒴果球形，稍扁，淡褐色，长6～8mm，宽6～10mm，成熟时顶端5瓣裂。种子扁平，卵形或椭圆状卵形，长约6mm，宽约3mm，黄褐色，有光泽。花期6～7月，果期7～9月。

◎ **生境分布**

生于干燥的山坡或草原上。主要分布于黑龙江、吉林、辽宁、河北、河南、山西、内蒙古、山东、湖北、云南等省区。

◎ **采收加工**

秋季果实成熟时采收植株，晒干，打下种子，除去杂质，再晒干。

◎ **炮制及饮片**

除去杂质，生用捣碎或炒研。

主治用法

用于皮肤干燥瘙痒，麻风，眩晕，便秘，疮疡湿疹，毛发枯萎脱落。用量9～15g。

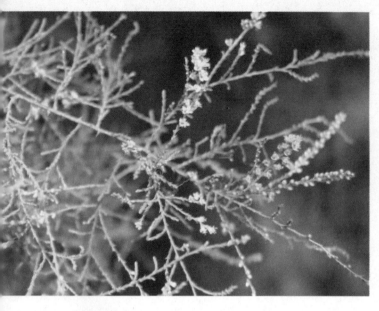

西河柳

来源

西河柳为柽柳科（Tamaricaceae）植物柽柳的干燥细嫩枝叶。

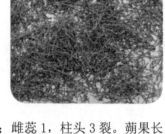

别名

山川柳。

性味功能

味辛，性平。有发汗、散风、解表、透疹的功能。

◎ **原植物**

落叶灌木或小乔木，高2～5m。老枝深紫色或紫红色，嫩枝绿色，有疏散开张下垂的枝条。茎多分枝，枝条柔弱，树皮及枝条红褐色。单叶互生，无柄，抱茎，蓝绿色，细小鳞片状，卵状三角形，长不及1mm，先端渐尖，平贴于枝上或稍开张，基部鞘状抱茎。复总状花序排列成圆锥形，生于当年嫩枝端；花序长2～5cm，径3～5mm，常松散下垂，具短的花序柄或无柄。苞片线形，先端尖，基部膨大，较花梗长；花小，粉红色，直径2～3mm；萼片5，阔卵状三角形；花瓣5，倒卵状长圆形；雄蕊5，着生于花盘裂片间，花丝长，伸出花瓣外，花药黄色，卵圆形，花盘5深裂，每裂片先端又浅裂；雌蕊1，柱头3裂。蒴果长圆锥形或椭圆形，长约3.5mm。种子小，褐色，先端有毛。花期一年3次，4月、6月、8月各一次。

◎ **生境分布**

生于荒原砂质盐碱地或栽培于庭园。分布于华北、西北及河南、西藏等省区。

◎ **采收加工**

夏季花未开时采收幼嫩枝，晒干。

◎ **炮制及饮片**

除去老枝及杂质，洗净，稍润，切段，晒干。

主治用法

用于麻疹不透，感冒，风湿关节痛，小便不利；外用于风疹瘙痒，煎水洗。用量3～9g。外用适量。

西洋参

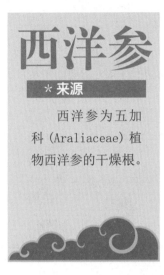

＊来源

西洋参为五加科（Araliaceae）植物西洋参的干燥根。

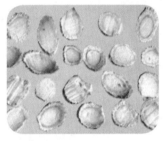

别　名

花旗参、洋参。

性味功能

味甘、微苦，性凉。有益肺阴、清虚火、生津液、除烦倦的功能。

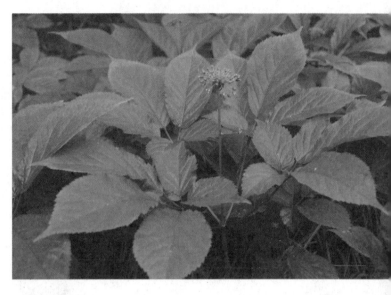

◎ 原植物

多年生草本，高达60cm。根茎短；主根肉质，圆柱形或纺锤形，有分枝。茎单一，有细纵条纹或略具棱。掌状5出复叶，通常3～4轮生于茎端，叶柄长5～7cm，5小叶膜质，小叶柄长约1.5cm，最下2小叶近无柄；叶广卵形或倒卵形，长6～12cm，宽4～9cm，先端急尖，基部楔形，边缘有不规则粗锯齿，两面无毛或有时仅上面有极少刚毛。总花梗由茎端中央抽出；伞形花序顶生，有花多数，总花梗与叶柄近等长，小花梗基部有卵形小苞片1；花萼绿色，钟状，5齿裂；花瓣5，绿白色，长圆形；雄蕊5，与药瓣互生，花药卵形至矩圆形；子房下位，2室；花柱下部合生，上部分离呈叉状；花盘肉质，环状。浆果扁球形，熟时鲜红色，果柄伸长。花期7～8月，果期9月。

◎ 生境分布

原产于美国、加拿大，我国吉林、山东、北京、陕西等地有栽培。

◎ 采收加工

秋季采挖生长4年的参根，除去泥土，切去分枝、须尾，晒干。

◎ 炮制及饮片

去芦，润透，切薄片，干燥或用时捣碎。

主治用法

用于肺虚久咳，失血，咽干口渴，虚热烦倦。用量6～9g。

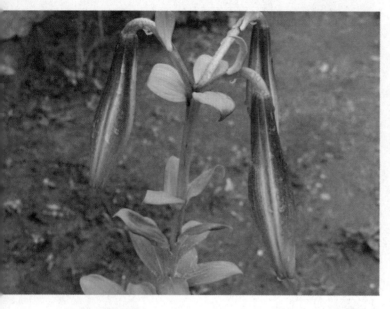

来源

百合为百合科 (Liliaceae) 植物卷丹、百合或细叶百合的干燥肉质鳞叶。

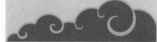

别名

野百合。

性味功能

味微苦，性平。有养阴润肺、清心安神的功能。

◎ **原植物**

鳞茎球形，直径 2 ～ 4.5cm；鳞片披针形，长 1.8 ～ 4cm，宽 0.8 ～ 1.4cm，无节，白色。茎高 0.7 ～ 2m，有的有紫色条纹，有的下部有小乳头状突起。叶散生，通常自下向上渐小，叶倒披针形至倒卵形，长 7 ～ 15cm，宽 (0.6 ～)1 ～ 2cm，先端渐尖，基部渐狭，有 5 ～ 7 条脉，全缘，两面无毛。花单生或几朵排成近伞形；花梗长 3 ～ 10cm，稍弯；苞片披针形，长 3 ～ 9cm，宽 0.6 ～ 1.8cm；花喇叭状，有香气，乳白色，外面稍带紫色，无斑点，子房圆柱形，长 3.2 ～ 3.6cm，宽 4mm；花柱长 8.5 ～ 11cm，柱头 3 裂。蒴果矩圆形，长 4.5 ～ 6cm，宽约 3.5cm，有棱，具多

数种子。花期 5 ～ 6 月，果期 9 ～ 10 月。

◎ **生境分布**

生于山坡、灌木林下、路边、溪旁或石缝中，分布于广东、河南等省区。

◎ **采收加工**

7 ～ 9 月挖取鳞茎，洗净，剥取鳞叶，置沸水中略烫后，晒干、烘干或用硫黄熏后晒干。生用或蜜炙百合用。

◎ **炮制及饮片**

取净百合，加蜜炒至不粘手。每100kg 百合，用炼蜜 5kg。

主治用法

用于阴虚久咳，痰中带血，虚烦惊悸，失眠多梦，精神恍惚。用量 4.5 ～ 9g。

百部

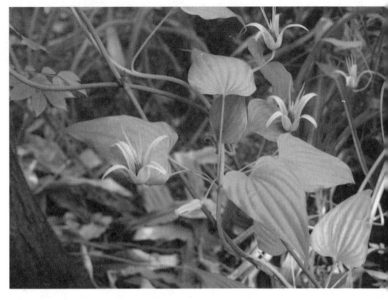

* 来源

百部为百部科 (Stemonaceae) 植物直立百部、蔓生百部或对叶百部的干燥块根。

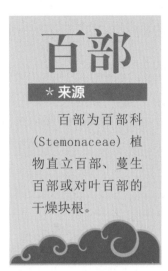

别　名

大百部。

性味功能

味甘、苦，性微温。有润肺止咳、杀虫的功能。

◎ 原植物

多年生缠绕草本，长达 5m。块根肉质，黄白色或淡棕色，纺锤形或圆柱形，数至数十个簇生，长 15～30cm。茎下部木质化。叶常对生，卵形，长 8～30cm，宽 2.5～10cm，先端渐尖，基部浅心形，全缘或微波状，叶脉 7～11 条。花大，腋生，花梗与叶分离；花被片呈二轮，披针形，黄绿色带紫色条纹；雄蕊 4，附属物呈钻状。蒴果倒卵形而扁；种子椭圆形，暗紫褐色。花期夏季。

◎ 生境分布

对叶百部野生于山坡丛林中，分布于我国福建、台湾、江西、湖北、湖南、广西、广东、四川、贵州、云南等省区。

◎ 采收加工

春、秋二季采挖，除去须根，洗净，置沸水中略烫或蒸至无白心，取出晒干。

◎ 炮制及饮片

百部除去杂质，洗净，润透，切厚片，干燥。本品呈不规则厚片，或不规则条形斜片；表面灰白色、棕黄色，有深纵皱纹；切面灰白色、淡黄棕色或黄白色，角质样；皮部较厚、中柱扁缩。质韧软。气微，味甘、苦。

主治用法

用于寒热咳嗽，肺结核咳嗽，百日咳；外用于头虱，蛲虫病，阴痒等症。用量 3～9g。

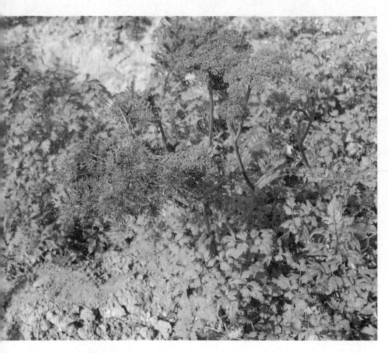

当归

★ 来源

当归为伞形科（Umbelliferae）植物当归的干燥根。

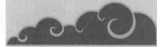

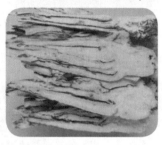

性味功能

味甘、辛，性温。有补血活血、调经止痛、润肠通便的功能。

◎ **原植物**

多年生草本，高 30～100cm。全株有特异香气。主根粗短，肥大肉质。茎直立，带紫色，有纵沟。叶互生，叶柄长 3～13cm，基部膨大呈鞘状抱茎；叶为 2～3 回奇数羽状复叶，最终裂片卵形或椭圆形，小叶 3 对，近顶端的一对无柄，1～2 回分裂，裂片边缘有缺刻。复伞形花序，顶生，伞梗 10～14 枚，长短不等，基部有 2 枚线形总苞片或缺；小总苞片 2～4 枚，线形；雄蕊 5，花丝向内弯；子房下位，花柱短，花柱基部圆锥形。双悬果椭圆形，长 4～6mm，宽 3～4mm，成熟后易从合生面分开；分果有果棱 5 条，背棱线形隆起，侧棱发展成宽而薄的翅，翅边缘淡紫色，背

部扁平，每棱槽有 1 个油管，接合面 2 个油管。花期 7 月，果期 8～9 月。

◎ **生境分布**

生于海拔 1800～2500m 的高寒阴湿地方。栽培于甘肃、四川、贵州等省区。

◎ **采收加工**

秋末采挖，除去须根及泥沙，待水分稍蒸发后，捆成小把，上棚，用烟火慢慢熏干。当归不宜太阳晒。

◎ **炮制及饮片**

当归除去杂质，洗净，润透，切薄片，晒干或低温干燥。

主治用法

用于血虚萎黄，眩晕心悸，月经不调，经闭痛经，虚寒腹痛，肠燥便秘，风湿痹痛，跌扑损伤，痈疽疮疡。用量 6～12g，水煎服。

肉豆蔻

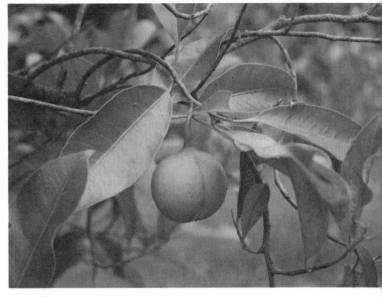

*来源

肉豆蔻为肉豆蔻科（Myristicaceae）植物肉豆蔻的种仁。

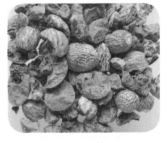

别名

肉果、玉果、顶头肉。

性味功能

味辛，性温。有温中、止泻、行气、消食的功能。

◎ 原植物

常绿大乔木，高达 15m。全株无毛。叶互生，叶柄长 6～12mm；叶革质，椭圆状披针形，长 4～15cm，宽 1.5～6cm，先端尾状，基部急尖，全缘，上面暗绿色，下面灰绿色。总状花序腋生，花单性，雌雄异株。雄花的总状花序长 2.5～5cm，花疏生，花被壶形，3 裂，黄白色，长约 6mm，下垂；雄蕊 8～12，花丝连合成圆柱状有柄的柱，花药合生；雌花子房 1 室，柱头无柄，合生成一外 2 裂体。果实梨形或近于圆球形，悬挂，长 4～7cm，淡红色或淡黄色，成熟后纵裂成 2 瓣，显出绯红色不规则分裂的假种皮。种子卵圆形或长圆形，长 2～3cm，直径约 2cm，种仁红褐色至深棕色，质坚，有浅色纵行沟纹及不规则肉状沟纹，断面显大理石样花纹，极芳香。花期 4～5 月，果期 6～8 月。

◎ 生境分布

主产于热带。我国台湾、海南、广东、云南等省有引种栽培。

◎ 采收加工

4～6 月及 11～12 月各采一次。早晨摘取成熟果实，取出种仁用石灰乳浸一天后，缓火烘干或晒干。

◎ 炮制及饮片

除去杂质，洗净，干燥。

主治用法

用于虚寒久泻，食欲不振，脘腹冷痛，呕吐、宿食不消等。用量 3～10g。

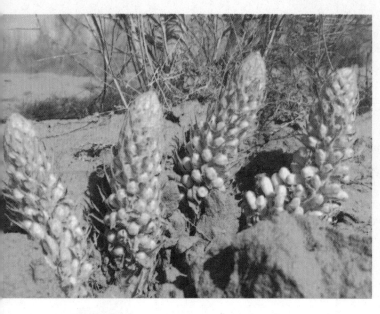

肉苁蓉

＊来源

肉苁蓉为列当科（Orobanchaceae）植物肉苁蓉及管花肉苁蓉的干燥带鳞叶的肉质茎。

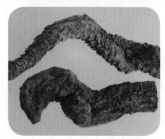

别　名

大芸、苁蓉、荒漠肉苁蓉。

性味功能

味甘、咸，性温。有补肾阳、益精血、润肠通便的功能。

◎ **原植物**

多年生寄生草本。茎肉质，黄色，高 10 ～ 45cm。叶鳞片状，黄褐色，覆瓦状排列，卵形或卵状披针形，在下部排列较紧密。穗状花序，长 5 ～ 20cm，宽达 5cm，密生多花；苞片卵状披针形，长 1.5cm；小苞片 2，狭披针形，与萼近等长；花萼钟状，5 浅裂，裂片近圆形；花冠近唇形，顶端 5 裂，裂片蓝紫色，筒部白色，筒内面离轴方向具 2 条凸起的黄色纵纹；雄蕊 4，花丝基部和花药上被毛；丁字形侧膜胎座，4 室。蒴果椭圆形，2 裂，花柱宿存。

◎ **生境分布**

生于荒漠中，寄生在藜科植物梭梭的根上。分布于内蒙古、陕西、新疆等省区。

◎ **采收加工**

3 ～ 5 月采挖为佳，过时则中空。采挖后，置沙土中半埋半露，比曝晒干得快，或采后切段，晒干。

◎ **炮制及饮片**

肉苁蓉片除去杂质，洗净，润透，切厚片，干燥。本品为不规则形切片，厚约 3mm。表面棕褐色或灰棕色。有的可见肉质鳞叶。切面黄棕色、灰棕色或棕褐色，有淡棕色或棕黄色点状维管束，排列成不规则的波状环纹，或排成条状而散列。气微，味甜、微苦。

主治用法

用于腰膝痿软，阳痿，遗精，不孕，赤白带下，腰酸背痛，肠燥便秘。用量 6 ～ 9g。水煎服或入丸剂。

肉桂

※ 来源

肉桂为樟科 (Lauraceae) 植物肉桂的干燥树皮。

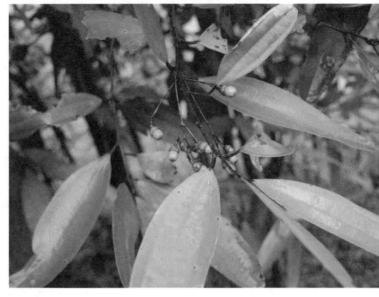

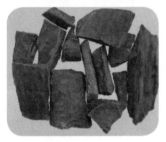

别 名

桂树、桂皮树。

性味功能

味辛，性温。有暖脾胃、散风寒、通脉的功能。

◎ **原植物**

常绿乔木，高 10～15m。树皮灰棕色，有细皱纹及小裂纹，皮孔椭圆形，内皮红棕色，芳香而味甜辛。幼枝有不规则的四棱，幼枝、芽、花序、叶柄均被褐色茸毛。叶互生或近对生，叶柄稍膨大；叶革质，长椭圆形或披针形，长 8～20cm，宽 4～5.5cm，全缘，上面绿色，有光泽，下面灰绿色，微被柔毛，离基 3 出脉。圆锥花序，腋生或近顶生，分枝末端为 3 花的聚伞花序；花被 6 片，内外两片密被黄色茸毛，花丝被柔毛，第一、二轮雄蕊花丝扁平，花室内向，花室外向，退化雄蕊 3，位于最内轮而短；子房卵球形，花柱纤细，柱头小。浆果状核果椭圆形，成熟时黑紫色，无毛，果托成杯状，边缘截平或略有齿裂。花期 6～8 月，果期 10～12 月。

◎ **生境分布**

栽培于沙土或山地。分布于我国福建、台湾、广东、海南、云南等地。

◎ **采收加工**

栽培 5～10 年后可剥皮，以秋季 7～8 月剥的皮品质为好，晒干。

◎ **炮制及饮片**

除去杂质及粗皮。用时捣碎。

主治用法

用于脘腹冷痛，虚寒泄泻，肾阳不足，寒痹腰痛，肺寒喘咳，经闭癥瘕，阳痿，尿频，瘀血，经闭，痛经。用量 1.5～6g。研末服 1～2g 或入丸散。阴虚、实热及孕妇忌服。

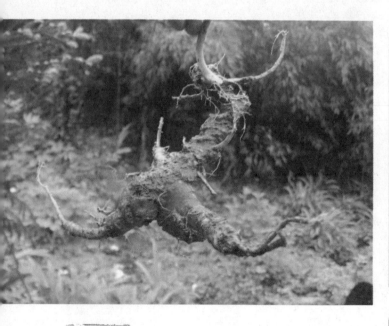

竹节参

＊来源

竹节参为五加科（Araliaceae）植物竹节参的干燥根茎。

别　名

竹节人参、竹鞭三七、罗汉三七。

性味功能

味甘、微苦，性温。有滋补强壮、散瘀止痛、止血祛痰的功能。

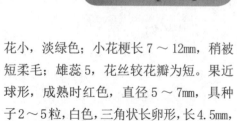

◎ **原植物**

多年生草本，高 50～100cm。根茎横卧，呈竹鞭状，肉质，结节间具凹陷茎痕，生长年限短的下部生出肉质的细萝卜状根，白色。茎直立，圆柱形，有条纹，光滑无毛。掌状复叶 3～5 枚轮生于茎端；叶柄长 8～11cm，具条纹，无毛，基部稍扁；小叶通常 5，两侧的较小，薄膜质，倒卵状椭圆形至长椭圆形，长5～18cm，宽 2～6.5cm，先端渐尖至长渐尖，稀为尾状渐尖，基部阔楔形至近圆形，两侧的稍偏斜，边缘呈细锯齿或重锯齿，两面沿脉上疏被刚毛。伞形花序单生于茎端，有花 50～80 朵或更多；总花梗长 12～21cm，有条纹，无毛或稍被短柔毛；花小，淡绿色；小花梗长 7～12mm，稍被短柔毛；雄蕊 5，花丝较花瓣为短。果近球形，成熟时红色，直径 5～7mm，具种子 2～5 粒，白色，三角状长卵形，长 4.5mm，厚 3mm。花期 5～6 月，果期 7～9 月。

◎ **生境分布**

生于海拔 1800～3200m 的山谷阔叶林中。分布于云南、四川、安徽等省区。

◎ **采收加工**

秋季采挖，除去主根及外皮，干燥。

◎ **炮制及饮片**

除去杂质。用时捣碎。

主治用法

用于病后虚弱，劳嗽咯血，咳嗽痰多，跌扑损伤。用量 6～9g。

延胡索

延胡索为罂粟科（Papaveraceae）植物延胡索的干燥块茎。

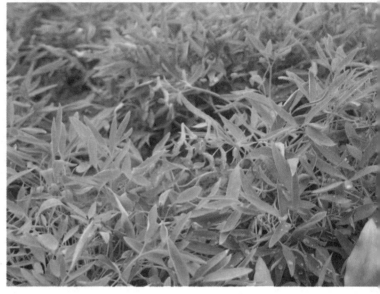

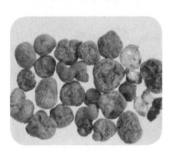

别　名

玄胡索、元胡。

性味功能

味苦、辛，性温。有活血散瘀、利气止痛的功能。

◎ **原植物**

多年生草本，高 10 ～ 20cm。块茎扁球状，直径 0.5 ～ 2.5cm，黄色。茎纤细，稍肉质。基生叶与茎生叶同形，有柄；茎生叶互生，2 回三出，第 2 回深裂，末回裂片披针形、长圆形或狭椭圆形，长 2 ～ 3.5cm，宽 6 ～ 8mm，先端钝或锐尖，全缘或有缺刻。总状花序顶生或与叶对生；苞片阔披针形，全缘或有少数牙齿或 3 ～ 5 裂，花红紫色，长约 2cm，小花梗长约 6mm；雄蕊 6，花丝连合成两束；子房扁柱形，花柱细短，柱头似蝴蝶状。蒴果线形。

◎ **生境分布**

生长于沿溪两岸或山脚的砂质壤土或沙土中，分布于陕西、江苏、湖北等省。

全国多数地区有栽培，主产于浙江。

◎ **采收加工**

栽培元胡 5 ～ 6 月间采挖，收获最适宜，折干率较高。采挖后分别装在竹箩里，洗净泥土，放入开水中略煮 3 ～ 6 分钟至块茎内部中心有芝麻样小白点时为度，立即捞起晒干。野生土元胡一般在植物生长末期或花期采挖，因为过迟难于寻找，但此时采挖药材质量较差，总碱含量较低。

◎ **炮制及饮片**

除去杂质，洗净，干燥，切厚片或用时捣碎。

主治用法

用于全身各部气滞血瘀之痛，痛经，经闭，癥瘕，产后瘀阻，跌扑损伤，疝气作痛。用量 3 ～ 9g。孕妇忌服。

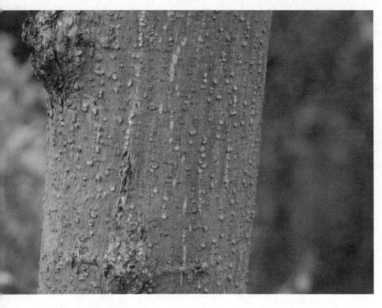

合欢皮

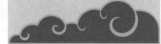

＊来源

合欢皮为豆科（Leguminosae）植物合欢的干燥树皮。

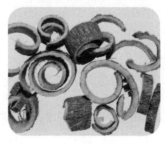

别　名

绒花树、芙蓉花。

性味功能

味甘，性平。有解郁安神、活血消肿、抗肿瘤的功能。

◎ **原植物**

落叶乔木，高6～16m。树皮灰褐色，不裂或浅裂。小枝灰褐色，有棱，皮孔明显。2回双数羽状复叶互生；托叶早落，羽片5～15对；每羽片小叶10～30对，无柄；小叶镰刀状长圆形，长6～12mm，宽1～4mm，先端尖，基部圆截形，不对称，全缘，夜晚闭合；叶缘及下面中脉有短柔毛，托叶线状披针形，早落。头状花序多数腋生或顶生枝端呈伞房状；花淡红色；花萼小，筒状，有毛，先端5裂；花冠漏斗状，疏生短柔毛，5裂，裂片三角状卵形；雄蕊多数，基部结合成管状包围子房，上部分离，花丝细长，上部淡红色，伸出花冠管外；子房上位，花柱细长，几与花丝等长，柱头圆柱状。荚果扁平，长8～15cm，宽1～2.5cm，黄褐色，幼时有毛。种子椭圆形而扁平，褐色。

◎ **生境分布**

生于山谷、林缘，山坡地。多栽培于庭园中或路旁。分布于辽宁、河北、甘肃、河南及长江以南各省、自治区。

◎ **采收加工**

夏、秋二季采收，剥取树皮，晒干。

◎ **炮制及饮片**

除去杂质，洗净，润透，切丝或块，干燥。

主治用法

用于心神不安，忧郁失眠，健忘，肺脓疡，咯脓痰，痈肿，心胃气痛，风火眼疾，咽痛，瘰疬，筋骨折伤，跌扑伤痛。用量6～12g。

关黄柏

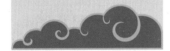

关黄柏为芸香科 (Rutaceae) 植物黄檗的干燥树皮。

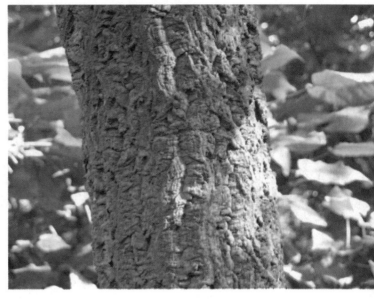

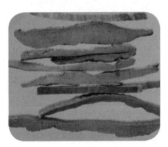

别名

黄柏。

性味功能

味苦，性寒。有清热燥湿、泻火除蒸、解毒疗疮的功能。

◎ **原植物**

落叶乔木，高 10～20m，胸径达 70cm。枝扩展，树皮外层灰色或灰褐色，具厚栓皮，有弹性，内层鲜黄色，小枝灰褐色或淡棕色，无毛。单数羽状复叶对生；小叶 5～13，小叶柄短或近无柄，叶片长圆状披针形、卵状披针形或近卵形，长 5～11cm，宽 3～4cm，先端长渐尖或稍尾状，基部宽楔形，边缘有波状细钝锯齿及缘毛，齿缘有腺点，上面深绿色，无毛，下面灰绿色，中脉基部有白色长柔毛。聚伞形圆锥花序顶生，花轴及花枝有毛；花单性，雌雄异株；萼片 5，卵状三角形；花瓣 5，长圆形，黄白色；雄花的雄蕊 5，长于花瓣；花丝线形，基部被毛；雌花退化雄蕊鳞片状，子房倒卵形，有短柄。浆果状核果圆球形，直径 0.8～1cm，熟时紫黑色，有特殊香气。花期 5～6 月，果期 9～10 月。

◎ **生境分布**

黄檗生于山地杂木林中或山间河谷及溪流处。分布于东北、江苏等省区。

◎ **采收加工**

选 10 年以上的树，常在 3～6 月间剥取树皮。

◎ **炮制及饮片**

除去杂质，喷淋清水，润透，切丝，干燥。

主治用法

用于湿热泻痢，黄疸，带下，热淋，脚气，骨蒸劳热，盗汗，遗精。用量 3～12g。

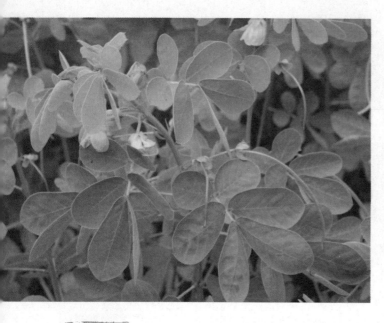

决明子

决明子为豆科（Leguminosae）植物决明或小决明的干燥成熟种子。

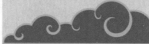

别　名

假绿豆、马蹄决明。

性味功能

味苦、甘、咸，微寒。有清肝明目、润肠通便的功能。

◎ **原植物**

一年生亚灌木状草本，高 50～150cm，多分枝，被短柔毛。叶互生，偶数羽状复叶，叶柄上无腺体，在各对小叶间的叶轴上有 1 钻形暗红色腺体。小叶 3 对，倒卵形或倒卵状长圆形，长 2～6cm，宽 1.5～3.2cm，先端圆，基部楔形，全缘，幼时疏生柔毛。花成对腋生，顶部聚生，苞片线形，萼片 5，卵形或卵状披针形；外面有毛；花冠黄色，花瓣 5，基部有爪，下面 2 片稍长。雄蕊 10，3 个退化。荚果细长，四棱柱状，稍弯曲，长 8～15～24cm，宽 2～6mm，果梗长 2～4cm。种子多粒，棱柱形，褐绿色，光亮。花期 6～8 月，果期 8～10 月。

◎ **生境分布**

生于村边、路旁、山坡等地。全国各地均有栽培。

◎ **采收加工**

秋季采收成熟果实，晒干，打下种子，脱粒，除去杂质。

◎ **炮制及饮片**

决明子：除去杂质，洗净，干燥。用时捣碎。

炒决明子：取净决明子，清炒至微有香气。用时捣碎。

主治用法

用于高血压，头痛，眩晕，目赤涩痛，目暗不明，急性眼结膜炎，角膜溃疡，视物不清，青光眼，大便秘结，痈疖疮疡。用量 10～15g。

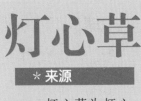

灯心草

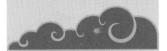

＊来源

灯心草为灯心
草 科 (Juncaceae)
植物灯心草的茎髓。

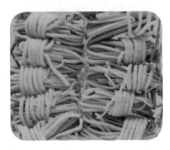

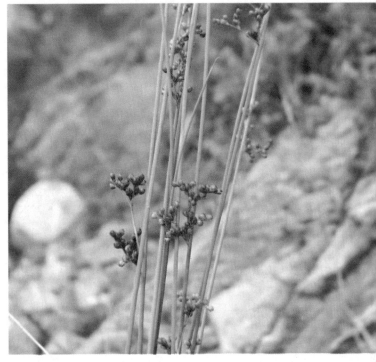

性味功能

味甘、淡，性微寒。有清心火、利小便的功能。

◎ 原植物

多年生草本，高 40 ～ 100cm。根茎
横走，具多数须根。茎丛生，直立，圆柱状，
直径 1.5 ～ 4mm，绿色，具纵条纹；髓
部白色，下部鞘状叶数枚，长至 15cm，
红褐色或淡黄色，上部的绿色，有光泽；
叶片退化呈刺芒状。花序聚伞状，假侧生，
多花，密集或疏散；总苞圆柱状，直立，
长 5 ～ 20cm；花小，淡绿色，具短柄；
花被片 6，2 轮，条状披针形，外轮稍长，
边缘膜质；雄蕊 3，稀为 6，较花被短；
雌蕊 1，子房上位，3 室，柱头 3 裂。蒴
果卵状三棱形或椭圆形，3 室，顶端钝
或微凹，略与花被等长或稍长。种子多数，
卵状长圆形，长约 0.4mm，褐色。花期 5 ～ 6
月，果期 6 ～ 7 月。

◎ 生境分布

生于湿地、沼泽边、溪边、田边等
潮湿地带。分布于全国各地。

◎ 采收加工

夏、秋季采收地上部，晒干，用刀
顺茎划开皮部，剥出髓心，捆把。

◎ 炮制及饮片

灯心草：除去杂质，剪段。

灯心炭：取净灯心草，焖煅至透，
放凉，取出。

主治用法

用于心烦失眠，尿少涩痛，口舌生
疮。用量 1 ～ 3g。

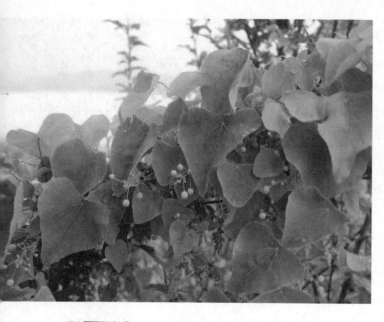

防己

✻ 来源

防己为防己科（Menispermaceae）植物粉防己的干燥块根。

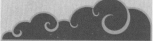

别　名

石蟾蜍、汉防己、金丝吊鳖。

性味功能

味苦、辛，性寒。有利水消肿、祛风止痛的功能。

◎ **原植物**

多年生落叶缠绕藤本。根通常呈圆柱形或长块状，直径 3～10cm，外皮淡棕色或棕褐色，具横行纹理。茎柔弱，纤细，圆柱形，有扭曲的细长纵条纹。叶互生，叶柄盾状着生，长 5～6cm，薄纸质，三角宽卵形，长 4～6cm，宽 5～6cm，先端钝，具细小突尖，基部截形，或略呈心形，上面绿色，下面灰绿色至粉白色，两面均被短柔毛，以下面较密，全缘，掌状脉 5 条。花小，雌雄异株，雄花聚集成头状聚伞花序，呈总状排列；雄花绿色，花萼 4，萼片匙形，长 1mm，宽 0.5mm，基部楔形；雄蕊 4 枚，花丝愈合成柱状体，上部盘状，花药着生其上；雌花成缩短的聚伞花序，萼片、花瓣与雄花同数，子房椭圆形，长约 1mm，花柱 3，

乳头状。种子环形。花期 5～6 月，果期 7～9 月。

◎ **生境分布**

生于山坡、丘陵地带的草丛及灌木林的边缘。分布于江苏、浙江、广西等省区。

◎ **采收加工**

秋季采挖，洗净，除去粗皮，晒至半干，切段，个大者再纵切，干燥。

◎ **炮制及饮片**

防己片：除去杂质，稍浸，洗净，润透，切厚片，干燥。本品为类圆形或破碎的厚片，周边色较深，切面灰白色，粉性，有稀疏的放射状纹理。气微，味苦。

主治用法

用于水肿、小便不利、风湿痹痛、下肢湿热。外用于痈肿疮毒、湿疹等症。用量 4.5～9g。

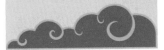

防风

＊来源

防风为伞形科
(Umbelliferae) 植
物防风的干燥根。

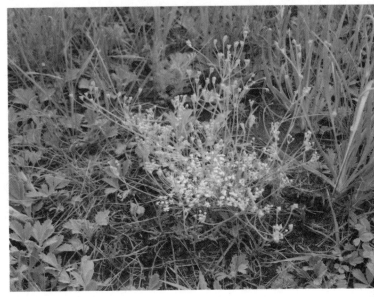

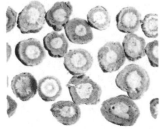

别　名

关防风。

性味功能

味甘、辛，性温。有发表、祛风、除湿止疼的功能。

◎ 原植物

多年生草本，高 30～80cm。根粗壮，根茎处密生纤维状叶残基。茎单生，两歧分枝，分枝斜上升，与主茎近等长，有细棱。基生叶簇生，有长柄，基部鞘状，稍抱茎；叶卵形或长圆形，2～3回羽状深裂，第一次裂片卵形，有小叶柄，第二次裂片在顶部的无柄，在下部的有短柄，再分裂成狭窄的裂片，先端尖锐；茎生叶较小，有较宽叶鞘。复伞形花序，花多数，形成聚伞状圆锥花序，伞辐 5～7，不等长，无总苞片，小总苞片 4～6，披针形；萼齿三角状卵形；花瓣 5，白色；雄蕊 5；子房下位，2 室，花柱 2，花柱基部圆锥形。双悬果卵形，幼时具疣状突起，成熟时光滑，每棱槽中常有油管 1，合生面有油管 2。花期 8～9月，果期 9～10月。

◎ 生境分布

生于草原、丘陵、多石砾的山坡。分布于黑龙江、吉林、辽宁、河北、山东、山西、内蒙古、陕西、宁夏等省区。

◎ 采收加工

春秋二季采挖未抽花茎植株的根，除去须根及泥沙，晒干。

◎ 炮制及饮片

除去杂质，洗净，润透，切厚片，干燥。

主治用法

用于感冒，头痛，发热，无汗，风湿痹痛，四肢拘挛，皮肤瘙痒，破伤风等。用量 4.5～9g。

新编中草药实用图谱

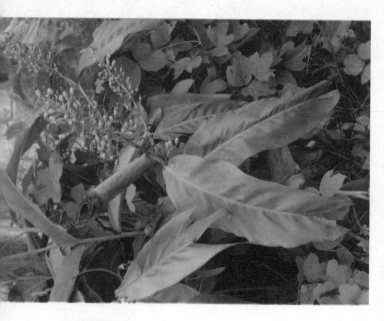

红豆蔻

*来源

红豆蔻为姜科
(Zingiberaceae)
植物大高良姜的
果实。

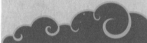

别名

大高良姜、大良姜、红扣。

性味功能

味辛，性温。有温中散寒、行气止痛、燥湿散寒、醒脾消食的功能。

◎ 原植物

多年生草本。根状茎粗壮而横走，块状，淡棕红色，有多数环节，稍有香气。茎直立，高1～2m。叶排为2列，具细短柄；叶鞘长而抱茎；叶片长圆形至长披针形，长30～60cm，宽7～15cm，两面无毛，有光泽；叶舌短而圆，生毛。圆锥花序顶生，长15～30cm；花多数，直立，花序轴密生短柔毛，有多数双叉分枝，每分枝基部有长圆状披针形的苞片1枚，长约1～2mm；花绿白色稍带淡红色条纹，子房外露。果矩圆形，熟后橙红色，直径约9mm，顶端有宿存花萼。种子多数，黑色，有香辣味。花期6～7月，果期7～8月。

◎ 生境分布

多生于山野沟谷阴湿林下或灌木丛和草丛中。分布于我国广西、广东、台湾、云南等省区。

◎ 采收加工

秋季果实变红时采收，除去杂质，阴干。

◎ 炮制及饮片

除去杂质。用时捣碎。

主治用法

用于胃寒疼痛，呕吐，泄泻，消化不良，腹部胀痛。用量3～6g。

红花

红花为菊科
(Compositae) 植物
红花的干燥花。

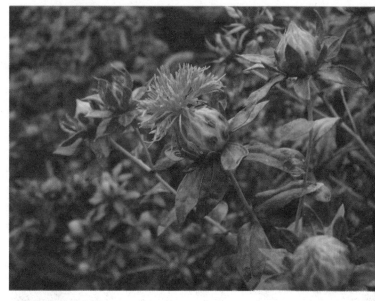

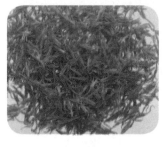

别 名

草红花、刺红花、红蓝花。

性味功能

味辛，性温。有活血通经、散瘀止痛、抗癌的功能。

◎ **原植物**

一年生草本，高 30～100cm。茎基部木质化，上部分枝。叶互生，无柄，稍抱茎，叶长椭圆形或卵状披针形，长 4～12cm，宽 1～3.5cm，先端尖，基部渐狭，边缘有齿裂，齿端有尖刺。上部叶渐小，边缘不分裂，成苞片状包围头状花序，有尖刺，边缘有针刺，直径 2～3cm；总苞近球形，总苞片数轮，外 2～3 轮，叶状，边缘有针刺；内层数轮，苞片卵形，边缘无刺，膜质；最内层为线形鳞片状，透明膜质。花多数，生于扁平花托上，全为管状花，长 2～2.5cm，先端 5 裂，线形，初开时黄色，渐变橘红色，成熟时变为深红色；雄蕊 5，花丝短，着生于花冠口部，花药合生成管

状，包围雌蕊；花柱伸出花药管外，柱头 2 浅裂。子房下位，椭圆形。瘦果椭圆形或倒卵形，具 4 棱，基部稍斜，白色。花期 5～8 月，果期 7～9 月。

◎ **生境分布**

生于温暖干燥气候，排水良好的砂质壤土。我国多有栽培。

◎ **采收加工**

夏季当花冠由黄变红时采摘管状花（勿伤基部子房，以便结子），除去杂质，阴干、烘干或晒干。

主治用法

用于经闭，痛经，难产，死胎，产后恶露不行，癥瘕痞块，跌扑损伤，疮疡肿痛。用量 3～10g。孕妇慎服。

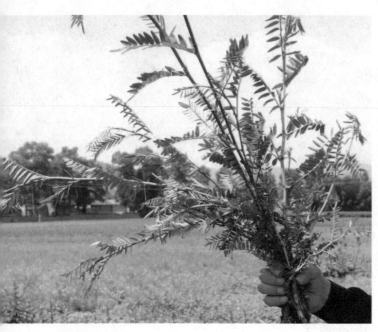

红芪

＊来源

红芪为豆科 (Leguminosae) 植物多序岩黄芪的干燥根。炙红芪为红芪的炮制加工品。

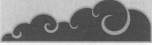

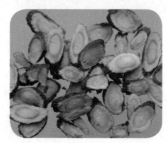

性味功能

味甘，性温。红芪有补气固表、利尿消肿、毒排脓、敛疮生肌的功能。炙红芪有补中益气的功能。

◎ **原植物**

多年生草本，高 100 ～ 120cm。根为直根系，粗壮，深长，粗约 1 ～ 2cm，外皮暗红褐色。茎直立，丛生，多分枝；枝条坚硬，无毛，稍曲折。叶长 5 ～ 9cm；托叶披针形，棕褐色干膜质，合生至上部；通常无明显叶柄；小叶 11 ～ 19，具长约 1mm 的短柄；小叶片卵状披针形或卵状长圆形，长 18 ～ 24mm，宽 4 ～ 6mm，先端圆形或钝圆，通常具尖头，基部楔形，上面无毛，下面被贴伏柔毛。总状花序腋生，高度一般不超出叶。

◎ **生境分布**

生于山地石质山坡或灌丛、林缘等。分布于甘肃、四川等省区。

◎ **采收加工**

于 10 月中旬采挖。深挖根部，去掉茎基和须根，晒至柔软时，用手揉搓理顺根条，扎成小把，晾晒至干透即可。

◎ **炮制及饮片**

红芪：除去杂质，大小分开，洗净，润透，切厚片，干燥。

炙红芪：取净红芪片，加入适量蜂蜜，炒至不粘手。

主治用法

红芪用于气虚乏力，食少便溏，中气下陷，久泻脱肛，便血崩漏，表虚自汗，气虚水肿，痈疽难溃，血虚萎黄，内热消渴，慢性肾炎蛋白尿，糖尿病。炙红芪用于气虚乏力，食少便溏。用量 9 ～ 30g。

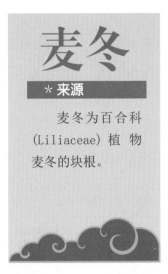

麦冬

＊来源

麦冬为百合科(Liliaceae)植物麦冬的块根。

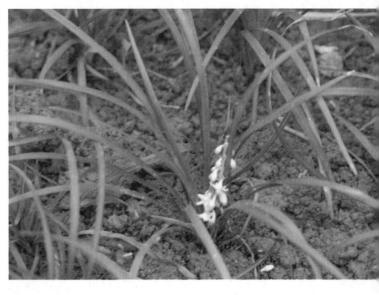

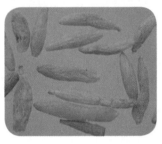

别　名

麦门冬、寸麦冬。

性味功能

味甘、微苦，性寒。有养阴润肺、养胃生津、清心除烦的功能。

◎ **原植物**

多年生常绿草本，茎短，高15～40cm。须根中部或先端常有膨大部分，形成纺锤形肉质块根。叶丛生，狭长线形，基部有多数纤维状老叶残基；叶长15～40cm，宽1.5～4mm，先端急尖或渐尖，基部稍扩大，绿白色，边缘有膜质透明叶鞘。花葶比叶短，长7～15cm，总状花序顶生，穗状，长3～8cm，小苞片膜质，每苞片腋生1～3朵；花梗长3～4mm，关节位于中部以上或近中部；花微下垂，花被片6，不展开，披针形，长约5mm，淡紫色或白色；雄蕊6，着生于花被片基部，花药三角状披针形；子房半下位，3室，花柱长约4mm，基部宽阔稍呈圆锥形。果实浆果状，球形，直径5～7mm，成熟时黑蓝色。花期5～8月，果期7～9月。

◎ **生境分布**

生于林下、山沟边或阴湿的山坡草地。分布于河北、河南、山东、江苏、安徽、浙江、江西、贵州、云南等省区。

◎ **采收加工**

夏季采挖，除去地上部分，带根切下，洗净泥沙，反复暴晒、堆积，晒至七八成干，除去须根，晒干。

◎ **炮制及饮片**

除去杂质，洗净，润透，轧扁，干燥。

主治用法

用于肺燥干咳，肺痨咳嗽，津伤口渴，心烦失眠，内热消渴，肠燥便秘，咽白喉，肺结核咯血。用量6～12g。

新编中草药实用图谱

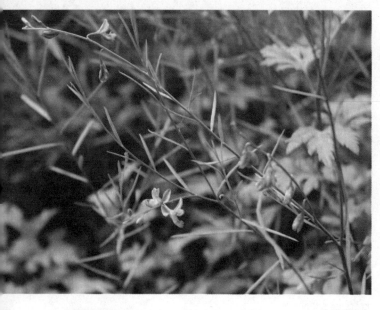

远志

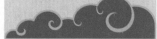

※ 来源

远志为远志科 (Polygalaceae) 植物远志或卵叶远志的干燥根或根皮。

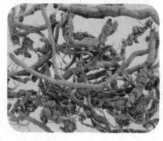

别　名

细叶远志、小草、小草根。

性味功能

味苦、辛，性温。有安神化痰、交通心肾、消痈肿的功能。

◎ **原植物**

多年生草本。株高 15～40cm。茎丛生，直立或斜生。叶互生，近无柄。叶片线形或线状披针形，长 1～4cm，宽 1～3mm，全缘，两端尖，通常无毛。总状花序，偏侧生于小枝顶端。花淡蓝色或蓝紫色，长 6mm；花梗细长，与花等长或短。苞片 3，易脱落。萼片 5，外轮 3 片小，内轮 2 片花瓣状，长圆状倒卵形，长 5～6mm。蒴果，近圆形，直径约 4mm，顶端凹陷。种子 2 粒，长圆形，长约 2mm。花期 5～7 月，果期 6～9 月。

◎ **生境分布**

生于向阳带石砾或砂质干山坡、路旁或河岸谷地，有栽培，分布于东北、华北、西北及河南、山东、江西等省区。

◎ **采收加工**

春、秋季采挖（栽培者种植后 3～4 年采收），除去泥土、地上部分，晒至皮部稍皱缩，用手揉搓抽去木心，晒干，称"远志筒"。或将皮部剖开，除去木部，称"远志肉"；细的不去木部，称"远志棍"。

◎ **炮制及饮片**

远志：除去杂质，略洗，润透，切段，干燥。

制远志：取甘草，加适量水煎汤，去渣，加入净远志，用文火煮至汤吸尽，取出，干燥。每 100kg 远志，用甘草 6kg。

主治用法

用于神经衰弱，惊悸健忘，多梦失眠，寒痰咳嗽，痰湿痈肿，支气管炎，腹泻，膀胱炎等症。用量 3～9g。

赤小豆

＊来源

赤小豆为豆科 (Leguminosae) 植物赤豆及赤小豆的干燥成熟种子。

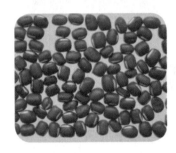

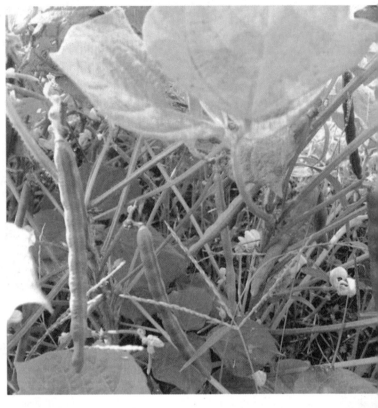

性味功能

味甘、酸，性平。有利水消肿、解毒排脓的功能。

◎ **原植物**

一年生草本。茎直立或上部缠绕状，高 20～70cm。三出羽状复叶，叶柄长 5～7cm。托叶披针形，基部以上着生。顶生小叶披针形或长圆状披针形，长 4～8cm，宽 2～5cm，先端渐尖，基部圆形或近截形。侧生小叶比顶生小叶略小；小托叶线形。总状花序，腋生或顶生，有 2～3 朵花。萼钟状，长 3～4mm，萼齿披针形。花冠黄色，长约 1cm。荚果，细圆柱形，长 6～10cm，直径约 5mm，无毛。种子 6～10 粒，长圆形，长 6～7mm，直径 3～3.5mm，暗红色，种脐凹陷。花期 6～7 月，果期 8～9 月。

◎ **生境分布**

全国各地栽培。主要分布于吉林、北京、河北、陕西、安徽、江苏、浙江、江西、广东、四川、云南等省区。

◎ **采收加工**

秋季果实成熟而未开裂时拔取全株，晒干，打下种子，除去杂质，再晒干。

主治用法

用于水肿胀满，脚气肢肿，黄疸尿赤，风湿热痹，痈肿疮毒，肠痈腹痛。用量 9～30g。外用适量，研末调敷。

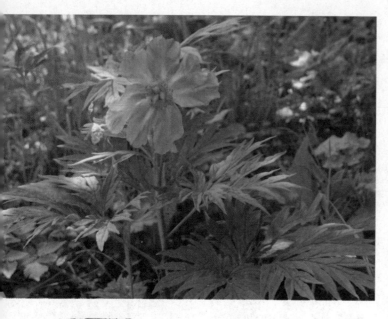

赤芍

＊来源

赤芍为毛茛科（Ranunculaceae）植物芍药、川赤芍的不去外皮的干燥根。

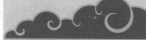

别　名

毛果赤芍、条赤芍。

性味功能

味苦，性微寒。有活血散瘀、清热凉血的功能。

◎ 原植物

多年生草本，高50～80cm。根圆柱形，单一或有分枝。茎直立，圆柱形，稍带紫色，有纵棱。有柄；叶互生，小叶为2回三出复叶，长达30cm；小叶常2回深裂，小裂片条状披针形或披针形，宽0.6～1.8cm，先端急尖或锐尖，沿脉疏生短毛。花2～4朵顶生或腋生，直径6～9cm，萼片5，绿色；花瓣6～9，紫红色或粉红色，宽倒卵形，先端凹陷；雄蕊多数，花丝淡黄色或淡红色，心皮2～5，离生。蓇葖果2～5，密生黄色毛。花期6～7月，果期7～9月。

◎ 生境分布

芍药生于山坡草地及林缘，分布于东北、华北、西北等省区，我国河南、山东、安徽、浙江、四川、贵州、台湾等有大量栽培。川赤芍分布于陕西、山西、甘肃、四川、青海等省区。

◎ 采收加工

春、秋二季采挖，除去根茎、须根及泥沙，晒至半干时，捆成小把，晒至足干。

◎ 炮制及饮片

除去杂质，分开大小，洗净，润透，切厚片，干燥。

主治用法

用于胸肋疼痛，腹痛，痛经，经闭，热入营血，吐血，衄血，目赤，痈肿，跌打损伤等症。用量6～12g。不宜与藜芦同用。孕妇慎用。

芫花

＊来源

芫花为瑞香科
（Thymelaeaceae）
植物芫花的花蕾。

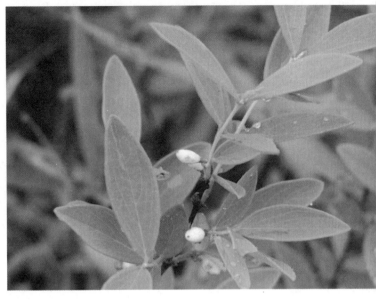

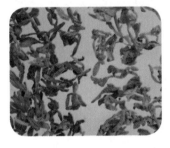

别　名

药鱼草、九龙花、闹鱼花。

性味功能

味辛、苦，性寒；有毒。有泻水逐饮、解毒杀虫的功能。

◎ 原植物

落叶灌木，高1m。枝条稍带紫褐色，幼时有绢状柔毛。叶对生或偶互生，叶柄短，有密短柔毛；叶椭圆形、长椭圆形或宽披针形，长2.5～6cm，宽0.5～2cm，先端尖，基部楔形，全缘，幼时下面密生淡黄色绢状柔毛，老叶除叶脉外无毛。花先叶开放，常3～7花簇生腋间，以枝端为多，花丛基部常有数片冬芽和外鳞，紫色；花被筒状，淡紫色，长约1cm，先端4裂，外生白色绢毛状短柔毛；雄蕊8，生于花被筒内面，上下2轮，无花丝；子房上位，瓶状，1室，外密生白色柔毛，花柱极短或无花柱，柱头头状，红色。核果白色，革质，状如绿豆。花期3～4月，果期6～7月。

◎ 生境分布

生于山地、路旁及山坡向阳草丛中。分布于河北、山西、陕西、甘肃、山东、河南、湖北、湖南、四川、贵州等省区。

◎ 采收加工

春季4月当花未开放前采摘花蕾，拣去杂质，晒干或烘干，入药多用炮制品。

◎ 炮制及饮片

芫花：除去杂质。

醋芫花：取净芫花，加醋炒至醋吸尽。每100kg芫花，用醋30kg。

主治用法

用于肺癌结块，痰饮癖积，喘咳，水肿，胁痛，心腹症结胀痛，痈肿。用量1.5～3g，水煎或入丸、散。

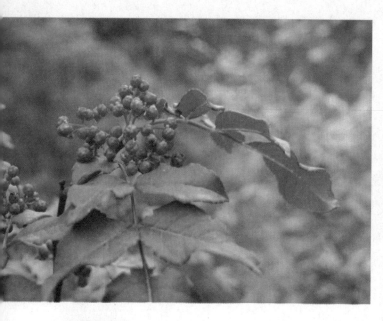

花椒

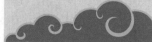

＊来源

花椒为芸香科（Rutaceae）植物青椒或花椒的干燥成熟果皮。

别　名

川椒、红椒、蜀椒、椒目。

性味功能

味辛，性温。有温中助阳、散寒燥湿、止痒、驱虫的功能。

◎ **原植物**

落叶灌木或小乔木，高3～7m。茎上有增大的皮刺，枝木质而坚硬，灰色或褐灰色，有细小的皮孔及略斜向上的皮刺，基部略扁平。奇数羽状复叶，互生，叶轴两侧有小叶翼，背面着生向上的小皮刺；小叶5～9，有时3或11，对生，近无柄，纸质，卵形或卵状长圆形，长1.5～7cm，宽1～3cm，先端急尖或短渐尖，基部圆或钝，有时两侧稍不对称，边缘有细钝齿，齿缝处着生腺点，上面中脉基部有锈褐色长柔毛。聚伞状圆锥花序顶生，花小，单性，异株，花被4～8，三角状披针形。蓇葖果红色至紫红色，外面密生疣状突起的腺体。沿背腹缝线开裂。种子圆球形，黑色，有光泽。花

期3～5月，果期7～10月。

◎ **生境分布**

生于山坡灌木丛或路旁或栽培于庭园，分布于河北、甘肃、广西等省区。

◎ **采收加工**

秋季果实成熟时采摘或连小枝剪下，晾晒干，除去枝叶杂质，将果皮与种子分开，生用或微火炒用。

◎ **炮制及饮片**

花椒：除去椒目、果柄等杂质。

炒花椒：取净花椒，清炒至有香气。

主治用法

用于脘腹冷痛，呕吐，腹泻，阳虚痰喘，蛔虫症，蛲虫病。外用于皮肤瘙痒、疮疥等。用量3～6g。水煎服。外用适量，水煎洗患处。

芥子

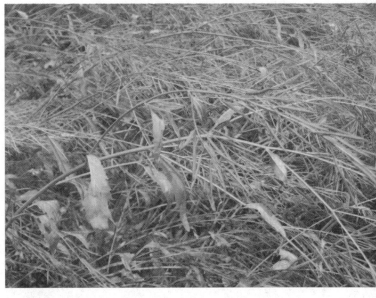

芥子为十字花科
（Cruciferae）植物
白芥或芥的干燥成熟
种子。前者习称"白
芥子"，后者习称"黄
芥子"。

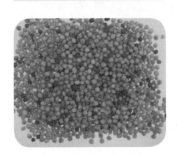

别　名

芥菜。

性味功能

味辛，性温。有利气豁痰、散寒、消肿止痛的功能。

◎ **原植物**

一年或二年生草本，高 30 ～ 150cm，常无毛，有时幼茎及叶具刺毛，带粉霜，有辣味。茎直立，有分枝。基生叶少，密生，短而宽，无皱，宽卵形至倒卵形，长 10 ～ 20cm，有 3 对裂片或不裂，边缘有缺刻或牙齿，叶柄长 3 ～ 9cm，具小裂片；下部茎生叶较小，边缘有缺刻或牙齿，有时具圆钝锯齿，不抱茎；上部茎生叶窄披针形，长 2.5 ～ 5cm，宽 0.4 ～ 0.9cm，边缘具不明显疏齿或全缘。总状花序顶生；花直径 7 ～ 10mm；花梗长 4 ～ 10mm；花瓣黄色，倒卵形，长 8 ～ 10mm，具长爪。长角果线形，长 3 ～ 3.5cm，宽 2 ～ 3.5mm，果瓣具 1 突出的中脉，喙长 6 ～ 12mm；果梗长 5 ～ 15mm；种子圆球形，直径约 1mm，紫褐色。花期 4 ～ 5 月，果期 5 ～ 6 月。

◎ **生境分布**

栽培于园圃中。我国部分地区有栽培。

◎ **采收加工**

7 ～ 8 月待果实大部分变黄时，割下全株晒干，打下种子，簸除杂质。

◎ **炮制及饮片**

芥子：除去杂质。用时捣碎。

炒芥子：取净芥子，清炒至深黄色有香辣气。用时捣碎。

主治用法

用于支气管哮喘，慢性支气管炎，胸胁胀满，寒性脓肿；外用治神经性疼痛，扭伤，挫伤。用量 3 ～ 9g；外用适量，研粉，醋调敷患处。

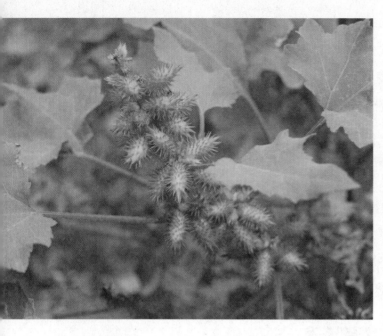

苍耳子

＊来源

　　苍耳子为菊科
(Compositae) 植物
苍耳干燥成熟带总
苞的果实。

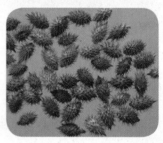

別　名

老苍子、刺儿棵。

性味功能

味辛、苦，性温；有小毒。有散风湿、通鼻窍的功能。

◎ 原植物

　　一年生草本，高30～90cm。全体密生白色短毛。叶互生，有长柄。叶卵状三角形或心形，长5～10cm，宽4～9cm，先端尖，基部浅心形，边缘有锯齿或3浅裂，两面有短粗毛。花单性，雌雄同株；头状花序顶生或腋生；雄花序球状，生于上部叶腋，雄蕊5，有退化雌蕊。雌花序卵形，总苞片2～3列，连合成椭圆形囊状体，密生钩刺，先端2喙，内有小花2朵，无花冠；子房下位，卵形，2室，柱头2深裂。瘦果2，纺锤形，包在有刺的总苞内，连同喙部总苞长1.2～1.5cm，宽0.4～0.7cm，瘦果内有种子1。花期7～10月，果期8～11月。

◎ 生境分布

　　生于荒野、草地、路旁等地向阳处。分布于全国各地。

◎ 采收加工

　　秋季果实成熟时采收，干燥，除去梗、叶等杂质。

◎ 炮制及饮片

　　苍耳子：除去杂质。

　　炒苍耳子：取净苍耳子，置热锅中，用文火炒至黄褐色时，去刺，筛净，放凉。

主治用法

用于风寒头痛，鼻炎，鼻窦炎，过敏性鼻炎，鼻渊流涕，风疹瘙痒，湿痹拘挛，麻风。用量3～9g。

芡实

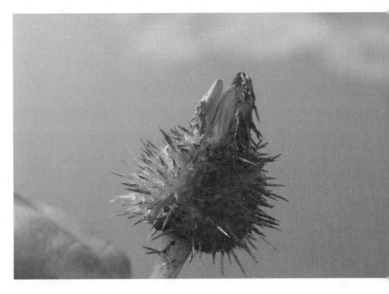

新编中草药实用图谱

*来源

芡实为睡莲科 (Nymphaeaceae) 植物芡的种仁。

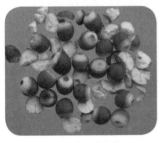

别名

鸡头米、鸡头果。

性味功能

味甘、涩，性平。有益肾固精、补脾止泻、祛湿止带的功能。

◎ 原植物

一年水生草本。全株有多尖刺，须根白色。叶着生于短缩而肥厚的根茎上；叶柄长，密生针刺；初生叶小，膜质，箭形，具长柄，沉水；次生叶椭圆状肾形，一侧有缺刻，浮水。再次出生的叶盾状圆形，缺刻渐小或无，直径 60 ～ 130cm，浮于水面，边缘向上卷折，上面浓绿色，多隆起及皱褶，叶脉分歧处有刺，下面浓绿或带紫色，掌状网状脉呈板状突起，密生茸毛，脉上有刺。浆果球形，有宿存萼片，海绵质，污紫红色，密生尖刺，形似鸡头。种子球形，直径 1 ～ 1.5cm，假种皮的外层较薄，密布紫红色纹理，内层稍厚，污蓝色或紫黑色，外种皮坚硬，暗灰色或暗灰褐色，有不规则乳突，顶端四周凹陷，中央为圆形突起的种孔及椭圆形的种脐。

◎ 生境分布

生于池沼及湖泊有淤泥处。分布于东北及河北、河南、贵州、云南等省区。

◎ 采收加工

秋季采，堆积沤烂果皮，取出种子，洗净晒干，磨开硬壳取净仁，晒干。

◎ 炮制及饮片

芡实：除去杂质。

麸炒芡实：取麸皮，撒在热锅中，加热至冒烟时，加入净芡实，迅速翻动，炒至表面微黄色时，取出，筛去麸皮，放凉。

主治用法

用于梦遗滑精，遗尿尿频，脾虚久泻，食欲不振，白带，白浊。用量 9 ～ 15g。

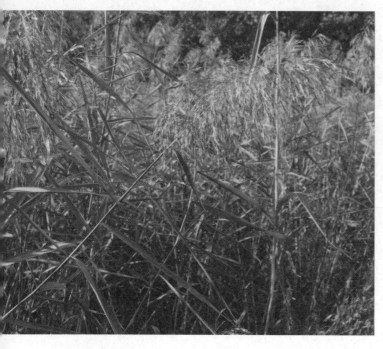

芦根

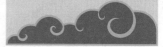
*来源

　芦根为禾本科植物芦苇的新鲜或干燥根茎。

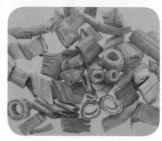

别　名

苇子。

性味功能

味甘，性寒。有清热、生津、止呕、利小便的功能。

◎ **原植物**

多年生水生草本。匍匐根状茎粗壮；秆高 1 ～ 3m，径 2 ～ 10mm，节下具白粉。叶鞘圆筒形；叶舌有毛；叶片长 15 ～ 45cm；宽 1 ～ 3.5cm。圆锥花序，顶生，疏散，长 10 ～ 40cm，稍下垂，下部枝腋具白柔毛；小穗通常含 4 ～ 7 花，长 12 ～ 16mm；颖具 3 脉，第一颖长 3 ～ 7mm，第二颖长 5 ～ 11mm；第一花通常为雄性，外稃长 8 ～ 15mm，内稃长 3 ～ 4mm，脊上粗糙。颖果，长圆形。花、果期 7 ～ 11 月。

◎ **生境分布**

生于池沼地、河边、湖边、湿地等。分布于全国各地。

◎ **采收加工**

常在 6 ～ 10 月挖取根茎，去净泥土、芽和须根，晒干。鲜用可在采挖后用湿沙堆藏，以供应用。

◎ **炮制及饮片**

除去杂质，洗净，切段或切后晒干。

主治用法

用于热病烦渴，胃热呕哕，肺热咳嗽，肺痈吐脓，热淋涩痛，吐血，衄血。用量 15 ～ 30g；鲜品用量加倍，或捣汁用。

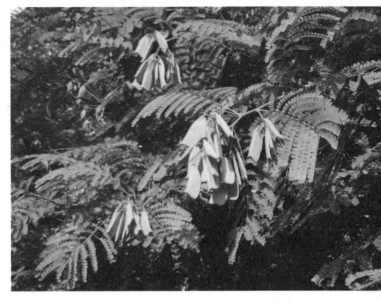

苏木

＊来源

苏木为豆科（Leguminosae）植物苏木的干燥心材。

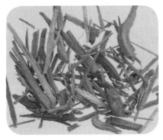

别名

红苏木、苏方木、红柴。

性味功能

味甘、咸、微辛，性平。有活血通经、消肿止痛的功能。

◎ 原植物

灌木或小乔木，高5～10m。树干及枝条有刺，新枝幼时被细柔毛，皮孔凸出圆形。2回双数羽状复叶互生，有柄，羽片7～13对，长6～15cm，小叶10～17对，长圆形，长10～15mm，宽约5mm，先端钝圆或微凹，基部截形，全缘，两面无毛，下面有腺点。圆锥花序顶生或腋生，与叶近等长，有短柔毛；花两性，花萼5裂，4片相等，下面1片较小。荚果，扁斜状倒卵圆形，先端截形而有尾尖，厚革质，长6～10cm，宽3～4cm，成熟后红棕色，有短柔毛，背缝线处明显，不裂开。种子3～5，椭圆形或长圆形，长约2cm，宽1cm，褐黄色或暗黄色。花期4～6月，果期8～11月。

◎ 生境分布

生于高温高湿，阳光充足的山坡、路旁。分布于我国福建、台湾、云南等省区。

◎ 采收加工

种植8年后即可采伐，5～7月间，将树干砍下，除去粗皮及边材，取心材，晒干，用时切成薄片。

◎ 炮制及饮片

锯成长约3cm的段，再劈成片或碾成粗粉。

主治用法

用于经瘀血腹刺痛，经闭，痛经，产后瘀阻，慢性肠炎，吐血，黄疸型肝炎，痢疾，贫血，尿路感染，刀伤出血，外伤肿痛，胸腹刺痛。用量3～9g。孕妇忌服。

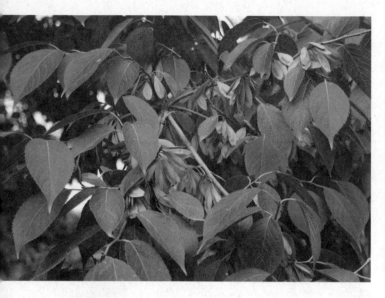

杜仲

＊来源

杜仲为杜仲科（Eucommiaceae）植物杜仲的干燥树皮。

别　名

丝棉木、丝棉皮、玉丝皮。

性味功能

味甘、微辛，性温。有补肝肾、强筋骨、安胎、降血压的功能。

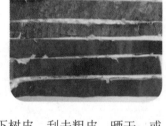

◎ **原植物**

落叶乔木。高约10m。树皮灰色，折断后有银白色橡胶丝。小枝无毛，淡褐色至黄褐色，枝具片状髓心。单叶互生，卵状椭圆形或长圆状卵形，长6～16cm，宽3～7cm，先端锐尖，基部宽楔形或圆形，边缘有锯齿，表面无毛，背面脉上有长柔毛。子房狭长，顶端有2叉状花柱，1室，胚珠2。果为具翅小坚果，扁平，连翅长3～4cm。花期4～5月，果期9～10月。

◎ **生境分布**

生于山地林中或栽培。分布于陕西、甘肃、河南、浙江、贵州、云南等省区。

◎ **采收加工**

春季4～5月间采用局部剥皮。选生长多年粗大树干，从树皮周围锯开，再用刀纵切，剥下树皮，刮去粗皮，晒干；或将树皮内面相对层叠，埋入稻草内发汗，6～7天后，内皮呈黑褐色时，取出晒干。

◎ **炮制及饮片**

杜仲：刮去残留粗皮，洗净，切块或丝，干燥。

盐杜仲：取杜仲块或丝，加盐水拌匀，闷透，置锅内，以文火加热，炒至断丝、表面焦黑色时，取出，放凉。一般每100kg杜仲块或丝用食盐2kg。本品为块或丝状，表面焦黑色，折断时橡胶丝弹性较差。味微咸。

主治用法

用于肾虚腰痛，筋骨痿弱，阳痿，梦遗，肾虚尿频，妊娠漏血，高血压病，头晕目眩。用量6～10g。

两面针

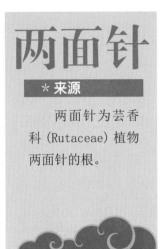

新编中草药实用图谱

✳ 来源

两面针为芸香科 (Rutaceae) 植物两面针的根。

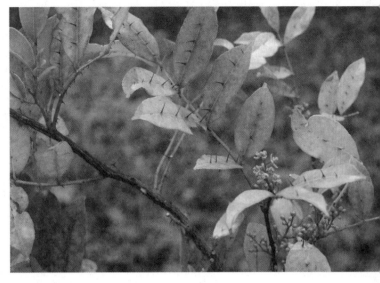

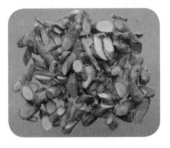

别名

上山虎、入地金牛。

性味功能

味辛、苦，性微寒；有小毒。有活血、行气、祛风止痛、解毒消肿的功能。

◎ **原植物**

木质藤本，长 3～5m。根棕黄色。茎、枝、叶轴上面、叶柄及主脉上着生下弯皮刺。茎棕褐色，有皮孔。单数羽状复叶互生，叶轴上无翼或近无翼，小叶 5～11，对生，卵形或卵状长圆形，坚纸质或厚革质，上面暗绿色，下面黄绿色，干后发亮，先端具骤狭的短尖头，钝圆或凹入，基部圆形或宽楔形，边缘有疏圆齿或近全缘。伞房状圆锥花序腋生，花单性，苞片细小，锥形；萼片 4，宽卵形，花瓣 4，卵状长圆形；雄花有雄蕊 4；雌花雄蕊退化，心皮 4，近离生，柱头头状。蓇葖果 2，紫红色，有粗大油腺点，顶端有短喙；种子卵圆形，黑色光亮，味麻辣。花期 3～4 月，果期

9～10 月。

◎ **生境分布**

生于山野向阳的杂木林中。分布于我国浙江、福建、台湾、广东、海南、广西、湖南、贵州、四川、云南等省区。

◎ **采收加工**

栽培 5～6 年后采收。全年可挖取根部，以冬季采挖为佳。除去枝叶及泥土，洗净，切片或段，晒干。

主治用法

用于风湿骨痛，风寒湿痹及里寒或气滞所致的胃痛，腹痛，疝痛，牙痛，咽喉肿痛，骨折，跌打损伤，毒蛇咬伤。用量 9～15g。水煎服。

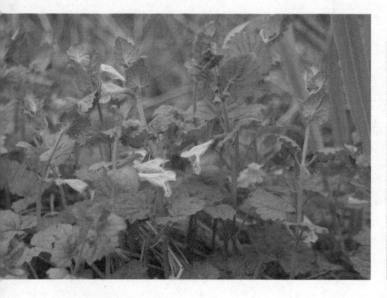

连钱草

＊来源

连钱草为唇形科（Labiatae）植物活血丹的全草。

别名

金钱草、肺风草、透骨消。

性味功能

味辛、微甘，性寒。有清热解毒、利尿通淋、散瘀消肿的功能。

◎ **原植物**

多年生匍匐草本，高 5～35cm。茎细长柔弱，匍匐，淡绿带红色，四棱形，有分枝，茎节着地生根，枝稍直立，无毛或幼时疏生柔毛。叶对生，叶柄长 0.5～10cm，有短柔毛；叶肾形、圆心形或长圆心形，直径 0.5～2.5cm，先端钝，基部心形或近圆形，边缘有粗钝圆齿。轮伞花序腋生，每轮有花 2～6 朵，多为 2 朵；苞片钻形，先端有芒；花萼筒状，长 8～25mm，先端 5 齿，齿端有芒，萼片外和齿缘上均有白色细毛；花冠淡红紫色，长 1～2.5cm，二唇形，上唇短，先端深凹，下唇 3 裂，中裂片较大，先端凹；雄蕊 4，2 强，花丝顶端二歧，1枝着生花药，药室叉开成直角；子房 4 裂，花柱细，光滑，柱头 2 裂。小坚果长圆形，褐色，细小。花期 4～5 月，果期 5～6 月。

◎ **生境分布**

生于田野、林缘、路边及林间草地，溪边河畔或村旁潮湿的沟。分布于除甘肃、新疆、青海外，全国大部分地区。

◎ **采收加工**

夏季植株生长茂盛时，拔取全株，去净泥沙，晒干或洗净鲜用。

◎ **炮制及饮片**

除去杂质，洗净，切段，干燥。

主治用法

用于黄疸型肝炎、腮腺炎、胆囊炎、尿路结石、肝胆结石、疳积、淋症、多发性脓疡、疮痈肿毒、跌打损伤。用量 15～30g。外用适量，煎汤洗。

连翘

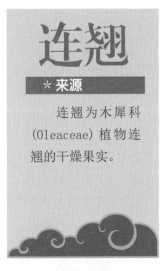

连翘为木犀科
(Oleaceae)植物连翘的干燥果实。

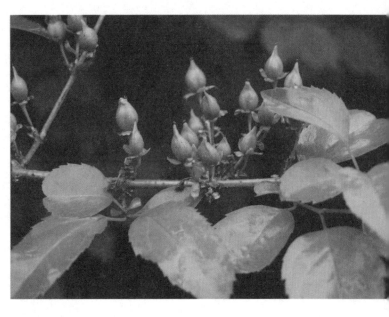

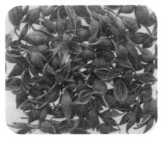

别　名

空壳、黄花条、落翘。

性味功能

味苦，性微寒。有清热解毒、散结消肿的功能。

◎ 原植物

落叶灌木，高2～3m。茎丛生，枝条细长，展开或下垂。小枝稍呈四棱形，节间中空，节部有髓。单叶或3裂至三出复叶；叶卵形或宽卵形，长5～10cm，宽2～5cm，先端锐尖，基部阔楔形或圆形，叶缘除基部外有不整齐锯齿。花先叶开放，单生或2至6花簇生于叶腋。花萼基部合生成管状，4深裂，裂片边缘有睫毛；花冠金黄色，直径约3cm，4裂片，卵圆形，花冠管内有橘红色条纹；雄蕊2，着生于花冠基部，花丝极短；子房卵圆形，花柱细长，柱头2裂。蒴果狭卵形或卵状长椭圆形，稍扁，木质，散生瘤点，2室，长约2cm，先端尖，熟时顶端2裂。种子多数，狭椭圆形，棕色扁平，一侧有薄翅。花期3～5月，果期7～8月。

◎ 生境分布

生于山野，荒坡，多有栽培。分布于辽宁、河北、河南、山西、云南等省区。

◎ 采收加工

秋季果实初熟尚带绿色时采收，除去杂质，蒸熟，晒干，习称"青翘"；果实熟透时采收，晒干，除去杂质，习称"老翘"。

主治用法

用于风热感冒，温病初起，咽喉肿痛，斑疹，丹毒，痛结肿毒，淋巴结结核，高烧烦渴，神昏发斑，瘰疬，尿路感染等症。用量6～15g。

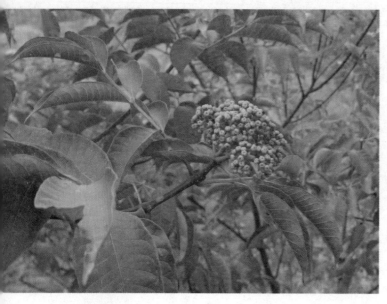

吴茱萸

＊来源

吴茱萸为芸香科（Rutaceae）植物吴茱萸、石虎或疏毛吴茱萸的干燥近成熟果实。

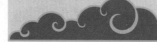

别 名

吴萸、曲药子、气辣子。

性味功能

味辛、苦，性热；有小毒。有温中散寒、疏肝止痛的功能。

◎ 原植物

常绿灌木或小乔木，高 3～10m。树皮灰褐色；幼枝、叶轴及花序轴生锈色茸毛，小枝紫褐色。单数羽状复叶对生，小叶 5～9 片，椭圆形或卵形，长 5.5～15cm，宽 3～7cm，先端短尖或渐尖，基部楔形或宽楔形，全缘或有不明显钝锯齿，两面有淡黄褐色长柔毛及粗大透明油点。花单性异株，聚伞状圆锥花序顶生。成熟果序密集成团，蓇葖果扁球形，成熟时裂开 5 果瓣，蓇葖果状，紫红色，有油腺点。种子 1，黑色，卵圆形，有光泽，花期 6～8 月，果期 9～11 月。

◎ 生境分布

生于山地、疏林下或林缘处，分布于陕西、甘肃及长江以南各地区。

◎ 采收加工

8～11 月果实未裂时，剪下果枝，晒干或微火炕干，除去杂质。

◎ 炮制及饮片

吴茱萸：除去杂质。

制吴茱萸：取甘草捣碎，加适量水，煎汤，去渣，加入净吴茱萸，闷润吸尽后，炒至微干，取出，晒干。每 100kg 吴茱萸，用甘草 6kg。

主治用法

用于脘腹冷痛，呃逆吞酸，厥阴头痛，经行腹痛，呕吐腹泻，疝痛，痛经。外治口疮。用量 1.5～4.5g；外用适量，研末醋调敷脚心。阴虚火旺者忌服。

牡丹皮

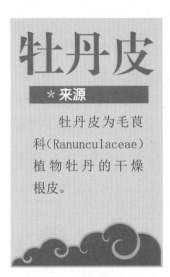

＊来源

牡丹皮为毛茛科(Ranunculaceae)植物牡丹的干燥根皮。

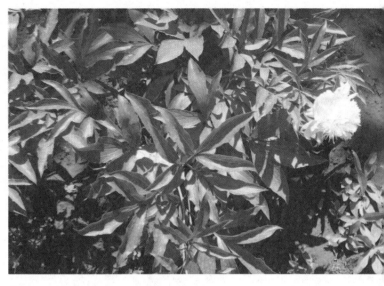

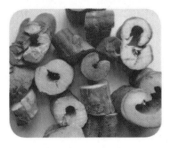

别 名

丹皮、凤丹。

性味功能

味苦、辛,性微寒。有清热凉血、活血散瘀、通经止痛的功能。

◎ **原植物**

落叶小灌木,高1～2m。根皮厚,灰褐色或紫棕色。树皮黑灰色。枝短粗。叶互生;叶柄长6～10cm;叶为2回三出复叶;小叶卵形或广卵形,顶生小叶宽卵形,常3裂,侧生小叶2浅裂或不裂,近无柄,上面绿色,下面带白粉,沿叶脉有白色短柔毛或近无毛。花单生于枝端,直径10～20cm;苞片5,长椭圆形;萼片5,宽卵形,大小不等;花瓣5,栽培者多为重瓣,通常倒卵形,长5～8cm,宽4.5～6cm,先端有凹缺。品种不同而有白色、紫红色、粉红色、黄色等多种颜色。雄蕊多数,花丝红色,花盘怀状,紫红色;心皮2～5,密生短毛,柱头叶状。蓇葖果2～5个,长卵圆形,密生褐色硬毛。花期5月,果期6月。

◎ **生境分布**

生于向阳坡及土壤肥沃处。山东、安徽、陕西、湖南等省有大量栽培。

◎ **采收加工**

秋季采挖根部,除去细根,剥取根皮,晒干。

◎ **炮制及饮片**

迅速洗净,润后切薄片,晒干。

主治用法

用于温毒发斑,吐血衄血,夜热早凉,无汗骨蒸,经闭痛经,头痛,烦热,气血凝滞,痈肿疮毒,跌打损伤,产后恶血,急性阑尾炎,高血压病,神经性皮炎,过敏性鼻炎等症。用量6～12g,孕妇慎用。

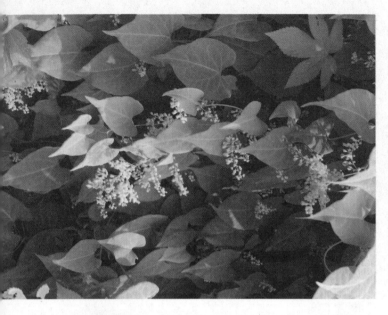

何首乌

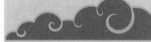

＊来源

何首乌为蓼科
（Polygonaceae）植
物何首乌的干燥块
根。制何首乌为其
炮制加工品。

别 名

首乌、田猪头。

性味功能

味微苦，性平。有润肠通便、解毒、截疟的功能。

◎ 原植物

多年生缠绕草本。根细长，先端膨
大成肥大的块根，红褐色至暗褐色。茎
缠绕，基部稍木质化，中空，上部多分
枝，枝草质。叶互生，有长柄；托叶鞘
膜质，长 4 ～ 7mm，褐色，抱茎，顶端
易破碎；叶狭卵形或心形，长 4 ～ 9cm，
宽 2.5 ～ 5cm，先端渐尖，基部心形或
耳状箭形，全缘或微波状。瘦果椭圆形，
有三棱，黑色而光亮，包于宿存增大翅
状花被内，倒卵形，下垂，直径 5 ～ 6mm。
花期 8 ～ 9 月，果期 9 ～ 11 月。

◎ 生境分布

生于山坡石缝中、篱边、林下、山
脚阳处或灌丛中。分布于河北、河南、
山东以及长江以南各省区。

◎ 采收加工

立秋后采挖，洗净，切去两端，大
块根可剖开或切成块片，晒干。

◎ 炮制及饮片

何首乌：除去杂质，洗净，稍浸，润
透，切厚片或块，干燥。

制何首乌：取首乌片或块，用黑豆
汁拌匀，置非铁质容器内，炖至汁液吸
尽并显棕红色。每 100kg 首乌，用黑豆
10kg。

主治用法

何首乌：用于瘰疬，疮痈或阴血不
足引起的大便秘结。用量 3 ～ 6g。
制何首乌：用于阴虚血少，眩晕，
失眠，头发早白，腰膝酸软等。用
量 6 ～ 12g。

伸筋草

伸筋草为石松科(Lycopodiaceae)植物石松的全草。

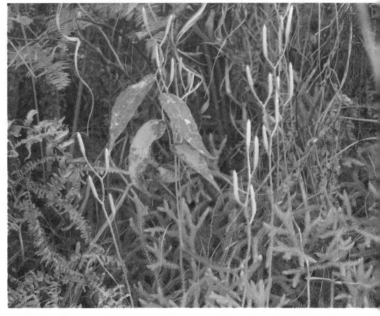

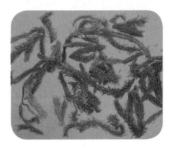

别名

筋骨草、过山龙。

性味功能

味微苦、辛，性温。有祛风寒、除湿消肿、舒筋活络的功能。

◎ 原植物

多年生草本。主茎下部伏卧，生根，直立茎高 15～30cm，营养枝为多回分叉。叶小，多列密生。叶线状钻形，长3～7mm，宽约 1mm，顶端芒状，螺旋状排列，全缘或微锯齿。孢子枝从第二或第三年营养枝上生出，高出营养枝。孢子囊穗棒状，长 2～5cm，有柄，单生或 2～6 个着生于孢子枝上部；孢子叶卵状三角形，边缘有不规则锯齿，孢子囊肾形，淡黄褐色，有密网纹及小突起。孢子期 6～8 月。

◎ 生境分布

生于疏林及溪边酸性土壤中。分布于吉林、内蒙古、陕西、新疆、河南、山东及长江以南各地区。

◎ 采收加工

均为野生，夏、秋季茎叶繁茂时连根拔起，除起泥土、杂质，晒干。

◎ 炮制及饮片

除去杂质，洗净，切段，干燥。

主治用法

用于风寒湿痹，关节酸痛，皮肤麻木，四肢软弱，水肿，跌打损伤。用量 3～12g。外用适量，捣敷患处。

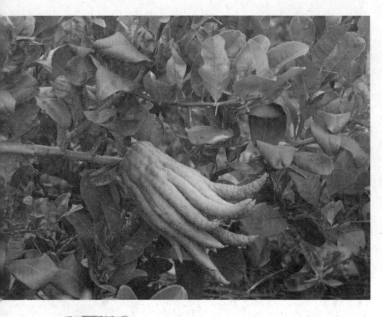

佛手

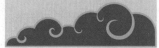

＊来源

佛手为芸香科
（Rutaceae）植物佛
手的干燥果实。

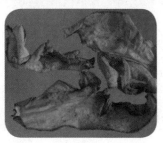

别　名

佛手柑、手柑、五指柑。

性味功能

味辛、苦、酸，性温。有舒肝和胃、行气止痛、燥湿
化痰的功能。

◎ **原植物**

常绿小乔木或灌木，高 3 ～ 4m。老
枝灰绿色，幼枝微带紫红色，有短硬刺。
叶互生，革质有透明油点；叶柄短，无翅，
顶端无关节；叶长椭圆形或倒卵状长圆
形，长 5 ～ 16cm，宽 2.5 ～ 7cm，先端
钝或有时凹缺，基部近圆形或楔形，叶
缘有浅波状钝锯齿。花单生，簇生或为
短总状花序；花萼杯状，5 浅裂，裂片三
角形；花瓣 5，内面白色，外面紫色；雄
蕊多数；子房椭圆形，上部狭尖。柑果
卵形、长圆形或矩圆形，长 10 ～ 25cm，
顶端分裂如拳状，或张开如指状，故称
"佛手"，表面橙黄色，粗糙，果肉淡
黄色。种子 7 ～ 8 粒，卵形，先端尖，

有时不完全发育。花期 4 ～ 5 月，果熟
期 10 ～ 12 月。

◎ **生境分布**

生于热带、亚热带阳光充足的砂质
壤土，或栽培于庭园或果园，分布于我
国安徽、浙江、江西、福建、台湾、广东、
广西、云南、四川等省区。

◎ **采收加工**

秋季果实尚未变黄或变黄时采收，
纵切成薄片，晒干或低温干燥。

主治用法

用于胸闷气滞，胸胁胀痛，食欲不
振，胃脘疼痛，呕吐，痰饮咳喘等
症。用量 3 ～ 9g。

皂角刺

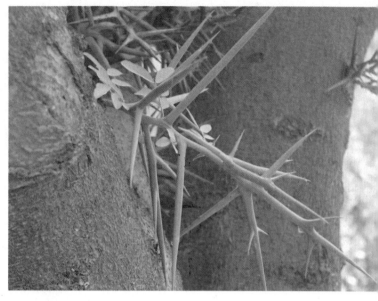

＊来源

皂角刺为豆科（Leguminocae）植物皂荚的棘刺。

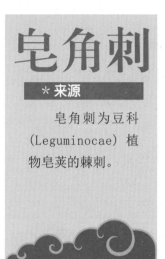

别　名

皂角、天丁。

性味功能

味辛，性温。有活血消肿、排脓通乳的功能。

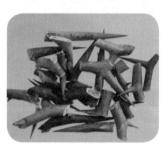

◎ **原植物**

落叶乔木，高达 15m。树干有坚硬的棘刺，常分枝。偶数羽状复叶，近革质；小叶 3～8 对，对生或互生，有短柄；小叶片长卵状或卵形，长 3～8cm，宽 1～4cm，先端钝，顶有细尖，基部宽楔形或近圆形，稍偏斜，边缘有小波状细锯齿，两面均有短柔毛，下面网脉明显。总状花序顶生或腋生，花杂性，花梗长 3～10mm，被短柔毛；花萼钟状，先端 4 裂；花瓣 4，椭圆形；雄蕊 6～8，3～4 枚较长；子房扁平，有短柄，胚株多数。荚果长条状，长 12～25cm，宽 2～3.5cm，紫黑色，质坚硬，有光泽，边缘平滑，有灰色粉霜。种子 10 余粒，长椭圆形，长 10～20mm，宽约 8mm，棕褐色，光滑而有光泽，质坚硬。花期 5 月，果期 10 月。

◎ **生境分布**

生于山坡林中、山谷或栽培。分布于华北、华东、中南、西南及陕西、甘肃等省区。

◎ **采收加工**

9 月至翌年 3 月，剪下棘刺，晒干或鲜时纵切成片，晒干。

◎ **炮制及饮片**

除去杂质；未切片者略泡，润透，切厚片，干燥。

主治用法

用于痈肿疮毒初起或脓成不溃，乳汁不下，急性扁桃腺炎等。痈肿已溃及孕妇忌用。用量 4.5～9g。

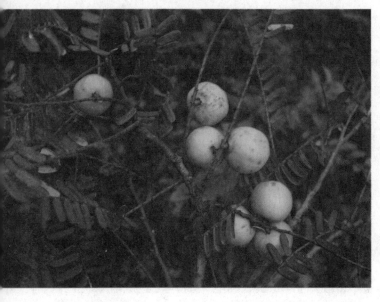

余甘子

*来源

余甘子为大戟科（Euphorbiaceae）植物余甘子的干燥果实。

别　名

柚柑、滇橄榄、油柑、牛甘子。

性味功能

味甘、酸、涩，性凉。有清热凉血、消食健胃、生津止咳的功能。

◎ 原植物

落叶灌木或小乔木，高达 8m。树皮灰褐色，皮薄易脱落，裸露出红色内皮，小枝细，有锈色短柔毛。单叶互生，几无柄，线状披针形，叶密生，2 排，形似羽状复叶；叶长圆形，长 1 ～ 2cm，宽 3 ～ 6cm，先端钝，基部圆或偏斜，全缘。花单性，雌雄同株，花小，黄色，3 ～ 6 朵呈团伞花序，簇生于叶腋，每花簇有 1 朵雌花和数朵雄花；萼片 6，倒卵状长圆形，花盘腺体 6，分离，与萼片互生，雄蕊 3 ～ 5，花丝合生；花盘杯状，边缘撕裂状，包着子房达一半以上，子房 3 室。蒴果球形或扁圆形，6 棱，成熟时淡黄色或紫红色，干后裂成 6 片。种子 6，外种皮褐色，稍 3 棱形，有 3 个突起。花期 4 ～ 5 月，果期 9 ～ 11 月。

◎ 生境分布

生于疏林下、灌木丛中或山坡向阳处。分布于我国福建、台湾、广东、广西、四川、贵州、云南等省、自治区。

◎ 采收加工

秋季果熟时采摘，鲜用或浸渍后用。根全年可采挖，晒干。

主治用法

用于血热血瘀，高血压，肝胆病，消化不良，腹痛，咳嗽，喉痛，口干，烦渴，牙痛，维生素 C 缺乏症。用量 3 ～ 9g。多入丸散服。

谷芽

新编中草药实用图谱

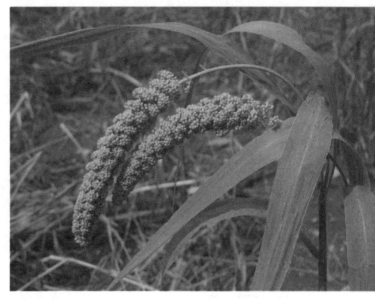

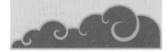

※来源

谷芽为禾本科（Gramineae）植物粟的颖果经发芽加工而得。

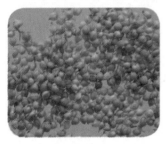

别　名

粟芽。

性味功能

味甘，性温。有健胃、消食的功能。

◎ **原植物**

一年生草本，高 1～1.5m，有时可达 2m。秆直立，粗壮，光滑。叶片披针形或条状披针形，长 10～30cm，宽 1～3cm，先端渐尖，基部近圆形，边缘粗糙，近基部处较平滑，上面粗糙，下面光滑；叶鞘除鞘口外光滑无毛；叶舌长 1.5～5mm，具纤毛。顶生柱状圆锥花序长 10～40cm，直径 2～3cm，小穗长约 3mm，簇生于缩短的分枝上，基部有刚毛状小枝 1～3 条，成熟时自颖与第一外稃分离而脱落；第一颖长为小穗的 1/2～1/3；第二颖略短于小穗；第二外稃有细点状皱纹。花期 6～8 月，果期 9～10 月。

◎ **生境分布**

我国北方地区广有栽培。

◎ **采收加工**

用水将粟谷浸泡后，置于能排水的容器中，盖好，每日淋水 1～2 次，保持适宜的温、湿度，待须根长到 3～5mm 长时，取出，晒干。

◎ **炮制及饮片**

谷芽：除去杂质。

炒谷芽：取净谷芽，置热锅中，用文火炒至深黄色时，取出，放凉。

焦谷芽：取净谷芽，置热锅中，用中火炒至表面焦褐色时，取出放凉。

主治用法

用于积食不化，消化不良，胸闷腹胀，妊娠呕吐等症。用量 9～15g。

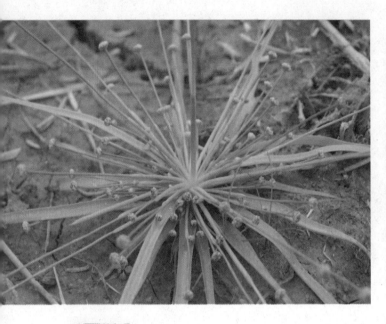

谷精草

＊来源

谷精草为谷精草科（Eriocaulaceae）植物谷精草带花茎的头状花序。

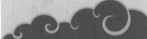

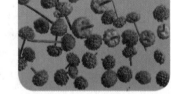

别　名

文星草、移星草、谷精珠。

性味功能

味辛、甘，性平。有疏散风热、明目、退翳的功能。

◎ 原植物

一年生小草本。叶基部簇生，长披针状线形，长6～20cm。花茎多数，长短不一，高者达30cm，具5～6条纵棱，稍扭转，鞘筒状，长4～10cm。头状花序近半球形，总苞片宽倒卵形或近圆形，长2.5mm，宽2mm，草黄色；花苞片倒卵形，顶端骤尖，膜质，长约2.2mm，宽约1.5mm，背面的上部及边缘密生白色短毛。雌花苞片先端短尖锐；花托有柔毛；雄花少数，生于花托中央，有短花梗，外轮花被片合生成倒卵形佛焰苞状，顶端3浅裂，钝，有短毛；内轮花被片合生成倒圆锥形筒状，雄蕊6，花药黑色，长0.2mm；雌花多数，生于花序周围，几无花梗，外轮花被片合生成椭圆形佛焰苞状，先端3小裂，中央裂片先端钝，两侧先端锐尖，边缘有由两个细胞组成的棍状短毛；内轮花被片3，离生，等长，匙形，内面有细长毛，顶端有黑色腺体。蒴果长约1mm。花期6～8月，果期8～11月。

◎ 生境分布

生于湖沼地、溪沟、田边潮湿处。分布于陕西、江西、安徽、四川等省区。

◎ 采收加工

秋季开花时采收，将花序连同花茎拔出，洗净晒干，扎成小把。

◎ 炮制及饮片

除去杂质，切段。

主治用法

用于风热目赤，肿痛羞明，眼生翳膜，风热头痛。用量4.5～9g。

辛夷

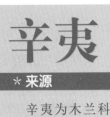

✳来源

辛夷为木兰科
（Magnoliaceae）植
物望春玉兰、玉兰
或武当玉兰的干燥
花蕾。

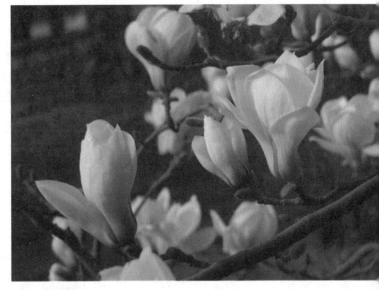

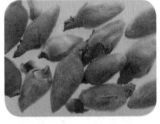

别　名

白玉兰。

性味功能

味辛，性温。有散风寒、通鼻窍的功能。

◎ 原植物

落叶乔木，株高15m。小枝淡灰褐
色或灰黄色，嫩枝有柔毛；冬芽密生灰
绿色或灰黄色绒毛。叶互生，叶柄长
2～2.5cm。托叶膜质，脱落后小枝上留
一环状托叶痕。叶倒卵形至倒卵状长圆
形，长8～18cm，宽6～10cm，先端突
尖，基部楔形或宽楔形，全缘，上面绿色，
有光泽，下面淡绿色，叶脉上被柔毛。
花单生于小枝顶端，先叶开放，白色或
紫红色，有芳香，花径12～15cm，花
被9片，萼片与花瓣无明显区别。花被
片倒卵状长圆形，长6～8cm，宽2～4cm，
每3片排成1轮；雄蕊多数，在伸长的
花托下部螺旋状排列；雌蕊多数，排列
在花托上部。聚合果圆柱形，淡褐色，
果梗被毛，顶端圆形，长8～12cm。花
期4月初，果期5月。本种植物与望春
玉兰区别：叶宽倒卵形或倒卵状椭圆形，
先端宽圆，有尖头，基部渐窄成楔形。
花直径10～20cm，基部带淡红色纵纹。
花期3～4月，果期8～9月。

◎ 生境分布

多栽培或野生于阔叶林中，分布于
全国大部分地区。

◎ 采收加工

冬末春初花未开放时采收，除去枝
叶，阴干。

主治用法

用于风寒头痛，鼻塞，鼻渊，鼻疮，
鼻流浊涕，齿痛等。用量3～9g；
包煎。外用适量，研末塞鼻或水浸
蒸馏滴鼻。

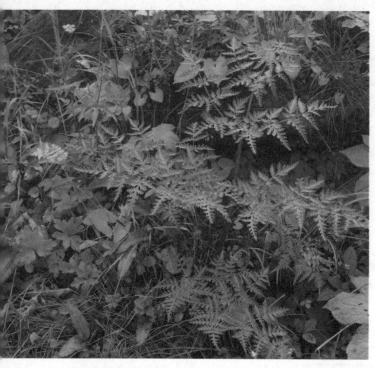

羌活

＊来源

羌活为伞形科
（Umbelliferae）植
物羌活或宽叶羌活
的干燥根茎及根。

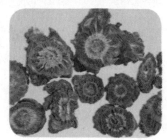

别　名

蚕羌、裂叶羌活。

性味功能

味辛、苦，性温。有解表散寒、除湿止痛的功能。

◎ **原植物**

多年生草本，根茎粗壮。茎直立，中空，表面淡紫色，有纵直细条纹。基生叶及茎下部叶有长柄，叶柄由基部向两侧扩展成膜鞘，抱茎；叶片为三出三回羽状复叶，小叶3～4对，末回裂片边缘缺刻状浅裂至羽状深裂；茎上部简化成鞘状，近于无柄，顶端有羽状分裂的小叶片。复伞形花序顶生或腋生。花白色卵形至长圆状卵形，花药黄色，花柱基平压稍隆起。分生果长圆形，7月开花，8～9月结果。

◎ **生境分布**

生于海拔2000～4200m的林缘、灌丛下、沟谷草丛中。分布于陕西、甘肃、青海、四川、云南、西藏等省区。

◎ **采收加工**

春、秋两季均可采挖，以秋季质量为好。采挖根茎及根后，除去泥土及须根，晒干。

◎ **炮制及饮片**

除去杂质，洗净，润透，切厚片，晒干。

主治用法

用于风寒感冒头痛，风湿痹痛，肩背酸痛。用量3～9g。

沙苑子

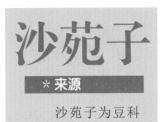

沙苑子为豆科
（Leguminosae）植
物扁茎黄芪的种子。

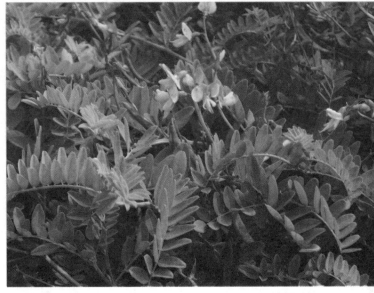

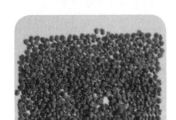

别　名

蔓黄芪。

性味功能

味甘，性温。有补肾、固精、缩尿、养肝明目的功能。

◎ **原植物**

多年生草本，高30～100cm。根粗壮，暗褐色，全体疏生柔毛。茎稍扁，多分枝，基部倾斜。羽状复叶互生；叶柄短；托叶小，狭披针形；小叶9～21，椭圆形，长0.7～2cm，宽3～8mm，先端钝或微缺，有小尖，基部圆形，全缘。总状花序腋生，有花3～9朵；花萼钟状，萼齿5，披针形，与萼筒等长，萼下有线形小苞片2；花冠蝶形，旗瓣近圆形，先端凹，基部有短爪，翼瓣稍短，龙骨瓣与旗瓣等长；雄蕊10，9枚合生，1枚分离；雄蕊较雌蕊短；子房上位，密生白色柔毛；花柱无毛，柱头有髯毛。荚果纺锤形，稍膨胀，长2.5～3.5cm，先端有喙，背腹稍扁，疏生短毛。种子20～30粒，

圆肾形。花期8～9月，果期9～10月。

◎ **生境分布**

生于路边潮湿地、阳坡或灌丛中，分布于东北、华北及陕西、甘肃等省区。

◎ **采收加工**

秋末冬初果实成熟尚未开裂时，连茎割下，晒干打下种子，除去杂质，晒干。

◎ **炮制及饮片**

沙苑子：除去杂质，洗净，干燥。

盐沙苑子：取净沙苑子，加盐水拌匀，闷透，置锅内，以文火加热，炒干，取出，放凉。每100kg净沙苑子用食盐2kg。

主治用法

用于头晕目昏，肾虚腰痛，遗精早泄，白浊带下，遗尿尿频，小便余沥，尿血，痔漏等症。用量9～15g。

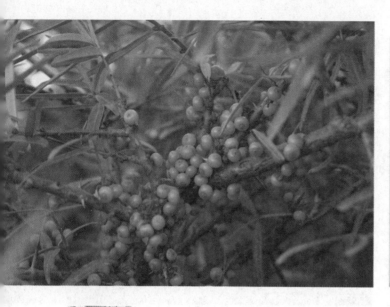

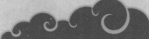

沙棘

*来源

沙棘为胡颓子科 (Elaeagnaceae) 植物沙棘的干燥果实。

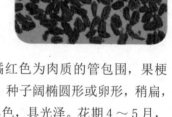

别　名

醋柳果、酸刺柳。

性味功能

味酸、涩，性温。有活血散瘀、化痰宽胸、补脾健胃、生津止渴、清热止泻的功能。

◎ 原植物

落叶灌木或乔木，高 1～5m，高达 18m，棘刺较多，粗壮，幼枝密被褐锈色鳞片，老枝灰黑色，粗壮。叶互生或近对生，无柄或几无柄；叶纸质，狭披针形或长圆状披针形，长 3～8cm，宽 0.4～1.2cm，两端钝尖或基部近圆形，全缘，上面被星状柔毛，下面被白色鳞片，无星状毛。花小，淡黄色，先叶开放，短总状花序腋生于小枝基部；花单性，雌雄异株；花被短筒状，先端 2 裂；雄花无梗，花序轴常脱落，雄蕊 4，2 枚与花萼片对生，2 枚与花萼片互生，花丝短；雌花单生后开放，具短梗，花萼囊状，先端 2 齿裂，花柱丝状，柱头圆柱形。果实肉质近球形或卵球形，直径 4～6mm，

橙黄色或橘红色为肉质的管包围，果梗 1～2.5mm。种子阔椭圆形或卵形，稍扁，黑色或紫黑色，具光泽。花期 4～5 月，果期 9～10 月。

◎ 生境分布

生于高山、河流两岸及草原上。分布于辽宁、河北、内蒙古、陕西、山西、甘肃、青海、四川等省区。

◎ 采收加工

秋季果实成熟后采收，鲜用或晒干用。

主治用法

用于跌打损伤瘀肿，咳嗽痰多，呼吸困难，消化不良，高热津伤，支气管炎，肠炎，痢疾。用量 9～15g。

诃子

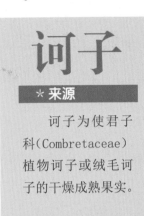

来源

诃子为使君子科（Combretaceae）植物诃子或绒毛诃子的干燥成熟果实。

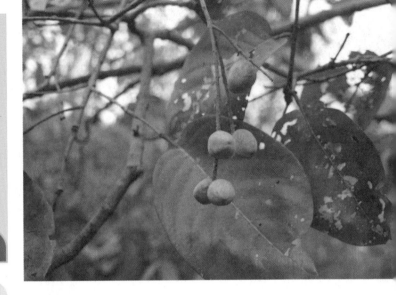

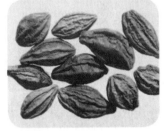

别　名

诃黎勒、藏青果。

性味功能

味苦、酸、涩，性温。有涩肠、止血、敛肺化痰的功能。

◎ **原植物**

落叶乔木，高18～30m。树皮暗褐色，纵裂，幼枝、叶芽和嫩叶有柔毛。叶互生或近对生，叶柄长1.5～3cm，稍有锈色短柔毛，顶端处有2腺体；叶卵形、椭圆形或长椭圆形，长7～14cm，宽4.5～8.5cm，先端短尖，基部钝圆或楔形，稍偏斜，全缘或微波状，两面密生瘤点。穗状花序顶生或腋生组成圆锥花序，长5.5～10cm，花序轴有毛；花细小；两性，淡黄色；雄蕊10，花丝伸出萼外；子房下位，圆柱状，有毛，花柱粗长。核果卵形或椭圆形，长3～5cm，直径1.5～2.2cm。粗糙，灰黄色或黄褐色，干时有5条钝棱。种子1。花期4～5月，果期7～9月。

◎ **生境分布**

生于疏林中或阳坡林缘。多栽培于屋旁等处。分布于广东、云南等省区。

◎ **采收加工**

秋冬季果实成熟时采摘，置沸水中烫5分钟，取出，晒干或烘干。

◎ **炮制及饮片**

诃子：除去杂质，洗净，干燥。用时打碎。

诃子肉：取净诃子，稍浸，闷润，去核，干燥。

主治用法

用于久泻，久痢，脱肛，便血，带下，慢性气管炎，哮喘，慢性喉头炎，溃疡病，崩漏，遗精，尿频，久咳失音。用量3～10g。

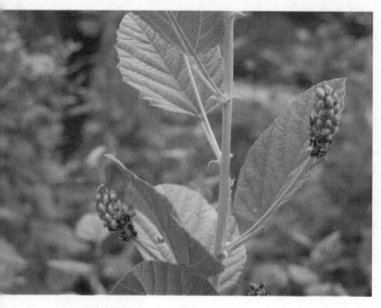

补骨脂

＊来源

补骨脂为豆科（Leguminosae）植物补骨脂的果实。

别　名

破故纸、怀故子、川故子。

性味功能

味辛、苦，性温。有补阳、固精、缩尿、止泻的功能。

◎ **原植物**

一年生草本，高 50 ～ 150cm。全株生白色柔毛及黑棕色腺点。茎直立，有纵棱，枝坚硬。叶互生，枝端有侧生小叶 1 片；叶柄长 2 ～ 4cm，小叶柄长 2 ～ 3mm，被白色茸毛；托叶成对，三角状披针形，膜质；叶宽卵形或三角状卵形，长 4 ～ 11cmm，宽 3 ～ 8cm，先端圆钝，基部微心形、斜心形或截形，边缘有疏粗齿，两面有黑色腺点。总状花序密集成穗状，腋生；花序长 2 ～ 4cm。荚果椭圆状肾形，熟后黑色，不开裂，有宿萼。种子 1，与果皮相粘连，扁圆形，棕黑色。花期 7 ～ 8 月，果期 9 ～ 10 月。

◎ **生境分布**

生于山坡、溪边草丛中，各地多有栽培。分布于河北、山西、贵州等省区。

◎ **采收加工**

秋季果实成熟时，采收果序，晒干，打下果实，除去杂质。

◎ **炮制及饮片**

补骨脂：除去杂质。

盐补骨脂：取净补骨脂，加盐水拌匀，闷透，置锅内，以文火加热，炒至微鼓起时，取出，放凉。每 100kg 净补骨脂，用食盐 2kg。

主治用法

用于腰膝冷痛，阳痿滑精，遗尿，尿频，五更泄泻，神经衰弱；外用于白癜风，斑秃等症。用量 6 ～ 9g；外用 20% ～ 30% 酊剂涂患处。

灵芝

灵芝为多孔菌科（Polyporaceae）真菌赤芝或紫芝的干燥子实体。

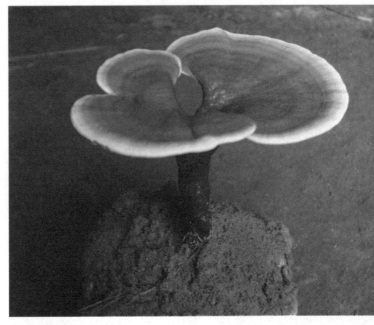

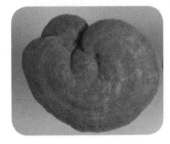

别　名

赤芝、红芝。

性味功能

味淡，性温。有安神健胃、止咳平喘的功能。

◎ **原植物**

腐生真菌。子实体有柄；菌柄长 3～19cm，直径 0.5～4cm，紫褐色，质坚硬，有光泽；菌盖（菌帽）半圆形至肾形，长 4～12cm，宽 3～20cm，厚 0.5～2cm，坚硬木质，由黄色渐变为红褐色，稍有光泽，有环状棱纹和辐射状皱纹，边缘薄或平截，常稍内卷。菌肉近白色或淡褐色，厚 0.2～1cm。菌盖下面为白色，有细密菌管，长与菌肉厚度相等，内生担子器及担孢子。孢子褐色，卵形，一端平截，长 8.5～11.5μm，宽 5～7μm，外孢壁光滑，内孢壁粗糙，中央有一个大油滴。

◎ **生境分布**

生于栎树或其他阔叶树根部枯干或腐朽的木桩上，分布于河北、山西、山东及长江以南各省区，现有大量栽培。

◎ **采收加工**

全年可采，洗净，晒干。若人工培养者，待菌盖边缘没有浅白色时，子实体已成熟，即可采收，晒干或烘干。

主治用法

用于神经衰弱，失眠，食欲不振，久病体虚及一些慢性疾病，如冠心病、高脂血病、慢性气管炎、慢性肝炎、白细胞减少症等。用量 9～12g。水煎服，或浸酒饮。

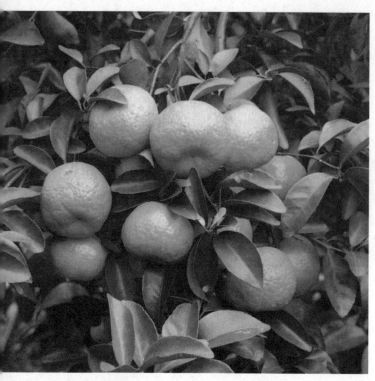

陈皮

＊来源

陈皮为芸香科(Rutaceae)植物橘及其栽培变种的柑橘类干燥成熟果皮，药材分为"陈皮"和"广陈皮"。

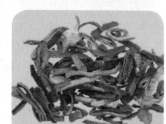

性味功能

味苦、辛，性温。有理气、健脾、燥湿、化痰的功能。

◎ **原植物**

常绿小乔木或灌木，高3～4m。枝有刺或无刺。叶互生，叶柄长0.5～1.5cm，叶翅不明显，有关节；叶革质，披针形或椭圆形，长4～11cm，宽1.5～4cm，先端渐尖，微凹，基部楔形，全缘或有细钝齿，有半透明油点。花单生或数朵生于枝端和叶腋，白色或带淡红色，花萼杯状，5裂，裂片三角形；花瓣5，长椭圆形，外卷；雄蕊15～25，花丝3～5枚连合；子房圆形，9～15室，柱头头状。柑果近圆形或扁圆形，直径5～7cm，红色、朱红色、橙黄色或淡红黄色，果皮疏松，易剥离；种子卵圆形，灰白色，1端尖。花期3～4月，果期10～11月。

◎ **生境分布**

栽培于丘陵、低山地带、江河、湖泊沿岸或平原。分布于我国长江以南各省区、台湾及陕西南部。

◎ **采收加工**

9～12月采收成熟果实，剥去果皮，晒干。

◎ **炮制及饮片**

除去杂质，喷淋水，润透，切丝，阴干。

主治用法

用于胸脘胀满，嗳气呕吐，食欲不振，咳嗽痰多。用量3～9g。

附子

*来源

附子为毛莨科（Ranunculaceae）植物乌头的子根的加工品。

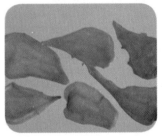

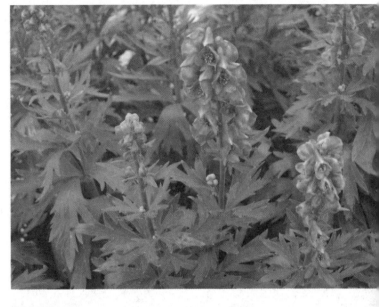

别名

鹅儿花、草乌。

性味功能

味辛，性大热；有大毒。有回阳补火、散寒止痛的功能。

◎ **原植物**

多年生草本，高 60～150cm。块根圆锥形，常 2 个连生，栽培品侧根（子根）肥大，倒卵圆形或倒卵形，直径达 5cm。茎直立。叶互生，有柄；叶卵圆形，革质，宽 5～12cm 或更宽，掌状 3 裂几达基部，两侧裂片再 2 裂，中央裂片菱状楔形，上部再 3 浅裂，各裂片边缘有粗齿或缺刻。总状花序狭长，花序轴上密生反曲柔毛；花蓝紫色，花瓣盔形，长 1.5～1.8cm，宽约 2cm，侧瓣近圆形，外生短柔毛；蜜叶 1 对紧贴盔瓣下，有长爪，距长 1～2.5mm，雄蕊多数；心皮 3～5，离生，微有柔毛。蓇葖果长圆形，长约 2cm。种子有膜质翅。花期 6～7 月，果期 7～8 月。

◎ **生境分布**

生于山地草坡、灌丛中肥沃的沙质壤土中。分布于辽宁、陕西、云南等省区。

◎ **采收加工**

6 月下旬到 8 月初，挖取子根，洗净，浸入盐巴，每日晾晒，直到表面出现大量结晶盐粒，质地变硬，习称"盐附子"。

◎ **炮制及饮片**

炮附片：取洁净河沙置锅内，一般用武火炒热后，加入净附片，不断翻动，烫至表面鼓起并微变色时，取出，筛去辅料，放凉。

主治用法

用于亡阳虚脱，四肢寒冷，汗出脉微，肾阳不足，畏寒肢冷，阳痿尿频，虚寒泄泻，周身骨节疼痛。用量 3～15g。久煎可降低毒性。孕妇忌服。

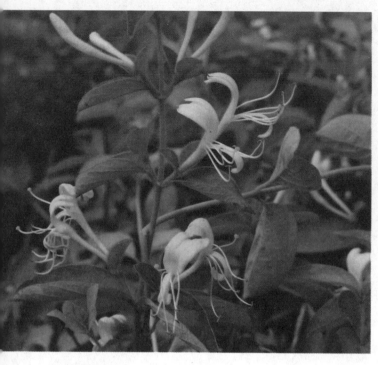

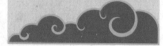

忍冬藤

＊来源

忍冬藤为忍冬科（Caprifoliaceae）植物忍冬的干燥茎枝。

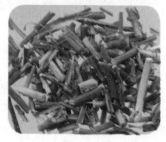

性味功能

味甘，性寒。有清热解毒、疏风通络的功能。

◎ 原植物

半常绿缠绕灌木。茎似藤蔓，中空，多分枝，幼枝绿色或暗红褐色，密生黄褐色、开展的硬直糙毛，并杂有腺毛和柔毛；老枝红棕色，毛少或光滑。叶对生；叶柄长 4～10mm；叶卵形或长卵形，长 2.5～8cm，宽 1～5.5cm，先端短渐尖或钝，基部圆形，或近心形，全缘，两面有短柔毛。花成对腋生，初开白色，后渐变黄色；花梗密生短柔毛；苞片叶状，1 对，卵形或椭圆形，长 2～3cm；小苞片长约 1mm，离生；花萼筒状，短小，5 裂，先端尖，有长毛；花冠筒状，长 3～4cm，白色，基部向阳面稍带紫色，后变黄色，外面有倒生开展或半开展糙毛和长腺毛，唇形，上唇 4 裂，下唇反转；

雄蕊 5；子房上位，花柱和雄蕊超出花冠。浆果球形，熟时黑色，有光泽。花期 4～6月，果期 7～10月。

◎ 生境分布

生于山坡灌丛或疏林中、田埂、路边等处。分布于全国大部分地区。

◎ 采收加工

秋、冬二季采割，晒干。

◎ 炮制及饮片

除去杂质，洗净，闷润，切段，干燥。

主治用法

用于温病发热，热毒血痢，痈肿疮疡，风湿热痹，关节红肿热痛。用量 9～30g。

鸡血藤

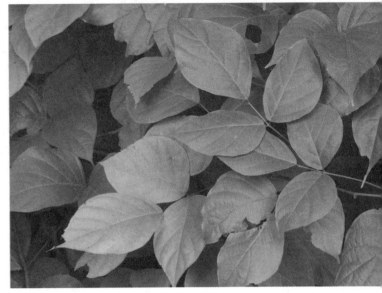

*来源

鸡血藤为豆科（Leguminosae）植物密花豆的干燥藤茎。

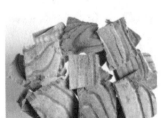

别　名

血藤、猪血藤、血龙藤。

性味功能

味苦、甘，性温。有补血、活血、通络的功能。

◎ 原植物

攀缘木质大藤本，长可达 20～30m。枝圆柱形，灰绿色，老茎扁圆柱形，灰棕褐色，砍断后有鲜红色汁液流出。叶互生，近革质，叶柄较长，小叶3，小叶柄上面有一条纵槽，被疏短毛；顶生小叶片阔椭圆形，长 12.5～22cm，宽 7.5～15cm，先端短渐尖，基部圆楔形，全缘，上面绿色，下面淡绿色，侧生小叶偏斜卵形。圆锥花序生于枝顶的叶腋内，花萼筒状，萼片5，二唇形，肉质，上面2萼齿合生，两面均被淡黄色短柔毛；蝶形花冠黄白色，旗瓣肉质，近圆形，长约 8mm，具爪，无耳；翼瓣同龙骨瓣，长约 7mm，具爪及耳；雄蕊 10，合生成二组，长约 1cm；花柱稍向上弯，长约

4mm，柱头小，头状，子房上位，密被白色短毛，长约 5mm。荚果扁平，长 8～11cm，顶端圆形。花期 7 月，果期 8～10 月。

◎ 生境分布

生于林中、灌丛中或山谷林中。分布于福建、广东、贵州等省、自治区。

◎ 采收加工

秋、冬二季采收藤茎，除去枝叶，切片或切成短段，晒干。

◎ 炮制及饮片

除去杂质，洗净，润透，切碎，晒干。

主治用法

用于月经不调，血虚萎黄，麻木瘫痪，风湿痹痛。用量 9～15g。

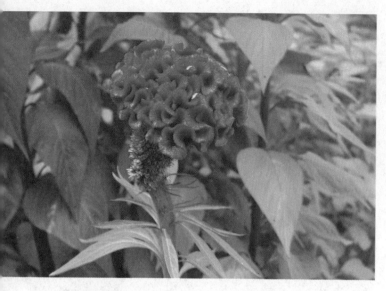

鸡冠花

＊来源

鸡冠花为苋科（Amaranthaceae）植物鸡冠花的干燥花序。

别　名

鸡冠头花、鸡骨子花、鸡公花。

性味功能

味甘，性凉。有清热利湿、凉血、止血、止带、止痢的功能。

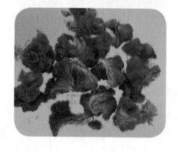

◎ **原植物**

一年生草本，高60～90cm。植株无毛。茎直立，粗壮，绿色或带红色，有纵棱条。单叶互生，叶柄红色；叶长椭圆形至卵状披针形，长5～13cm，宽3.5～6.5cm，先端渐尖，基部狭尖成叶柄，全缘。穗状花序，生于茎的先端或分枝末端，扁平鸡冠状，上部有多数条状小鳞片，中部以下密生多数小花；苞片、小苞片、花被紫红色、红色、淡红色、黄色、黄白色或白色等；花密生，每花苞片3；花被片5，椭圆状卵形至广披针形，长5～8mm，先端尖，干膜质，透明；雄蕊5，花丝下部合生成杯状。子房上位，柱头2浅裂。胞果卵形，成熟时盖裂。种子细小，扁圆形或肾形，黑色，2至数粒包于宿存的花被内。

花期7～9月，果期9～10月。

◎ **生境分布**

多栽培。分布于全国各地区。

◎ **采收加工**

8～10月，花盛开，花序充分膨大时采收，剪下全部花序，晒干。

◎ **炮制及饮片**

鸡冠花：除去杂质及残茎，切段。

鸡冠花炭：取净鸡冠花，置热锅内，用武火炒至焦黑色时，熄灭火星，取出，晾干。

主治用法

用于吐血，咳血，痔疮出血，崩漏，赤白痢疾，赤白带下，血淋，产后瘀血腹痛。用量10～15g。

青黛

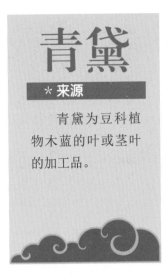

* 来源

青黛为豆科植物木蓝的叶或茎叶的加工品。

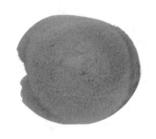

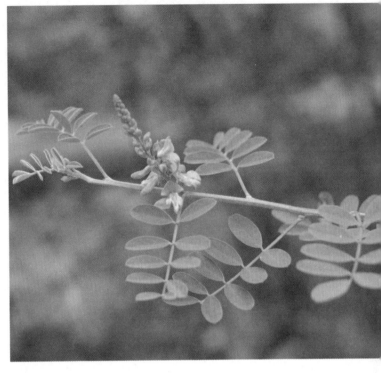

性味功能

味咸，性寒。有清热解毒、凉血消斑的功能。

◎ 原植物

灌木。茎直立，幼枝有棱，有白色短毛。单数羽状复叶，互生；小叶7～15，对生；小叶倒卵状椭圆形，先端钝圆，有小尖头，基部楔形，全缘，两面有"丁"字毛；叶干时带蓝黑色。总状花序，腋生；花萼较小，斜形，有毛，上部5齿裂；花冠蝶形，红黄色，旗瓣宽倒卵形，背面有毛，翼瓣卵圆形，龙骨瓣匙形，爪上有距。荚果条状圆柱形，稍弯曲，棕黑色，无毛。花期5～6月，果期7～8月。

◎ 生境分布

生于山坡草丛或灌丛中。分布于我国福建、台湾、广东、海南、广西、湖北、四川、云南等省区。

◎ 采收加工

夏、秋茎叶，入缸内，用清水浸2～3昼夜，至叶烂脱枝时，捞去枝条，每5kg叶加入石灰0.5kg，充分搅拌，至浸液成紫红色时，捞出液面泡沫，晒干。

主治用法

用于肺热咳嗽，咽疮喉肿，流行性腮腺炎，病毒性肝炎，高热惊痫，热毒发斑，衄血，吐血，咯血，疮肿，丹毒。用量1.5～3g。外用适量，干撒或调敷。

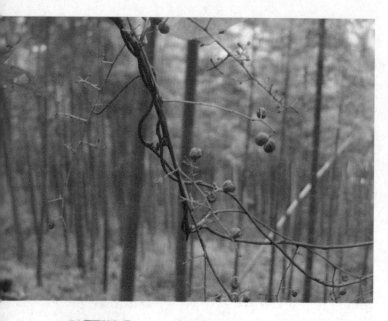

青风藤

＊来源

青风藤为防己科
(Menispermaceae)
植物青藤的干燥藤茎。

别　名

风龙。

性味功能

味苦、辛，性平。有祛风湿、通经络、利小便的功能。

◎ **原植物**

多年生木质落叶藤本。枝条圆形，灰褐色，有光泽，无毛，具纵行的细沟纹。单叶互生，叶形变化大，广卵形或 3～5～7 浅裂，长 7～12cm，宽 5.5～12cm，先端渐尖或钝圆，基部心形、截形或圆形，全缘，上面浓绿色，具光泽，无毛，下面灰绿色，无毛或微具稀疏短毛，基出脉 5～7，支脉网状，厚纸质；叶柄基部有略膨大的关节。雄花序长 13～20cm，雌花序长 8～20cm，花序被黄色细柔毛，花柄基部有一枚三角形苞片，背面密生细柔毛，花小，淡绿色；雄花萼淡黄色，外面具细柔毛；花瓣 6，肉质，光滑，先端波状，内卷；雌花与雄花相似，具退化雄蕊 9。核果扁球形，

蓝黑色，长 5～6mm，宽约 4mm，内果皮扁平，马蹄形，两侧中央下陷而近圆形，边缘凸出，具众多小瘤状突起，背部隆起。花期 6～7 月，果期 8～10 月。

◎ **生境分布**

生于山坡、丘陵地带，分布于陕西、河南、福建、云南等省。

◎ **采收加工**

秋末冬初采割藤茎，扎成把或切长段，晒干。

◎ **炮制及饮片**

除去杂质，略泡，润透，切厚片，干燥。

主治用法

用于风湿痹痛，关节肿胀，麻痹瘙痒。用量 6～12g。

青果

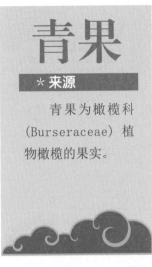

＊来源

青果为橄榄科（Burseraceae）植物橄榄的果实。

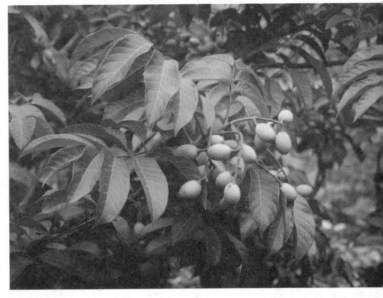

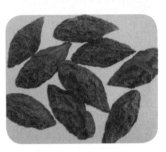

别　名

橄榄子。

性味功能

味甘、涩、酸，性平。有清热、利咽、生津、解毒的功能。

◎ **原植物**

常绿乔木，高达 20m，树干粗壮，树皮灰褐色，有黏性芳香树脂。幼芽、新枝、叶柄及叶轴有短毛。单数羽状复叶互生，长 15 ～ 30cm，小叶 9 ～ 15 对生，革质，椭圆状披针形，长 6 ～ 15cm，宽 2.5 ～ 5cm，先端渐尖，基部偏斜，全缘，网脉明显有小窝点。圆锥花序顶生或腋生，与叶等长或稍短。花小，两性或杂性；花梗短，萼杯状，3 浅裂，少有 5 裂，花瓣 3 ～ 5，白色，倒卵形，芳香，先端钝；雄蕊 6，基部合生成管状，生于花盘边缘，花盘肉质，有柔毛，花丝短粗；子房上位，3 室。核果卵状纺锤形，长约 3cm，直径 1.3 ～ 2cm，初为青绿色或黄绿色，后变黄白色。果核坚硬，两端钝尖，有棱槽。种子 1 ～ 3 枚。

花期 5 ～ 7 月，果期 8 ～ 10 月。

◎ **生境分布**

栽培于杂木林中或山坡上。分布于我国福建、台湾、广东、广西、海南、四川及云南等省区。

◎ **采收加工**

秋季果实成熟后采摘，晒干或阴干，或用盐水浸渍或开水烫后，晒干。

◎ **炮制及饮片**

除去杂质，洗净，晒干。用时打碎。

主治用法

用于咽喉肿痛，咳嗽，烦渴，肠炎腹泻，癫痫，鱼、蟹、酒中毒。用量 4.5 ～ 9g。

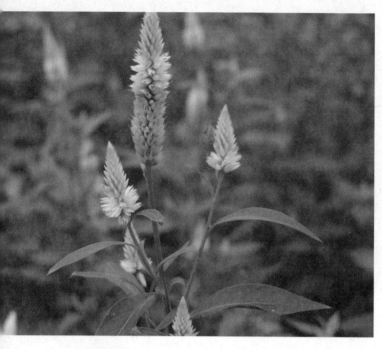

青葙子

＊来源

青葙子为苋科
(Amaranthaceae)
植物青葙的干燥成
熟种子。

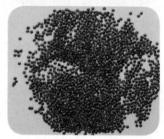

别　名

野鸡冠花、狼尾巴。

性味功能

味苦，性微寒。有清肝泻火、明目退翳的功能。

◎ **原植物**

一年生草本，高30～100cm。茎直立，多分枝，绿色或紫红色，有条纹。叶互生，纸质，披针形或长圆状披针形，长5～9cm，宽1～3cm，先端渐尖，基部狭，下延成叶柄，全缘。穗状花序圆锥状或圆柱状，顶生或腋生，长3～10cm。花甚密，苞片、小苞片披针形，干膜质，白色。花被片5，长圆状披针形，初为淡白色，顶端淡红色，后变为银白色；雄蕊5，花丝基部合生成杯状，花药粉红色。子房长圆形，1室，胚珠多数，柱头2裂。胞果卵状椭圆形，盖裂，包于宿存花被片内，种子多数，扁圆形，黑色，有光泽。花期5～7月，果期8～9月。

◎ **生境分布**

生于坡地、路旁干燥向阳处。分布于全国各地，也有栽培。

◎ **采收加工**

秋季果实成熟时采割植株或摘取果穗，晒干，收集种子，除去杂质。

主治用法

用于目赤肿痛，角膜炎，角膜云翳，虹膜睫状体炎，肝火眩晕，高血压，鼻衄，皮肤风热瘙痒，疥癣。用量9～15g。青光眼患者，瞳孔散大者禁用。

青蒿

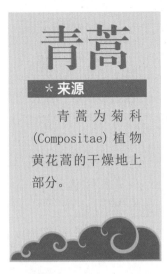

新编中草药实用图谱

* 来源

青蒿为菊科 (Compositae) 植物黄花蒿的干燥地上部分。

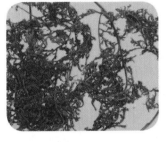

别名

臭蒿、臭青蒿、草蒿。

性味功能

味苦、辛，性寒。有清热解毒、除骨蒸、截疟的功能。

◎ 原植物

一年生草本，株高 40～100cm。茎直立，具纵沟棱，无毛，多分枝。基部叶及茎下部叶花时常枯萎；中部叶卵形，长 4～7cm，宽 3～5cm，2～3 回羽状全裂，呈栉齿状，小裂片长圆状线形或线形，先端锐尖，全缘或具 1～2 锯齿，上面绿色，下面淡绿色，两面无毛或被微毛，密布腺点；上部叶小，常 1～2 回羽状全裂。头状花序，球形，直径 1.5～2mm，有短梗，下垂，苞叶线形，极多数密集成扩展而呈金字塔形的圆锥状。总苞无毛，2～3 层；外层苞片狭长圆形，绿色，边缘狭膜质；内层苞片卵形或近圆形，边缘宽膜质。花筒状，黄色；边花雌性，10～20 朵；中央花

两性，10～30 朵，均结实。花托长圆形，无托毛。瘦果，长圆形，长约 0.7mm，无毛。花、果期 8～10 月。

◎ 生境分布

生于旷野、山坡、路边、河岸。分布于全国各地。

◎ 采收加工

夏季花开前枝叶茂盛时，割取地上部分，除去老茎，阴干。

◎ 炮制及饮片

除去杂质，喷淋清水，稍润，切段，晒干。

主治用法

用于暑邪发热，痢疾，骨蒸劳热，疟疾寒热，湿热黄疸。用量 4.5～9g。

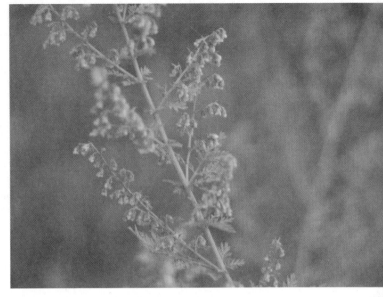

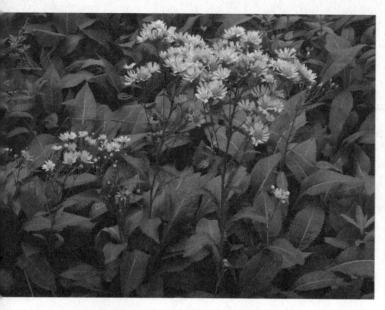

紫菀

＊来源

紫菀为菊科 (Compositae) 植物紫菀的干燥根及根茎。

别　名

驴耳朵菜。

性味功能

味辛、苦，性温。有润肺、祛痰、止咳的功能。

◎ **原植物**

多年生草本，高 70～150cm。根茎粗短，簇生多数细长根。茎直立，粗壮，不分枝，疏生粗毛。基生叶丛生，有长柄；匙状长椭圆形，长达 40cm，宽达 30cm，先端钝尖，基部下延长，两面有短硬毛；茎生叶互生，长椭圆形或披针形，长 8～35cm，宽 5～10cm，先端短尖，基部下延，边缘有不整齐粗锯齿。头状花序多数，伞房状排列，花序直径 2.5～3.5cm，有长柄，被短刚毛；总苞半球形，总苞片 3 列，长圆状披针形，绿色带紫色，先端及边缘膜质；花序周围为舌状花，雌性，蓝紫色，舌片长 15～18mm，宽约 4mm，先端 3 裂；花柱 1，柱头 2 分权；管状花两性，黄色，

先端 5 齿裂；雄蕊 5，聚药包围花柱；子房下位，柱头 2 分权。

◎ **生境分布**

生于山地、河旁、草地。分布于东北及河北、内蒙古、山西、安徽等省区。

◎ **采收加工**

秋季当地上叶全部枯萎后采挖，或于翌年春季发芽前采挖，除去有节的根茎（习称"母根"）和泥沙及杂质，将细根编成小辫状，晒干。

◎ **炮制及饮片**

除去杂质，洗净，稍润，切厚片，干燥。

主治用法

用于气逆咳嗽，痰吐不利，肺虚久咳，痰中带血，支气管炎。用量 6～9g。

苦地丁

＊来源

苦地丁为罂粟科（Papaveraceae）植物紫堇的干燥全草。

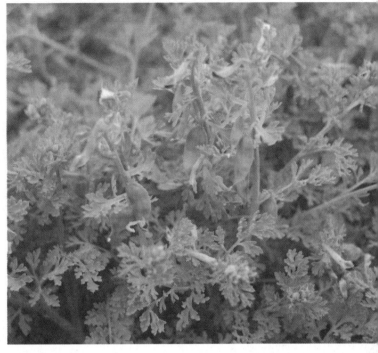

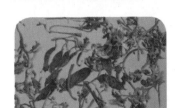

性味功能

味辛、苦，性寒。有清热解毒、凉血消肿的功能。

◎ **原植物**

多年生或栽培为二年生草本。株高10～40cm，无毛，微被白粉。地下具细长主根。基生叶和茎下部叶长3～10cm，具长柄。叶片轮廓卵形，长2～4cm，2回羽状全裂，一回裂片2～3对，末回裂片狭卵形至线形，宽0.5～1.2mm，先端钝圆或呈短突尖，两面灰绿色，无毛。总状花序，上有花数朵。苞片叶状，羽状深裂。花梗长1～2mm。萼片小，2枚，近三角形，鳞片状，长1～2mm，早落。花瓣4，淡紫色，倒卵状长椭圆形；外2片大，前面1片平展，倒卵状匙形，先端兜状，背面具宽翅；后1片先端兜状，基部延伸成距，距长4.5～6.5mm；内2瓣较小，先端连合。蒴果，长圆形，扁平。种子黑色，有光泽。花期4～5月。

◎ **生境分布**

生于山沟、旷地、林缘。分布于辽宁、河北、内蒙古、山东、山西、陕西、甘肃、宁夏等。

◎ **采收加工**

春、夏采挖带根全草，除去泥沙及杂草，晒干。

◎ **炮制及饮片**

除去杂质，洗净，稍润，切段，干燥。

主治用法

用于痈肿疔疮，风热感冒，火眼，支气管炎，肠炎，肝炎。用量9～15g。

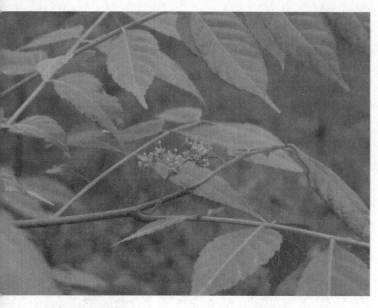

苦木

＊来源

苦木为苦木科
（Simaroubaceae）
植物苦木的干燥枝
及叶；根及树皮也
入药。

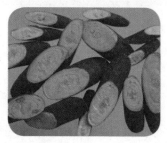

别　名

苦皮树、苦胆木、苦皮子。

性味功能

味苦，性寒；有小毒。有清热燥湿、解毒、杀虫的功能。

◎ **原植物**

落叶小乔木或灌木，高7～10m。树皮有苦味，灰黑色，平滑，有灰色皮孔和斑纹，幼枝绿色，有明显黄色皮孔。单数羽状复叶互生：小叶9～15，近无柄，对生；叶卵形或卵状椭圆形，长4～10cm，宽2～4.5cm，先端锐尖，基部楔形，偏斜，边缘有钝锯齿，叶下中脉有柔毛。聚伞花序腋生，有花6～8朵，总花梗长，有柔毛；花杂性异株，黄绿色，簇生，雄花萼片4～5，背面有细毛；花瓣4～5，卵形或倒卵形，与萼片对生；雄蕊4～5，着生于花盘基部，花丝有毛；雌花较雄花小；雌花萼片、花瓣与雄花相等；心皮4～5，合生。核果倒卵形，3～4个并生，成熟时蓝绿色至红色。花期5～6月，果期8～9月。

◎ **生境分布**

生于山坡、林缘、溪边及路旁。分布于全国大部分地区。

◎ **采收加工**

春秋季采收，剥取树皮、根皮及茎木，晒干。

◎ **炮制及饮片**

除去杂质，枝洗净，润透，切片，晒干；叶喷淋清水，稍润，切丝，晒干。

主治用法

用于菌痢，胃肠炎，胆道感染，蛔虫病，急性化脓性感染，疥癣，湿疹，烧伤，毒蛇咬伤。用量0.35～1.5g。外用适量，捣烂外敷或煎水洗。

苦杏仁

＊来源

苦杏仁为蔷薇科（Rosaceae）植物杏、山杏、西伯利亚杏或东北杏的干燥成熟种子。

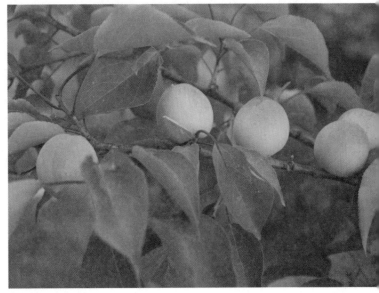

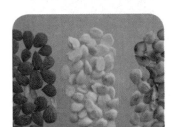

别　名

杏仁。

性味功能

味苦，性温，有小毒。有降气、止咳平喘、润肠通便的功能。

◎ **原植物**

落叶乔木，高5～10m。树皮暗红棕色，有纵裂纹。单叶互生，叶柄长达4.5cm，基部有1～6个腺点；叶宽卵圆形或近圆形，先端短尖，基部圆形或近心形，边缘有圆钝齿，脉腋间有柔毛。花先叶开放，单生于枝端，较密，有极短柄；花萼圆筒状，基部疏生短柔毛，萼片5，花后反卷；花瓣5，卵形或倒卵形，有短爪，白色或粉红色，直径约3cm，有3～5条紫红色脉纹；雄蕊多数，生于萼筒边缘；雌蕊单心皮，生于萼筒基部，子房有柔毛，柱头头状。核果卵圆形，直径3～4cm，侧面有1浅凹沟，黄色、黄红色或白色，微带红晕。核扁圆形，腹缝中部有龙骨状棱，两侧有扁棱或浅沟。花期3～4月，果期4～6月。

◎ **生境分布**

杏多栽培于低山地或丘陵山地，分布于我国东北、华北、江苏、台湾等地区。

◎ **采收加工**

夏季采收成熟果实，除去果肉及果壳，取出种子，晒干。

◎ **炮制及饮片**

取净苦杏仁，置热锅中，用文火炒至黄色时，取出，放凉。用时捣碎。

主治用法

用于咳嗽气喘，胸满痰多，血虚津枯，肠燥便秘。用量4.5～9g。

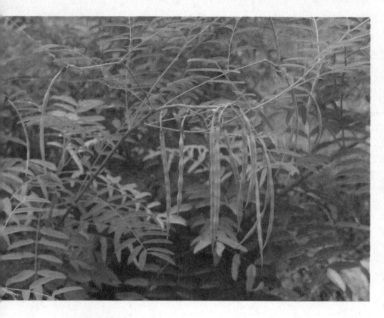

苦参

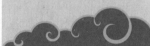

＊来源

苦参为豆科
(Leguminosae) 植
物苦参的根。

别　名

野槐、山槐、地参。

性味功能

味苦，性寒。有清热利尿、燥湿、杀虫的功能。

◎ **原植物**

落叶灌木，高 0.5～1.5m。根圆柱形，黄色。幼枝生黄色细毛。单数羽状复叶，互生，长 12～25cm，叶轴生细毛，托叶线形，长 5～8mm；小叶片 11～25，有短柄，长椭圆形或长椭圆状披针形，长 2～4.5cm，宽 0.8～2cm，先端渐尖，基部圆形或宽楔形，上面无毛，下面疏生柔毛。总状花序顶生，长 10～20cm，有短柔毛；小苞片线形；花冠淡黄白色，旗瓣匙形，稍长于其他花瓣，翼瓣无耳，先端近圆形，龙骨瓣离生；雄蕊 10，离生，基部联合；子房上位，有毛，具短柄，花柱细长。荚果线形，长 5～12cm，种子之间稍缢缩，稍呈念珠状，先端有长喙，成熟后不开裂。种子 1～5，近球形，棕黄色。花期 5～7 月，果期 8～9 月。

◎ **生境分布**

生于山地、平原或红壤地等处。除新疆、青海外，全国大部分地区均有分布。

◎ **采收加工**

春、秋季采挖根部，切去根头及小支根，洗净，晒干，或趁鲜切片晒干。

◎ **炮制及饮片**

除去残留根头，大小分开，洗净，浸泡至约六成透时，润透，切厚片，干燥。

主治用法

用于血痢，便血，黄疸，浮肿，小便不利，肠炎；外用于疥疮瘙痒。用量 3～10g，水煎服。外用适量，煎水洗患处。

苦楝皮

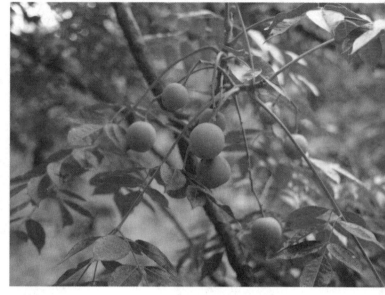

＊来源

苦楝皮为楝科
(Meliaceae) 植物
楝树、川楝树的树
皮及根皮。

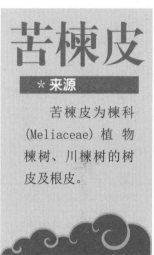

别　名

苦楝。

性味功能

味苦，性寒；有毒。有清热、燥湿、杀虫的功能。

◎ 原植物

落叶乔木，高 15 ～ 20m。树皮纵裂，小枝绿色，有星状细毛，老枝紫褐色。叶互生；叶柄基部膨大；2 ～ 3 回羽状复叶，长 20 ～ 40cm，小叶卵形或椭圆形，长 3 ～ 7cm，宽 2 ～ 3cm，先端长尖，基部圆形，两侧常不等，边缘有深浅不一的锯齿，嫩叶有星状毛。圆锥伞形花序腋生或顶生；花淡紫色或紫色；花萼 5 裂片披针形，有柔毛；花瓣 5，宽线形或倒披针形，平展或反曲，有柔毛；雄蕊 10，花丝合生成筒状，暗紫色；雌蕊着生于花盘上，子房上位，5 室，每室胚珠 2。核果椭圆形或近球形，长 1.5 ～ 2cm，直径 1 ～ 1.5cm，熟时淡黄色；内果皮坚硬，有 5 ～ 6 棱。种子线状棱形，黑色。花期 4 ～ 5 月，果期 10 ～ 11 月。

◎ 生境分布

楝树生于山坡、路旁、田野，多有栽培，分布于河北、陕西、甘肃、河南、山东及长江以南各地区。

◎ 采收加工

根皮及树皮春秋季采剥，除去粗皮，晒干。

◎ 炮制及饮片

除去杂质，洗净，润透，切丝，干燥。

主治用法

用于蛔虫病，钩虫病，蛲虫病，阴道滴虫病，风疹，疥癣。用量 4.5 ～ 9g；外用适量，研末，用猪脂调敷患处。肝炎，肾炎患者慎用。

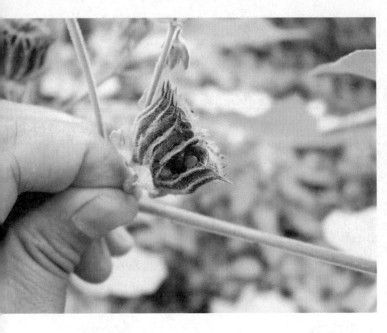

苘麻子

＊来源

苘麻子为锦葵科（Malvaceae）植物苘麻的干燥成熟种子。

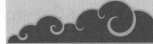

别　名

青麻、白麻、磨盘草。

性味功能

味苦、性平。有清湿热、解毒、退翳的功能。

◎ 原植物

一年生草本，高 1～2m，全株密生柔毛和星状毛。茎直立，上部分枝。单叶互生；叶柄长达 14cm；托叶早落；叶圆心形，直径 7～18cm，先端渐尖，基部心形，边缘有粗锯齿，两面密生星状柔毛，掌状叶脉 3～7 条。花单生于叶腋，花梗长 1～3cm，近端处有节；萼片 5，卵形，绿色，先端锐尖，基部连合成管状；花冠黄色，花径 1～1.2cm，花瓣 5，有浅棕色脉纹，宽倒卵形，先端平凹，基部与雄蕊筒合生；雄蕊多数，花丝连合成筒状；雌蕊心皮 15～20，轮状排列，密被软毛，花柱离生成束，包于雄蕊筒内，柱头头状。蒴果半球形，磨盘状，密生星状毛，成熟后开裂成分果，每分果顶端有 2 长芒（长 3mm 以上），种子 3，黑色，三角状扁肾形，长约 4mm，直径约 3mm。花期 6～9 月，果期 8～10 月。

◎ 生境分布

生于田野、山坡或栽培。广布于全国各地。

◎ 采收加工

秋季采收成熟果实，晒干，打下种子，除去杂质。

主治用法

用于赤白痢疾，淋病涩痛，痈肿，目翳，小便涩痛。用量 3～9g。

枇杷叶

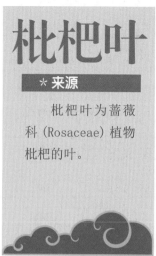

＊来源

枇杷叶为蔷薇科（Rosaceae）植物枇杷的叶。

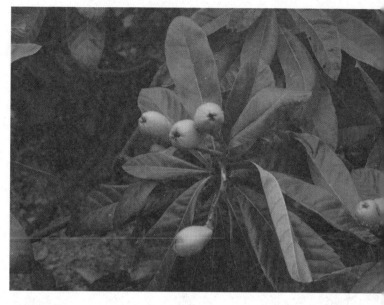

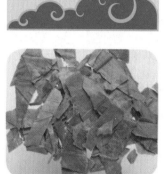

别名

卢橘。

性味功能

味甘、苦，性平。有清肺止咳、和胃降气的功能。

◎ 原植物

常绿小乔木，高达10m。小枝粗壮，黄褐色，密生锈色茸毛。叶互生，革质；叶柄短或近无柄，托叶2，三角形，渐尖或短渐尖；叶长椭圆形至倒卵状披针形，长15～30cm，宽4～7cm，先端短尖或渐尖，基部楔形，边缘有疏锯齿，上面深绿色，下面密生锈色茸毛。梨果球形、卵形或长圆形，长4～6cm，直径3～5cm；黄色或橙色。种子1～5，圆形或扁圆形，棕褐色，光亮。花期9～11月，果期翌年4～5月。

◎ 生境分布

多栽培于村边、平地或坡地。分布于陕西及长江以南各地区。

◎ 采收加工

全年可采收，多在4～5月间采收，或拾取自然落叶，晒至七八成干时，扎成小把，再晒干。

◎ 炮制及饮片

枇杷叶：除去茸毛，用水喷润，切丝，干燥。

蜜枇杷叶：将炼蜜加适量沸水稀释后，加入净枇杷叶丝拌匀，闷透，置锅内，用文火炒至不粘手时，取出，放凉。每100kg枇杷叶丝，用炼蜜20kg。

主治用法

用于肺热咳嗽，气逆喘急，胃热呕吐，烦热口渴，支气管炎。用量4.5～9g。

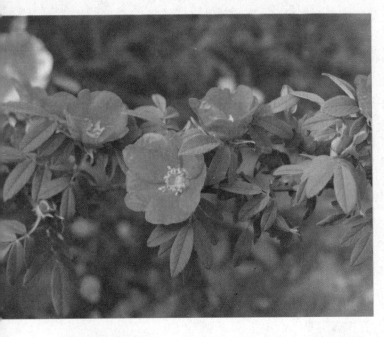

玫瑰花

＊来源

玫瑰花为蔷薇科（Rosaceae）植物玫瑰的干燥花蕾。

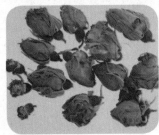

别　名

红玫瑰、刺玫瑰。

性味功能

味甘、微苦，性温。有行气解郁、和血、止痛的功能。

◎ **原植物**

灌木，高约2m。茎粗壮，多分枝，小枝密生短茸毛，疏生腺毛及皮刺。单数羽状复叶，互生；叶柄和叶轴疏生小皮刺及刺毛；托叶2，附着于总叶柄上，披针形，无锯齿，边缘有腺点。小叶5～9，长椭圆形或椭圆形，长2～5cm，宽1～2cm，先端尖或钝，基部圆形或宽楔形，边缘有钝锯齿，上面暗绿色，光亮，多皱，下面密生柔毛及腺体。花单生或2～3朵簇生；花梗长3～5cm，有茸毛、腺毛及刺；花托及花萼有腺毛；萼片5，长尾状尖，内面及边缘有线状毛；花瓣5或重瓣，紫红色；雄蕊多数，着生于花托边缘的花盘上；雌蕊多数，包于花托内。聚合果扁球形，直径2～2.5cm，暗橙红色，内有多数小瘦果，萼片宿存。花期5～8月，果期8～9月。

◎ **生境分布**

生于低山丛林及沟谷中或栽培于庭园。全国各地普遍栽培。

◎ **采收加工**

4～6月间，当花蕾将开放时，分批采收，摊放薄层，用文火烘干或晒干。

主治用法

用于肝胃气痛，新久风痹，吐血咯血，月经不调，赤白带下，赤白痢疾，乳痈肿痛，跌扑损伤。用量3～6g。

松花粉

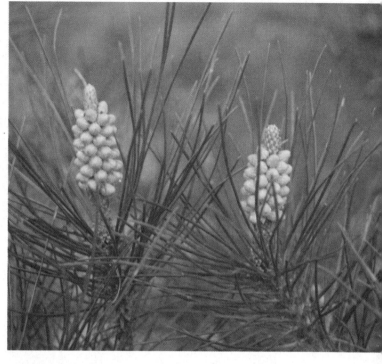

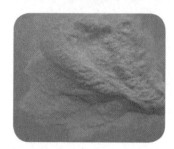

新编中草药实用图谱

*来源

松花粉为松科（Pinaceae）植物马尾松、油松或同属数种植物的干燥花粉。

性味功能

味甘，性温。有燥湿、收敛止血的功能。

◎ 原植物

常绿乔木，高达45m。一年生枝淡黄棕色，无毛，树冠宽塔形或伞形；冬芽卵状圆柱形或圆柱形，暗棕色，顶端尖，芽鳞边缘丝状，先端尖或成渐尖头，微反曲。针叶2针一束，稀3针一束，长12～20cm，细柔；横切面树脂道4～8个，边生；叶鞘初呈棕色，后渐变成灰黑色，宿存。雄球花淡红棕色，圆柱形，弯垂，长1～1.5cm，聚生于新枝下部苞腋，穗状，长6～15cm；雌球花单生或2～4个聚生于新枝近顶端。球果卵圆形或圆锥状卵圆形，长4～7cm，直径2.5～4cm，下垂，绿色，成熟时变棕色；中部珠鳞近长圆状倒卵形或近长方形，长约3cm；种子长卵圆形，长4～6mm，连翅长2～2.7cm。花期4～5月。

◎ 生境分布

马尾松生于山地，分布于淮河流域及长江流域各省以及福建、广东、云南等省区。油松生于山地，分布于吉林、辽宁、内蒙古、河北、山东、陕西、青海、山西、四川、云南等省区。

◎ 采收加工

春季花刚开时，采摘花穗，晒干，收集花粉，除去杂质。

主治用法

用于湿疹，黄水疮，皮肤糜烂，脓水淋漓，婴儿尿布性皮炎。外伤出血，撒敷患处。用量3～6g。外用适量。

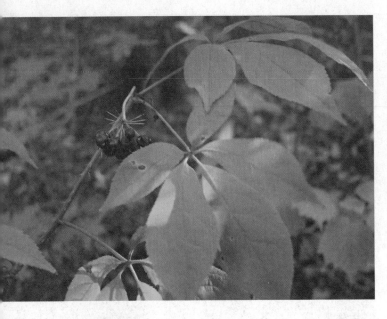

刺五加

*来源

刺五加为五加科 (Araliaceae) 物刺五加的根及根茎。

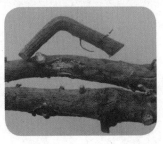

别　名

五加皮、老虎獠子、刺木棒。

性味功能

味辛、微苦，性温。有益气健脾、补肾安神、祛风湿、强筋骨的功能。

◎ **原植物**

落叶灌木，高达 2m。茎直立，生细长倒刺。掌状复叶互生，叶柄长 3.5～12cm，有细刺或无刺，生疏毛或无毛；小叶 5，稀 4 或 3，小叶柄长 0.5～2cm，生褐色毛。小叶椭圆状倒卵形或长圆形，长 6～13cm，宽 2～6cm，先端渐尖或急尖，基部楔形，边缘有尖锐重锯齿或锯齿，上面暗绿色，稍生短毛或无毛，下面淡绿色，沿脉上密生淡褐色短柔毛。伞形花序顶生或 2～4 聚生，花多而密，总花梗长达 8cm；花梗长 1～2cm；花萼绿色，与子房合生，萼齿 5；花瓣 5，卵形，黄色带紫；雄蕊 5；子房 5 室，花柱细柱状。核果浆果形，紫黑色，近球形或卵形，干后明显 5 棱，先端有宿存花柱。种子 4～6，扁平，新月形。花期 6～7 月，果期 7～9 月。

◎ **生境分布**

生于森林或灌丛中。分布于黑龙江、吉林、辽宁、河北和山西等省。

◎ **采收加工**

春、秋二季挖取根部，洗净泥土，晒干。

主治用法

用于脾肾阳虚，腰膝酸软，体虚乏力，关节炎，风湿性腰痛，阳痿，遗精，遗尿，失眠，多梦，食欲不振，跌打损伤。用量 9～12g。

郁李仁

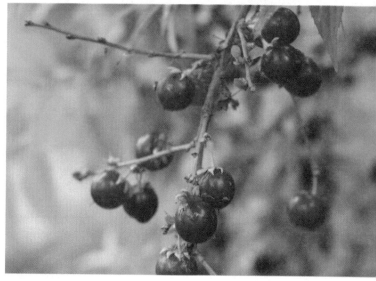

＊来源

郁李仁为蔷薇科（Rosaceae）植物欧李、郁李或长柄扁桃的干燥成熟种子。

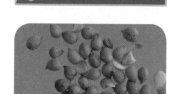

别　名

麦李。

性味功能

味辛、苦、甘，性平。有润燥滑肠、下气、利水、消肿的功能。

◎ 原植物

落叶灌木，高约 1.5m。树皮灰褐色，有规则纵条纹，小枝细，光滑，幼枝黄棕色，无毛。叶互生，叶柄长 2 ～ 3mm，被短柔毛；托叶 2，线形，早落；叶长卵形或卵圆形，少有卵状披针形，长 5 ～ 6cm，宽 2.5 ～ 3cm，先端渐尖，基部圆形，边缘有不整齐锐重锯齿，上面深绿色，无毛，下面浅绿色，沿叶脉生短柔毛。花先叶开放或与叶同时开放，2 ～ 3 朵簇生，粉红色或白色。花期 4 ～ 5 月，果期 5 ～ 6 月。本种植物与欧李相似，主要区别：叶柄长 2 ～ 3mm，有短柔毛；叶长卵形或卵圆形，长 5 ～ 6cm，宽 2.5 ～ 3cm，先端渐尖，基部圆形，边缘有锐重锯齿。花梗长 5 ～ 10mm；花柱有柔毛。花期 4 ～ 5 月，果期 7 月。

◎ 生境分布

郁李生于山野灌木丛中或山坡路旁，分布于河北、山西、河南、湖北、广东及华东地区等地区。

◎ 采收加工

夏、秋季采收成熟果实，除去果肉及果壳，取出种子，晒干。

◎ 炮制及饮片

除去杂质。用时捣碎。

主治用法

用于津枯肠燥，食积气滞，腹胀便秘，水肿，小便不利，脚气。用量 6 ～ 10g。孕妇慎用。

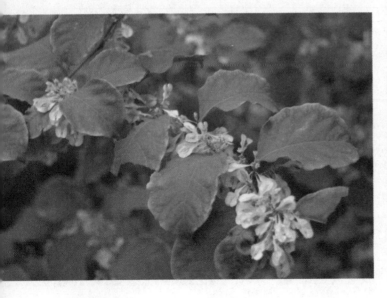

虎杖

＊来源

虎杖为蓼科（Polygonaceae）植物虎杖的根茎及根。

别　名

酸汤杆、山大黄、斑杖、花斑竹、阴阳莲。

性味功能

味微苦，性微凉。有活血定痛、清利湿热、止咳化痰的功能。

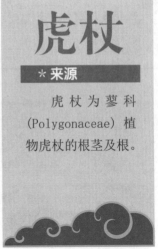

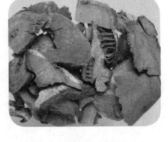

◎ **原植物**

多年生草本，高1～2m。根茎粗大，木质，棕色，断面黄色。茎直立，丛生，中空，基部木质化，散生红色或紫红色斑点，节结明显，上有膜质托叶鞘。叶有短柄，叶卵状椭圆形或宽卵形，长6～12cm，宽5～9cm，先端短聚尖，基部圆形或近楔形。花单性，雌雄异株，密集成圆锥花序腋生；花小，花被5，白色或淡绿白色，2轮排列，外轮3片在果期增大，背部有翅；雄花有雄蕊8，有退化雌蕊；雌花有退化雄蕊，子房上位，花柱3，分离，柱头扩展呈鸡冠状。瘦果卵状三棱形，长3～4mm，黑褐色，光亮，包于宿存翅状花被内，翅倒心状卵形，长6～10mm，基部楔形，下延至果梗。花期6～8月，果期9～10月。

◎ **生境分布**

生于湿润深厚土壤，常见于山坡、溪谷两岸灌丛边或沟边草丛中。分布于河北、河南、山东及长江以南各地区。

◎ **采收加工**

春秋季采挖根部，除去须根、尾梢，洗净后趁鲜切短段，粗者纵切3～4片，晒干。

◎ **炮制及饮片**

除去杂质，洗净，润透，切厚片，干燥。

主治用法

用于关节疼痛，经闭，湿热黄疸，慢性气管炎，高脂血症。用量9～15g，孕妇慎服。外用于烫火伤，跌扑损伤，痈肿疮毒。

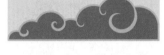

明党参

＊来源

明党参为伞形科 (Umbelliferae) 植物明党参的干燥根。

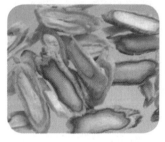

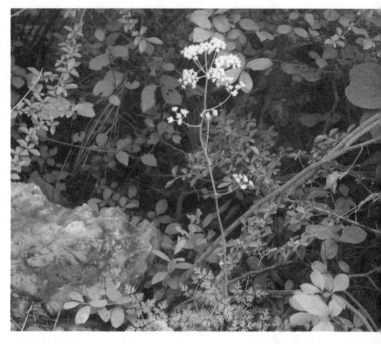

性味功能

味甘、微苦，性微寒。有润肺化痰、养阴和胃、平肝、解毒的功能。

◎ **原植物**

多年生草本，高60～100cm。根肥厚，圆柱形或粗短纺锤形。茎直立，上部分枝。基生叶有长柄，基部扩大呈鞘状而抱茎；叶为二至三回三出复叶，第二回分裂具3～4对羽状小叶片，小裂片披针形；茎上部的叶缩小呈鳞片状或叶鞘状。复伞形花序，总花梗长3～10cm，伞辐6～10，无总苞片；小总苞片数个，钻形；小伞形花序有花10～15，侧枝花序雌蕊常不发育；花白色，萼齿小；花瓣5，卵状披针形，有一明显紫色中脉，顶端尖锐，内折，凹入；雄蕊5；子房下位。双悬果近圆形或卵状长圆形而扁，光滑，有纵纹。果棱不明显，分果侧面扁，断面近圆形，胚乳腹面有深槽，果棱槽有油管3，合生面有油管2。花期4～5月，果期5～6月。

◎ **生境分布**

生于山野、林下、岩石上、山坡。分布于江苏、安徽、浙江等省。

◎ **采收加工**

3～5月采挖根部，除去须根，洗净，置沸水中煮至无白心，取出，刮去外皮，漂洗，干燥。

◎ **炮制及饮片**

洗净，润透，切厚片，干燥。

主治用法

用于肺热咳嗽，呕吐反胃，食少口干，目赤眩晕，疗毒疮疡。用量6～12g。

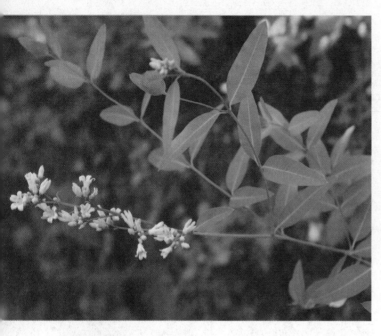

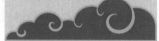

罗布麻叶为夹竹桃科（Apocynaceae）植物罗布麻的干燥叶。

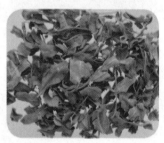

别　名

牛茶、野茶、红麻。

性味功能

味甘、苦，性凉。有平肝安神、清热利水的功能。

◎ 原植物

多年生草本，株高 1～2m，全株含乳汁。茎直立，上部黄绿色，下部紫红色，无毛。叶柄短，叶对生，长圆状披针形，长 2～5cm，宽 0.5～1.5mm，先端钝，基部楔形或圆形，边缘稍反卷，两面无毛，下面有白粉。聚伞花序顶生于茎端或分枝上；苞片小，膜质，先端尖；萼 5 裂，有短毛；花冠钟状，粉红色或浅紫色，钟形，下部筒状，有短毛，先端 5 裂，花冠里面基部有副花冠；花盘边缘有蜜腺；雄蕊 5，花药孔裂；柱头 2 裂。蓇葖果长角状，熟时黄褐色，带紫晕，长 15～20cm，直径 3～4mm，成熟后沿粗脉开裂，散有种子，种子多数，黄褐色，先端簇生白色细长毛。花期 6～7 月，果期 8～9 月。

◎ 生境分布

生于河岸、山沟、山坡等。分布于吉林、辽宁、内蒙古、甘肃、陕西、山西、山东、河南、河北等省区。

◎ 采收加工

栽种当年 8 月份收获一次，从第二年起在 6 月和 9 月份各采收 1 次叶片，除去杂质，晒干或阴干。

主治用法

用于肝阳眩晕，心悸失眠，浮肿尿少，高血压病，神经衰弱，肾炎浮肿。用量 6～12g。

罗汉果

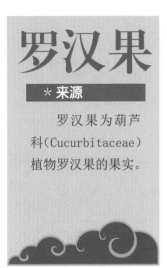

* 来源

罗汉果为葫芦科（Cucurbitaceae）植物罗汉果的果实。

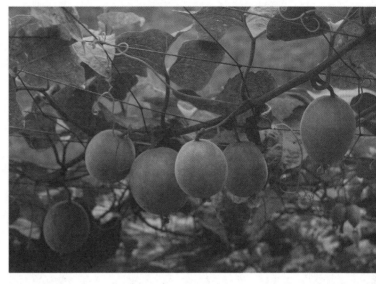

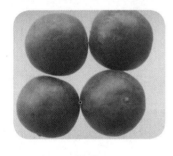

别　名

拉汉果。

性味功能

味甘，性凉。有清热解暑、利咽、润肺止咳、滑肠通便的功能。

◎ 原植物

多年生草质藤本，长达 5m。有块根，茎细，暗紫色，有纵棱，被白色或黄色柔毛，卷须 2 裂几达中部。叶互生；叶柄长 4～7cm，稍扭曲，有短柔毛；叶心状卵形，膜质，长 10～15cm，宽 4～12cm，先端急尖或渐尖，基部宽心形或耳状心形，全缘，两面有白柔毛，下面有红棕色腺毛。花单性，雌雄异株；雄花腋生，数朵排成总状花序，长达 12cm，有柔毛及腺毛，花梗长达 3cm，有小苞片 1，花萼漏斗状，被柔毛，5 裂，先端有线状长尾，花冠 5 全裂，橙黄色，先端渐尖，外生白色杂有棕色柔毛；雄蕊 3，有白色柔毛；雌花单生或 2～5 花簇生于叶腋，成短总状花序。子房下位，有柔毛，花柱 3，柱头 2 分权，

有退化雄蕊 3。瓠果圆形或长圆形，有黄色及黑色茸毛，有纵线 10 条。种子扁长圆形，淡黄色，边缘有缺刻，中央稍凹。花期 6～8 月，果期 8～10 月。

◎ 生境分布

生于山区海拔较低处。多为栽培种。分布于江西、广东、广西、贵州等省区。

◎ 采收加工

9～10 月果实成熟采摘，放置 8～10天果皮由青转黄时，用火烘干，常翻动，5～6 天取出。

主治用法

用于伤风感冒，咳嗽，百日咳，咽痛失音，急慢性气管炎，急慢性扁桃腺炎，咽喉炎，急性胃炎，暑热口渴，肠燥便秘。用量 9～15g。

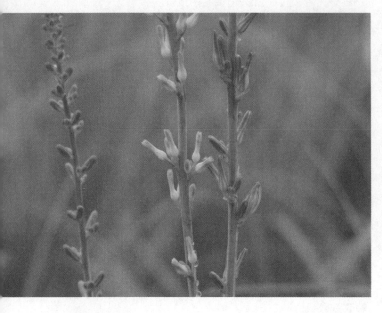

知母

＊来源

知母为百合科（Liliaceae）植物知母的干燥根茎。

别　名

羊胡子。

性味功能

味苦、甘，性寒。有清热泻火、生津润燥的功能。

◎ **原植物**

多年生草本。根茎肥厚，横生，有残留多数黄褐色纤维状旧叶残基，下部生多数肉质须根。叶基生，线形，质稍硬，长20～70cm，宽3～7mm。花葶直立，不分枝，高50～100cm或更长，其上疏生鳞片状小苞片；2～6花成一簇，散生在花序轴上，排成长穗状；花黄白色或淡紫色，有短梗，夜间开花，有香气；花被片6，2轮，长圆形，外轮有紫色脉纹，内轮淡黄色；雄蕊3，着生于内轮花被片中央，花药黄色；子房长卵形，3室。蒴果长圆形，长10～15mm，直径5～7mm，有纵棱6条，3室，每室有种子1～2个。

◎ **生境分布**

生于山坡、干燥丘陵或草原地带。分布于东北及河北、内蒙古、甘肃等省区。

◎ **采收加工**

春、秋二季采挖，除去须根及泥沙，晒干，习称"毛知母"；鲜时剥去外皮晒干，习称"光知母"或"知母肉"。

◎ **炮制及饮片**

知母：除去杂质，洗净，润透，切厚片，干燥，去毛屑。

盐知母：取知母片，加盐水拌匀，闷透，置锅内，以文火加热，炒干，取出，放凉。每100kg知母片用食盐2kg。

主治用法

用于外感热病，高热烦渴，骨蒸潮热，内热消渴，肠燥便秘。用量6～12g，水煎服。

委陵菜

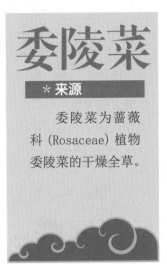

新编中草药实用图谱

＊来源

委陵菜为蔷薇科（Rosaceae）植物委陵菜的干燥全草。

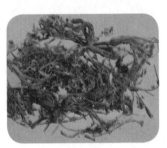

别　名

白头翁、老鸦爪、鸡爪草。

性味功能

味苦，性寒。有清热解毒、凉血止血、祛痰止咳的功能。

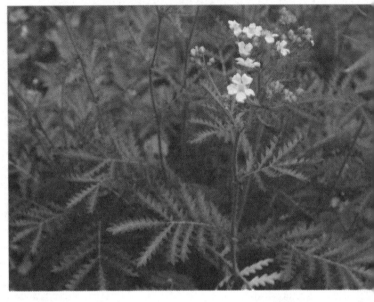

◎ 原植物

多年生草本，高30～60cm，全株密生长柔毛。主根圆锥形或圆柱形，木质化。茎直立或斜生。单数羽状复叶，先端小叶最大，两侧小叶渐小，有托叶；基生叶常有小叶15～31，连叶柄长30cm，叶柄被长绵毛；托叶披针形或椭圆状披针形，基部与叶柄连生；茎生叶小叶3～13，小叶长圆形或长圆状倒卵形，长1.5～6cm，宽0.6～1.5cm，先端尖，边缘缺刻状羽状深裂，裂片三角形，反卷，上面绿色，有疏短柔毛，下面灰白色，密生白色绵毛。聚伞花序顶生；花萼5，宽卵圆形，副萼线状披针形，与花萼互生；花瓣5，深黄色；雄蕊多数。花丝短；子房近卵形，花柱侧生，较短。瘦果卵圆形，有毛，多数，聚生于有绵毛的花托上，花萼宿存。花期5～8月，果期6～9月。

◎ 生境分布

生于向阳山坡或荒地。分布于全国大部分地区。

◎ 采收加工

4～8月间均可采挖，带根全草除去花枝及果枝，晒干。或将地上部分茎叶全除去，仅用根，也可将根叶分别入药，晒干。

◎ 炮制及饮片

除去杂质，洗净，润透，切段，晒干。

主治用法

用于赤痢腹痛，久痢不止，咯血，痔疮出血，咽喉炎，百日咳，吐血，痈肿疮毒。用量9～15g；外用鲜品适量，煎水洗或捣烂敷患处。

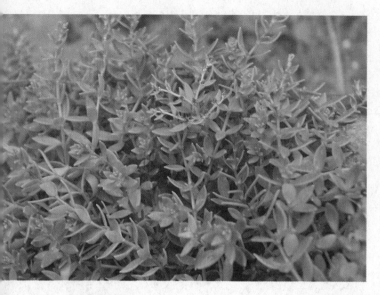

垂盆草

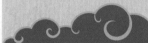
＊来源

垂盆草为景天科（Crassulaceae）植物垂盆草的干燥全草。

别 名

狗牙齿、鼠牙半支、白蜈蚣。

性味功能

味甘、淡，性凉。有清热、消肿利湿、解毒、排脓生肌、降低谷丙转氨酶的功能。

◎ **原植物**

多年生肉质草本，高 10～20cm。茎平卧或上部直立，光滑无毛，延伸长达 30cm，不育枝和花枝细弱，匍匐地面易生不定根，长 10～25cm。3 叶轮生，无柄；叶倒披针形或长圆形，长 15～25mm，宽 3～5mm，先端稍急尖，基部延茎下延成耳状，有距，全缘，肉质。聚伞状花序顶生或腋生，直径 5～6cm，有 3～5 个分枝；无花梗；萼片 5，披针形或长圆形，长 3.5～5mm，先端稍钝，基部无距；花瓣 5，淡黄色，披针形或长圆形，长 5～8mm，先端有较长短尖头；雄蕊 10，稍短于花瓣，排成 2 轮，鳞片小，楔状四方形；心皮 5，稍岔开，长 5～6mm，成熟后沿腹线开裂。蓇葖果，种子多数、

细小，卵圆形，有细乳头突起。花期 4～5 月，果期 6～7 月。

◎ **生境分布**

生于低山坡岩石上，山谷，阴湿处；也有栽培。分布于吉林、辽宁、贵州等省。

◎ **采收加工**

夏秋二季均可采收全株，但以秋季质量较佳。晒干或鲜用。

◎ **炮制及饮片**

除去泥沙杂质，干品切段。

主治用法

用于急性肝炎，迁延性肝炎，慢性肝炎，咽喉肿痛，口腔溃疡，痢疾，烧烫伤，痈肿疮疡，带状疱疹，毒蛇咬伤。用量 15～30g，鲜品 250g。外用鲜品适量。

使君子

❋ 来源

使君子为使君子科（Combretaceae）植物使君子的干燥成熟果实。

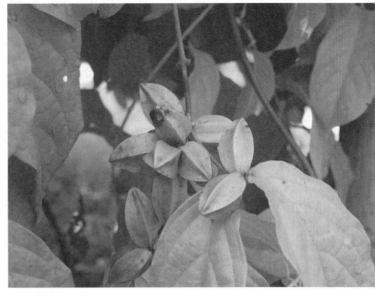

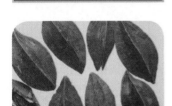

别　名

留球子、索子果。

性味功能

味甘，性温；有毒。有杀虫、消积、健脾的功能。

新编中草药实用图谱

◎ **原植物**

落叶藤状灌木，高 2～8m，幼株生黄褐色柔毛。叶对生，薄纸质；叶柄长约1cm，下部有关节，有毛，基部刺状；叶长椭圆状披针形，长 5～15cm，宽 2～6cm，先端渐尖，基部圆形或微心形，全缘，两面有黄褐色短柔毛，脉上尤多。穗状花序顶生，有花 10 余朵，着生较疏，下垂；每花下有苞片 1，披针形或线形；萼筒细管状，长约 7cm，先端 5 裂，裂片三角形，有柔毛及腺毛；花瓣 5，长圆形或倒卵形，长1.5～2cm，先端圆形，基部宽楔形，初放时白色，后渐转紫红色，雄蕊 10，排为上下 2 轮，上轮 5 枚外露。果实橄榄状，稍木化，长约 3cm，黑褐色或深棕色，有 5 棱，种子 1。花期 5～9 月，果期 6～10 月。

◎ **生境分布**

生于平地、山坡、路旁等向阳灌丛中，亦有栽培。分布于江西、福建、四川等省。

◎ **采收加工**

秋季果实成熟未开裂时采收，晒干或微火烘干，为"使君子"，除去果皮后为"君子仁"。

◎ **炮制及饮片**

使君子：除去杂质。用时捣碎。

使君子仁：取净使君子除去外壳。

主治用法

用于虫积腹痛，小儿疳积，乳食停滞，腹胀，泻痢。用量 4.5～9g。捣碎入煎剂或入丸散或单用作 1～2 次服。小儿每岁一粒半，总量不超过 20 粒。空腹连服 2～3 天，去壳取仁炒香嚼服。服药时，忌饮热茶。

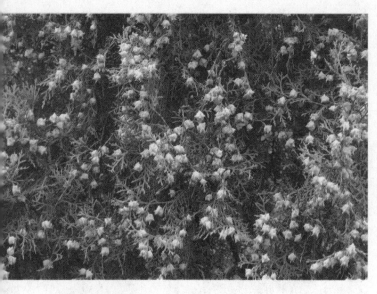

侧柏叶

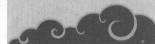
✳来源

侧柏叶为柏科
（Cupressaceae）植
物侧柏的干燥枝梢
及叶。

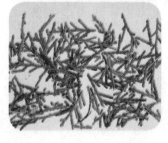

别　名

香柏、扁柏、柏树。

性味功能

味苦、涩，性微寒。有凉血、止血、清利湿热、生发乌发、祛痰止咳的功能。

◎ **原植物**

常绿乔木，高达20m，或灌木状。树皮浅纵裂，成薄片状脱落；分枝密，小枝扁平，排成平面，直展，叶鳞片状，绿色；叶交互对生，紧贴于枝上；叶片斜方形，气孔在两侧成2～4行。雌雄同株，球花单生于头年短枝顶端；雄球花黄褐色，雄蕊6～12；雌球花有3或4对球鳞，覆瓦状排列。球果卵状椭圆形，成熟前肉质，蓝绿色，被白粉，成熟后红褐色，木质，开裂，种鳞4对，扁平，背部顶端有反曲的尖头，中部种鳞各有种子1～2；种子卵圆形或长卵形，无翅或有棱脊。花期3～4月，种熟期9～10月。

◎ **生境分布**

生于平原、山坡或山崖。分布于除青海、新疆外的全国各地。

◎ **采收加工**

全年可采，以9～10月采收为好，剪下枝叶，阴干。

◎ **炮制及饮片**

侧柏叶：除去硬梗及杂质。

侧柏炭：取净侧柏叶，置热锅内，用武火炒至表面焦褐色，内部焦黄色时，取出，晾干。

主治用法

用于吐血、衄血、咯血、便血、血痢，崩漏下血，风湿痹痛，血热脱发，须发早白，咳嗽。用量6～12g。

佩兰

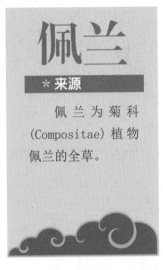

＊来源

佩兰为菊科 (Compositae) 植物佩兰的全草。

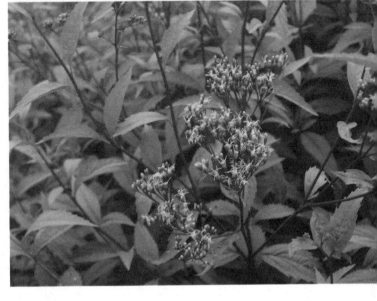

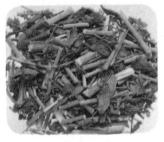

别 名

杭佩兰。

性味功能

味辛，性平。有发表去湿、和中化浊的功能。

◎ **原植物**

多年生草本，高 50～100cm。茎带紫红色。叶对生，下部叶常枯萎，中部叶有短枝；叶 3 全裂或深裂，中裂片长椭圆形或长椭圆状披针形，长 5～10cm，宽 1.5～2.5cm，上部叶常不分裂或全部不分裂，先端渐尖，边缘有粗齿或不规则锯齿，两面光滑或沿脉疏生柔毛，无腺点。头状花序顶生，排成复伞房花序，总苞钟状，总苞片 2～3 层，外层短，卵状披针形，中、内层苞片渐长，苞片紫红色或带淡红色，无毛，无腺点；每头状花序含 4～6 花，白色或带微红色，全为管状花，两性，花冠外无腺点，5 齿裂；雄蕊 5，聚药；子房下位，柱头 2 裂。瘦果圆柱形，熟时黑褐色，无腺点，冠毛白色。花期 7～11 月，果期 8～12 月。

◎ **生境分布**

佩兰生于路旁灌丛中或溪边，分布于陕西、山东及长江以南大部分地区。

◎ **采收加工**

夏秋季采收，割取地上部分，除净泥土，阴干或洗净，捞出稍润，去根，切段，晒干。

◎ **炮制及饮片**

除去杂质，洗净，稍润，切段，晒干。

主治用法

用于伤暑头痛，无汗发热，胸闷腹满，口中甜腻，口臭。用量 4.5～9g。阴虚、气虚者不宜用。

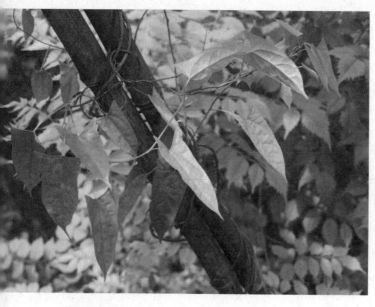

金果榄

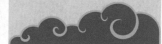

＊来源

金果榄为防己科（Menispermaceae）植物青牛胆或金果榄的干燥块根。

别　名

金牛胆、苦地胆。

性味功能

味苦，性寒。有清热解毒、利咽、止痛的功能。

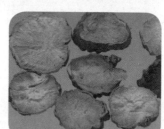

◎ **原植物**

草质，常绿藤本，具连珠状块根，膨大部分不规则球形，干时带灰色，有皱纹，断面黄色；枝纤细，常被柔毛或近无毛。叶纸质，披针状或长圆状箭形，偶有近戟形，长 7～15cm 或稍过之，顶端渐尖或尾尖，两面通常近无毛；掌状脉 5 条。聚伞花序腋生，疏散，通常有花数朵，单生或簇生，长约 2～5cm，总梗、分枝和花梗均丝状；小苞片 2；雄花：萼片 6，外轮小，长约 1mm，内轮倒卵形或阔倒卵形，长约 3mm 或稍过之，顶端钝或圆；花瓣 6，稍肉质，长约 1mm 或稍过之；雄蕊 6，与花瓣近等长或稍长；雌花：萼片与雄花相似；花瓣较小，常楔形；不育雄蕊 6，棒状；心皮 3，近无毛。核果红色，近球形，内果皮近半球形，宽约 6～8mm。花期 4 月，果期秋末。

◎ **生境分布**

苦地胆生于山谷、溪边、疏林下、山坡草丛或石缝中，分布于云南、广西等省区。

◎ **采收加工**

秋季采挖块根，洗净切片，烘干或晒干。

◎ **炮制及饮片**

除去杂质，浸泡，润透，切厚片，干燥。

主治用法

用于急性咽喉炎，扁桃体炎，口腔炎，急性胃肠炎，胃痛，细菌性痢疾。用量 3～9g。

金佛草

*来源

金佛草为菊科（Compositae）植物条叶旋覆花或旋覆花的干燥地上部分。

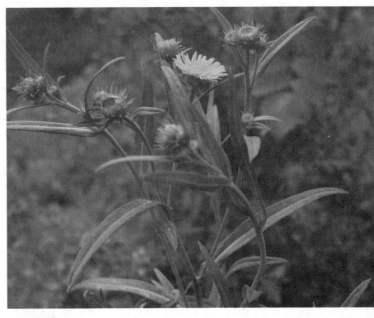

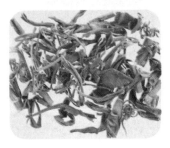

别 名

线叶旋覆花。

性味功能

味苦、辛、咸，性温。有降气、消痰、行水、止呕的功能。

◎ 原植物

多年生草本，被疏柔毛。基部叶花期多枯萎；上部叶互生，线状披针形或线形，长3～10cm，宽0.5～1cm，先端尖，基部渐窄，无小耳，全缘，边缘常反卷，下面有腺点及蛛丝状柔毛或长伏毛；无柄。头状花序枝顶单生或3～5朵呈伞房状排列；总苞半球形，总苞片4层，内层苞片除中脉外全为干膜质，有睫毛；边花舌状，黄色，先端3裂，背面有腺点；管状花先端5齿裂。瘦果圆柱形，被短粗毛，冠毛白色。花期7～9月，果期8～10月。

◎ 生境分布

条叶旋覆花生于山坡路旁，河岸田边，分布于我国东北、华北、华中、华东地区。旋覆花生于河滩、山谷、田埂、草丛及路边湿地，分布于东北、华北、西北、华东及湖北、湖南、广东、贵州、四川等地。

◎ 采收加工

夏、秋二季采割，晒干。

◎ 炮制及饮片

除去杂质，略洗，切段，干燥。

主治用法

用于风寒咳嗽，痰饮蓄结，痰壅气逆，胸膈痞满，喘咳痰多；外治疔疮肿毒。用量4.5～9g。外用鲜品适量，捣汁涂患处。

新编中草药实用图谱

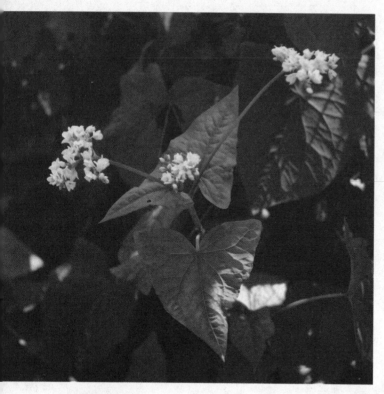

金荞麦

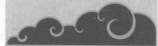

※来源

金荞麦为蓼科
（Polygonaceae）植
物野荞麦的根茎。

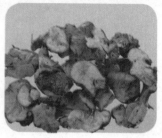

别　名

金锁银开、荞麦三七。

性味功能

味微辛、涩，性凉。有清热解毒、排脓祛瘀的功能。

◎ **原植物**

多年生草本。主根粗大，呈结节状，横走，红棕色。茎直立，常微带红色。叶互生，具长柄，托叶鞘筒状，膜质，灰棕色；叶片戟状三角形，先端长渐尖或尾尖状，基部戟状心形。花小，聚伞花序顶生或腋生，花被片5，白色；雄蕊8，花药红色，花柱3，向下弯曲。小坚果卵状三角棱形，表面平滑，角棱锐利。花期7～9月，果期10～11月。

◎ **生境分布**

生于荒地、路旁、河边阴湿地。分布于河南、江苏、安徽、浙江、江西、湖北、湖南、广东、广西、陕西、甘肃、西藏等省区。

◎ **采收加工**

秋季挖取根茎，洗净，阴干。

◎ **炮制及饮片**

除去杂质，洗净，润透，切厚片，晒干。

主治用法

用于肺脓疡，咽炎，扁桃体炎，痢疾，无名肿毒，跌打损伤，风湿关节炎。用量15～45g。

金钱草

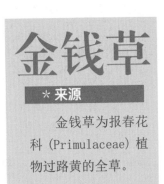

*来源

金钱草为报春花科 (Primulaceae) 植物过路黄的全草。

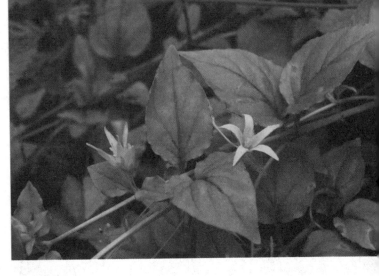

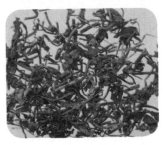

别名

大金钱草、一串钱、铜钱草、对座草、路边黄。

性味功能

味甘、咸，性微寒。有清热解毒、利尿排石、活血散瘀的功能。

◎ **原植物**

多年生草本。茎柔弱，匍匐地面，长 20～60cm，淡绿带红色，无毛或微具短柔毛。叶对生，叶柄与叶片约等长；叶片心形或宽卵形，长 1.5～4cm，宽 1～3.5cm，先端钝尖或钝形，基部心形或近圆形，全缘，两面均有黑色腺条，无毛或微具短柔毛，主脉 1，于叶之背面隆起。花成对腋生，花梗较叶柄稍长或长达叶端；花萼 5 深裂，裂片披针形，长约 4mm，通常绿色，外面有黑色腺条；花冠 5 裂，黄色，基部相连，裂片椭圆形，长约 1cm，先端尖，有明显的黑色腺条；雄蕊 5，与花瓣对生，花丝不等长，上部分离，基部联合成筒状；花柱单一，圆柱状，柱头圆形，子房上位，卵圆形，

1 室，特立中央胎座，胚珠多数。蒴果球形，直径约 2.5mm，有黑色短腺条。花期 5～7 月，果期 6～8 月。

◎ **生境分布**

生长于路边、沟边及山坡、疏林、草丛阴湿处。分布于河南、四川等省。

◎ **采收加工**

4～6 月采收，拔取全草，除去杂质，切段，晒干备用或鲜用。

◎ **炮制及饮片**

除去杂质，略洗，切段，晒干。

主治用法

用于胆结石，胆囊炎，黄疸型肝炎，泌尿系结石，水肿，毒蛇咬伤，毒草及药物中毒；外用治疗化脓性炎症，烧烫伤。用量 15～60g。

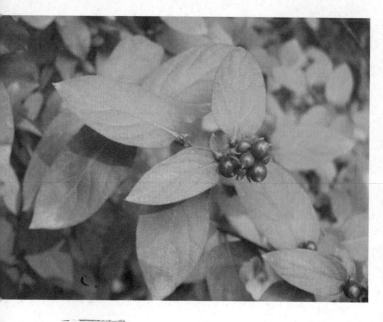

金银花

*来源

金银花为忍冬科（Caprifoliaceae）植物忍冬花蕾或初开的花。

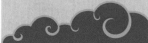

别 名

二花（通称）、忍冬藤、银花藤。

性味功能

味甘，性寒。有清热解毒、凉散风热、抗癌的功能。

◎ **原植物**

半常绿缠绕灌木。茎似藤蔓，中空，多分枝，幼枝绿色或暗红褐色，密生黄褐色、开展的硬直糙毛，并杂有腺毛和柔毛；老枝红棕色，毛少或光滑。叶对生；叶柄长 4～10mm；叶卵形或长卵形，长 2.5～8cm，宽 1～5.5cm，先端短渐尖或钝，基部圆形，或近心形，全缘，两面有短柔毛。花成对腋生，初开白色，后渐变黄色；花梗密生短柔毛；苞片叶状，1 对，卵形或椭圆形，长 2～3cm；小苞片长约 1mm，离生；花萼筒状，短小，5 裂，先端尖，有长毛；花冠筒状，长 3～4cm，白色，基部向阳面稍带紫色，后变黄色，外面有倒生开展或半开展糙毛和长腺毛，唇形，上唇 4 裂，下唇反转；

雄蕊 5；子房上位，花柱和雄蕊超出花冠。浆果球形，熟时黑色，有光泽。花期 4～6月，果期 7～10 月。

◎ **生境分布**

生于山坡灌丛或疏林中、田埂、路边等处。分布于全国大部分地区。

◎ **采收加工**

夏初花开放前采收，干燥；或用硫黄熏后干燥。

主治用法

用于温病发热，风热感冒，热毒血痢，痈肿疔疮，喉痹，丹毒，扁桃体炎，急性乳腺炎，急性结膜炎，钩端螺旋体病，宫颈糜烂，肺脓疡，大叶性肺炎，外伤感染。用量 6～15g。

金樱子

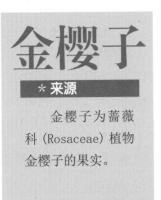

*来源

金樱子为蔷薇科 (Rosaceae) 植物金樱子的果实。

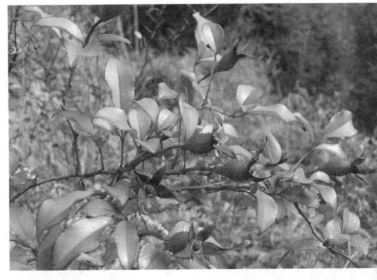

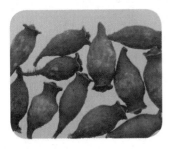

别名

糖罐子、刺梨、刺橄榄、倒挂金钩。

性味功能

味酸、甘、涩，性平。有益肾、涩精、止泻、缩尿、止带的功能。

◎ 原植物

常绿攀援灌木，高达 5m。茎有倒钩状皮刺和刺毛。叶单数羽状互生；叶柄长达 2cm，有棕色脉点及细刺；托叶条形，与叶柄分离，早落；小叶 3 或 5 片，椭圆状卵形或披针状卵形，革质，长 2～7cm，宽 1.5～4.5cm，先端尖，基部宽楔形，边缘有细锐锯齿，上面光泽，下面中脉、叶柄和叶轴有小皮刺和刺毛。花大，单生于侧枝顶端，直径 5～9cm；花梗长达 3cm，有直刺；花托膨大，有细刺；萼片 5，卵状披针形，宿存；花瓣 5，白色，平展倒广卵形；雄蕊多数；雌蕊有数心皮，离生，有茸毛。花柱线形。柱头圆形。蔷薇果梨形或倒卵形，熟时黄红色，外有直刺，顶端有长弯宿萼，内有多数瘦果。花期 3～4 月，果期 6～12 月。

◎ 生境分布

生于向阳多石山坡灌木丛中，或山谷两旁。分布于华东、华中、云南等地区。

◎ 采收加工

秋季采收成熟果实，晾晒后放入桶内搅动，搓去毛刺，晒干。

◎ 炮制及饮片

金樱子：除去杂质，洗净，干燥。

金樱子肉：取净金樱子，略浸，润透，纵切两瓣，除去毛、核，干燥。

主治用法

用于遗精滑精，遗尿，尿频，崩漏带下，久泻久痢，子宫脱垂。用量 6～12g。

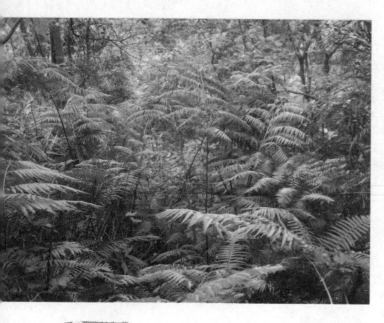

狗脊

❋ 来源

狗脊为蚌壳蕨科 (Dicksoniaceae) 植物金毛狗脊的根茎。

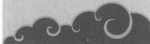

别 名

金毛狗、金毛狮子、猴毛头。

性味功能

味苦、甘，性温。有补肝肾、强腰膝、除风湿的功能。

◎ **原植物**

多年生大型蕨类植物，高达 3m。根茎粗壮，顶端同叶柄基部密生金黄色长柔毛，有光泽。叶簇生，叶柄粗壮，基部扁三角状，扭曲，凹面密生鳞毛；叶片近革质，阔卵状三角形，长达 2cm，3 回羽状分裂；羽片互生，下部羽片卵状披针形，长 30～80cm，上部羽片逐渐短小；小羽片线状披针形，渐尖，羽状深裂至全裂，末回裂片镰状披针形，边缘具浅锯齿。孢子囊群生于裂片侧脉顶端，每裂片上有 1～6 对，囊群盖 2 瓣，内瓣较小，双唇状，形如蚌壳，棕褐色，成熟时侧裂。

◎ **生境分布**

生于山脚沟边及林下阴处酸性土壤中。分布于浙江、江西、福建、云南等省。

◎ **采收加工**

秋末至冬季采收质量为好。掘出根茎，除去地上部分及金黄色柔毛，洗净后直接晒干，称生狗脊条。

◎ **炮制及饮片**

狗脊：除去杂质；未切片者，洗净，润透，切厚片，干燥。

烫狗脊：取洁净河沙置锅内，一般用武火炒热后，加入生狗脊片，不断翻动，烫至表面鼓起时，取出，筛去河沙，放凉后除去残存茸毛。

主治用法

用于风寒湿痹，腰背强痛，足膝无力，小便失禁，白带过多。用量 4.5～9g。肾虚有热、小便不利或短涩黄赤、口苦舌干者忌服。

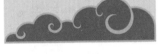

肿节风

＊来源

肿节风为金粟兰科 (Chloranthaceae) 植物草珊瑚的全草。

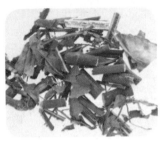

别　名

接骨金粟兰、九节风、九节茶、九节兰、节骨茶。

性味功能

味苦、辛，性微温。有祛风通络、活血化瘀、接骨、抗菌消炎的功能。

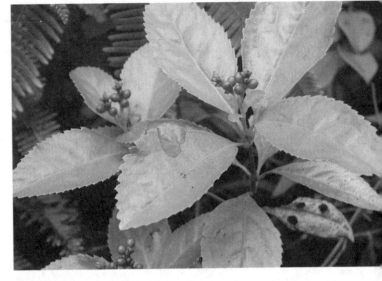

◎ 原植物

常绿半灌木，高 45～150cm，全体无毛。茎数枝丛生，绿色，节部明显膨大。单叶，对生，近革质，亮绿色。叶柄长 0.5～1.5cm，两叶柄基部略合生；托叶小，锐三角形。叶片卵状披针形或长椭圆形，长 5～18cm，宽 2～7cm，先端渐尖，基部楔形，叶缘有粗锐锯齿，齿尖具 1 腺体。花两性，无花梗，苞片 2，黄绿色，钝三角状，宿存，无花被；雄蕊 1，部分贴生于心皮的远轴一侧，药发达，肉质肥厚，棒状至圆柱状，或背腹压扁，花药 2 室，纵裂，白色，生于药隔上部两侧，侧向或有时内向；雌蕊 1，由 1 心皮组成；子房下位，球形或卵形，1 室，具下垂直生胚珠 1，无花柱，柱头近头状。核果球形，亮红色，直径 3～4mm。胚乳丰富，胚微小。花期 6～7 月，果期 8～10 月。

◎ 生境分布

生于山沟溪谷旁林下阴湿处。分布于安徽、浙江、江西、福建、四川等省。

◎ 采收加工

夏、秋季采收，除去杂质，晒干或鲜用。

◎ 炮制及饮片

除去杂质，洗净，润透，切段，晒干。

主治用法

用于风湿性关节炎、腰腿痛、跌打损伤、肺炎、阑尾炎、急性蜂窝组织炎、肿瘤。用量 9～30g。外用适量，鲜品捣烂或干品研粉，以酒调敷患处。

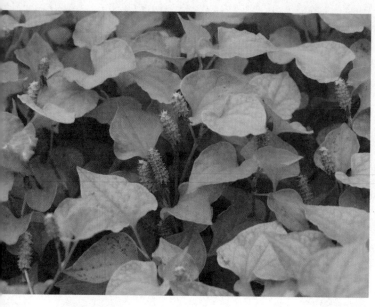

鱼腥草

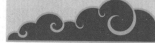

来源

鱼腥草为三白草科（Saururaceae）植物蕺菜的干燥地上部分或新鲜全草。

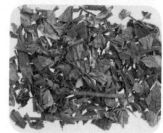

别　名

狗腥草、侧耳根、臭菜。

性味功能

味辛，性微寒。有清热解毒、利尿消肿的功能。

◎ **原植物**

多年生草本，高 15～50cm，全株有鱼腥臭味，茎下部伏地。节上生根，上部直立，茎叶常带紫红色。托叶膜质，线形，长 1～1.5cm；叶柄长 3～5cm；单叶互生，心形或宽卵形，长 3～8cm，宽 4～6cm，先端短渐尖，基部心形，全缘，上面绿色，下面常紫红色，有多数腺点，叶脉 5～7 条，脉上有柔毛；下部叶常与叶柄合生成鞘，有缘毛，基部扩大抱茎。穗状花序顶生，与叶对生；总苞 4，长圆形或倒卵形，长 1～1.5cm，宽 5～6mm，白色，花瓣状，花小而密，无花被，仅有极小的 1 小苞片；雄蕊 3，花丝下部与子房合生；雌蕊由 3 个下部合生心皮组成，子房上位，1 室，胚珠多数，花柱 3，柱头侧生。蒴果卵形，长约 3mm，顶端开裂。花期 5～7 月，果期 7～9 月。

◎ **生境分布**

生于山地沟边、林边阴湿地。分布于华北、西北、华中及长江以南各省区。

◎ **采收加工**

夏季茎叶茂盛花穗多时采割，除去杂质，晒干。

◎ **炮制及饮片**

除去杂质，迅速洗净，切段，晒干。

主治用法

用于肺脓疡，痰热咳嗽，肺炎，水肿，脚气，尿道感染，白带过多，痈疖肿毒，化脓性中耳炎，痢疾，乳腺炎，蜂窝组织炎，毒蛇咬伤。用量 15～30g，鲜品 30～60g。

京大戟

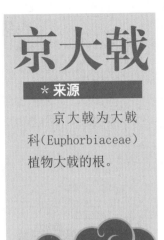

＊来源

京大戟为大戟科(Euphorbiaceae)植物大戟的根。

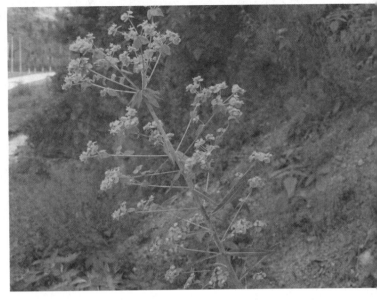

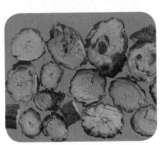

别　名

龙虎草、九头猫儿眼、膨胀草。

性味功能

味苦，性寒；有毒。有泻水逐饮、消肿散结的功能。

◎ **原植物**

多年生草本，高 30～80cm，全株含乳汁。根细长，圆锥状。茎直立，上部分枝，被白色短柔毛，基部稍紫色。叶互生,近无柄,长圆状披针形或披针形，长 3～8cm，宽 0.5～1.4cm，先端尖，基部稍狭，全缘，边缘反卷。伞形聚伞花序顶生，常有 5 伞梗，伞梗顶端着生 1 杯状聚伞花序，基部有卵形或卵状披针形苞片，5 片轮生，较宽大，杯状花序总苞坛形，先端 4 裂，腺体 4，椭圆形；无花瓣状附属物。种子卵形，光滑，灰褐色。花期 4～5 月，果期 6～7 月。

◎ **生境分布**

生于山坡、路旁、荒地、林缘及疏林下。除新疆及西藏外，分布几乎遍及全国。

◎ **采收加工**

春、秋季挖取根部，洗净，晒干。

◎ **炮制及饮片**

京大戟：除去杂质，洗净，润透，切厚片，干燥。

醋京大戟：取京大戟加醋浸拌，放锅内与醋同煮，至将醋吸尽，切段，晒干。每京大戟 100kg 用醋 30～50kg。

主治用法

用于水肿胀满，痰饮积聚，胸膜炎积水，气逆喘咳，二便不利，晚期血吸虫病腹水，肝硬化腹水及精神分裂症；外治疔疮疖肿。用量醋制品 1.5～3g；研粉吞服 0.3～1g，外用适量，研末调敷。孕妇忌服，体弱者慎用。不宜与甘草同用。

新编中草药实用图谱

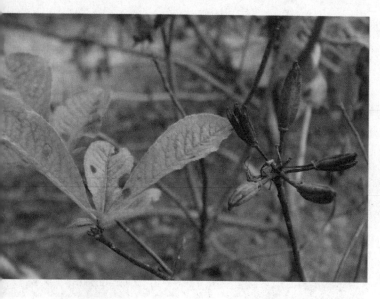

闹羊花

＊来源

闹羊花为杜鹃花科 (Ericaceae) 植物羊踯躅的花。

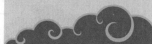

别 名

黄牯牛花、黄杜鹃。

性味功能

味辛，性温；有大毒。有祛风除湿、散瘀定痛、杀虫的功能。

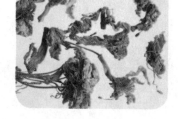

◎ **原植物**

落叶灌木，高 1～2m。幼枝密生短柔毛及刚毛，老枝灰褐色，光滑无毛。单叶互生，叶柄长 2～6mm，有白色柔毛；叶纸质，长椭圆形、长椭圆状披针形或倒披针形，长 5～12cm，宽 2～4cm，先端钝，有凸尖，基部楔形，全缘，常反卷，边缘有睫毛，上面疏生粗壮毛，下面密生灰白色短柔毛。花多数，集成顶生伞形总状花序，花先叶开放或同时开放；花萼 5 浅裂，裂片小，半圆形，宿存，密生短毛；花冠钟状漏斗形，直径 4～5cm，不整齐 5 中裂，金黄色，上 1 裂片较大，有绿色斑点，先端稍反卷，外疏生短柔毛；雄蕊 5，与花冠等长或伸出花冠外，花药顶孔开裂；雌蕊长于雄蕊，子房上位，卵形，密生白色，5 室。蒴果长椭圆形，长约 3cm，熟时深褐色，有疏硬毛。种子多数，有膜质薄翅。花期 4～5 月，果期 6～7 月。

◎ **生境分布**

生于山坡、丘陵地灌木丛中，适酸性土壤。分布于河南、安徽、四川等省。

◎ **采收加工**

4～5 月花盛开时采收，鲜用或阴干或晒干，如遇雨天可用文火焙干。

主治用法

用于风湿痹痛，跌打损伤，皮肤顽癣，龋齿痛。用量 0.6～1.5g。浸酒或丸散；外用适量，水煎洗或鲜品捣烂敷患处。

卷柏

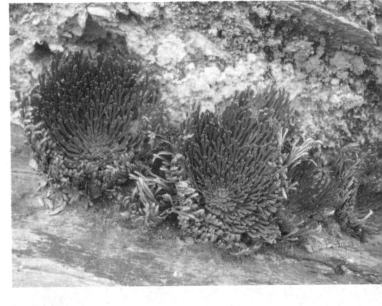

＊来源

卷柏为卷柏科（Selaginellaceae）植物卷柏、垫状卷柏的干燥全草。

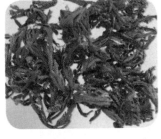

别名

九死还魂草、见水还阳草。

性味功能

味辛，性平。有活血止血的功能。生用活血，炒用止血。

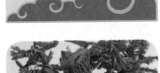

◎ 原植物

多年生常绿草本。主茎短，直立。须根聚生成短干。枝丛生成莲座状，干后内卷如拳。2～3次羽状分枝，背腹扁平，高5～15cm。叶二形，侧叶斜卵状钻形，长2.5～3mm，宽1.5mm，先端具长芒，外缘向下面反卷，具微细锯齿，内缘薄，宽膜质；中叶两排，斜向排列，内缘不形成二平行线，斜卵状披针形，长约2mm，先端具长芒。孢子囊穗生枝顶，四棱形；孢子叶卵状三角形，先端具长芒。

◎ 生境分布

生于山坡岩石缝中或岩石上。卷柏分布于全国各地；垫状卷柏分布于河北、河南、湖北、广西及西南地区等省区。

◎ 采收加工

全年均可采收，除去须根及泥沙，晒干。

◎ 炮制及饮片

卷柏：除去残留须根及杂质，洗净，切段，晒干。

卷柏炭：取净卷柏，置热锅内，用武火炒至表面焦黑色，取出，晾干。

主治用法

生用于经闭，癥瘕，跌打损伤。炒用于咯血，吐血，便血，尿血，脱肛，经血过多，创伤出血，子宫出血。用量4.5～9g。水煎服，浸酒或入丸、散。外用适量，捣烂或研末调敷。孕妇忌服。

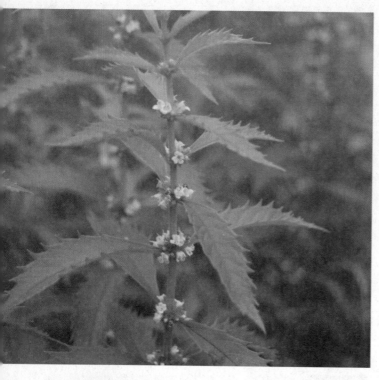

泽兰

* 来源

泽兰为唇形科 (Labiatae) 植物毛叶地瓜儿苗的干燥地上部分。

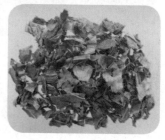

性味功能

味苦、辛，性微温。有活血化瘀、行水消肿的功能。

◎ 原植物

多年生草本。根茎横走，具节，节上密生须根，先端肥大呈圆柱形。茎直立，通常不分枝。叶为长圆状披针形，长 4～8cm，宽 1.2～2.5cm，先端渐尖，基部渐狭，叶缘具锐尖粗牙齿状锯齿，两面均无毛，侧脉 6～7 对。轮伞花序，多花密集；苞片卵圆形至披针形，先端具刺尖；花萼钟形，长 3mm，两面无毛，外面具腺点，萼齿 5，披针状三角形，具刺尖头，边缘具小缘毛；花冠白色，长约 5mm，冠檐为不明显的二唇形，上唇近圆形，下唇 3 裂，中裂片较大；雄蕊仅前对能育，超出于花冠，后对雄蕊退化，先端棍棒状；花柱先端具相等的

2 浅裂，裂片线形。小坚果，倒卵圆状四边形，褐色，边缘加厚。花期 6～9 月，果期 8～10 月。

◎ 生境分布

生于沼泽地，水边等潮湿处。亦有栽培。分布于全国大部分地区。

◎ 采收加工

夏、秋间茎叶茂盛时采割，晒干。

◎ 炮制及饮片

除去杂质，略洗，润透，切段，干燥。

主治用法

用于月经不调，经闭，痛经，产后瘀血腹痛，水肿，痈肿疮毒，跌打损伤等。用量 6～12g。

泽泻

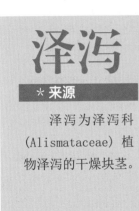

＊来源

泽泻为泽泻科
(Alismataceae) 植物泽泻的干燥块茎。

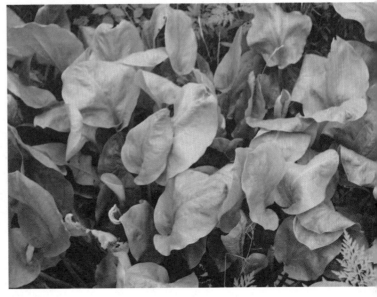

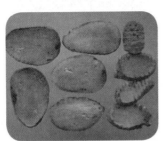

别　名

水泽、如意菜、水白菜。

性味功能

味甘，性寒。有利尿、渗湿、清热的功能。

◎ **原植物**

多年生沼泽生草本植物，高50～100cm。块茎球形，直径达4.5cm，皮褐色，密生多数须根。叶基生；叶柄长10～40cm，基部膨大呈鞘状；叶卵状椭圆形，长5～18cm，宽2～10cm，先端短尖，基部心形或圆形，全缘，光滑无毛。花茎由叶丛中生出，花序常有5～7轮分枝，集成大型轮生状圆锥花序；总苞片和小苞片3～5，披针形或线形，先端长渐尖；雄蕊6；雌蕊心皮多数，分离，子房倒卵形，侧扁，花柱侧生，弯曲。瘦果多数，扁平，倒卵形，长1.5～2mm，褐色，花柱宿存。花期6～8月，果期7～9月。

◎ **生境分布**

生于浅沼泽地、水稻田及潮湿地。多有栽培。分布于全国大部分地区。

◎ **采收加工**

冬季采挖块茎；去除茎叶，洗净泥沙，用火焙5～6天，干后装入竹笼内，往来撞擦，除去须根及粗皮，晒干。

◎ **炮制及饮片**

泽泻：除去杂质，稍浸，润透，切厚片，干燥。

盐泽泻：取泽泻片，加盐水拌匀，闷透，置锅内，以文火加热，炒干，取出，放凉。每100kg净泽泻片用食盐2kg。

主治用法

用于小便不利，水肿胀满，泄泻尿少，痰饮眩晕，热淋涩痛，呕吐，尿血，脚气，高脂血症。用量6～9g。

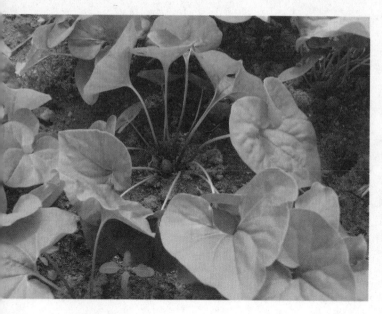

细辛

＊来源

细辛为马兜铃科（Aristolochiaceae）植物北细辛、汉城细辛或华细辛的干燥根茎及根。

别　名

华细辛、小辛、少辛。

性味功能

味辛，性温。有祛风散寒、通窍止痛、温肺化饮的功能。

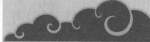

◎ 原植物

多年生草本植物，高 10～30cm。根状茎横走，直径约 3mm，顶端生长数棵植株，下生多数细长黄白色的根，根约 1mm，手捻之有辛香。叶每株 2～3 片，生于基部；叶片呈卵状心形或近肾形，长 4～9cm，宽 6～12cm，先端圆钝或急尖，基部心型至深心型，两侧圆耳状，上下两面均多少有疏短毛，下面的毛较密。芽苞叶近圆形。花单一，由两叶间抽出，花紫棕色、稀紫绿色；花梗长 3～5cm，花期在近花被管处呈直角弯曲，果期直立。雄蕊 12，交错排列在子房中下部，药隔不伸出，花丝与花药近等长；子房半下位或几近上位，近球形，花柱 6，顶端分枝为二，柱头着生于裂槽外侧。

◎ 生境分布

生于潮湿环境，在排水良好，腐殖质较厚，湿润肥沃的土壤中最多。分布于东北，辽宁有人工栽培。

◎ 采收加工

细辛移栽后生长 3～5 年，直播田生长 5～6 年后于 8 月中旬至 9 月中旬采收。以 9 月中旬采收质量最佳。采收时，挖出植株全部根系，去掉泥土，置于阴凉通风处阴干即可。

◎ 炮制及饮片

除去杂质，喷淋清水，稍润，切段，阴干。

主治用法

用于风寒感冒，头痛，牙痛，鼻塞鼻渊，风湿痹痛，痰饮喘咳。用量 1～3g；外用适量。

荆芥

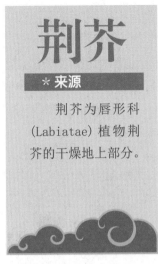

*来源

荆芥为唇形科
(Labiatae)植物荆
芥的干燥地上部分。

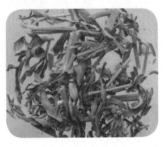

别名

香荆芥、四棱杆蒿。

性味功能

味辛，性微温。生用有解表散风、透疹的功能。炒炭有止血的功能。

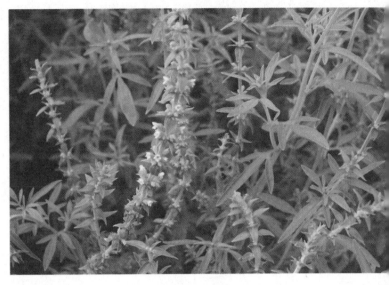

◎ 原植物

一年生草本，高50～80cm，有强烈香气，全株有灰白色短柔毛。茎直立，四棱形，基部棕紫色，上部多分枝。叶对生，茎基部叶无柄或近无柄，羽状深裂，裂片5，中部及上部叶无柄，羽状深裂，裂片3～5，线形，长1.5～2cm，宽2～4mm，全缘，两面均有白色柔毛，背面具凹陷腺点。轮伞花序多轮密集枝顶成穗状花序，长3～8cm，基部花序较疏散，苞片线形，无柄。小坚果，卵形或椭圆形，长约1mm，光滑，棕色。花期6～7月，果期8～9月。

◎ 生境分布

生于山麓或村庄附近，多为栽培。分布于东北、华北、华东、云南等省区。

◎ 采收加工

秋季花开到顶，花穗绿色时采割，除去杂质，晒半干捆成小把，再晒全干。

◎ 炮制及饮片

荆芥：除去杂质，喷淋清水，洗净，润透，切段，晒干。

荆芥穗：摘取花穗。

荆芥炭：取荆芥段，置热锅内，用武火炒至表面黑褐色时，取出，晾干。

芥穗炭：取净荆芥穗，置热锅内，用武火炒至表面黑褐色时，取出，晾干。

主治用法

用于感冒，发热，头痛，咽喉肿痛，麻疹不透，荨麻疹初期，疮疡初期，瘰疬。炒炭用于吐血，衄血，便血，崩漏，产后血晕等。用量4.5～9g。

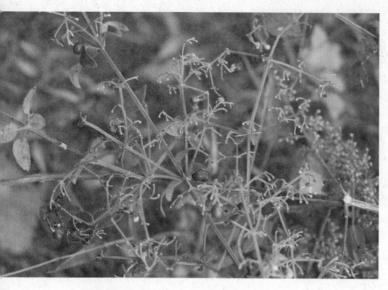

茜草

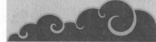
＊来源

茜草为茜草科（Rubiaceae）植物茜草的干燥根及根茎。

别　名

小活血、娘娘全全、涩拉秧。

性味功能

味苦，性寒。有凉血、止血、活血祛瘀、通经活络、止咳化痰功能。

◎ **原植物**

多年生攀援草本，长1～3m。根丛生，数条或数十条，圆柱形，外皮紫红色或橙红色。茎四棱形，棱上生多数倒生小刺。叶4片轮生，有长柄，叶片卵状心形或三角状卵形、宽卵形至窄卵形，变化较大，长2～6cm，宽1～4cm，先端急尖，基部心形，下面沿中脉及叶柄生倒钩刺，全缘，基出脉5。聚伞花序圆锥状，腋生或顶生；花小，淡黄白色；花冠辐状，5裂，裂片卵状三角形，基部联合；雄蕊5，生于花冠管上，花丝较短。浆果球形，肉质，熟时红色转黑色。花期6～9月，果期8～10月。

◎ **生境分布**

生于山坡、路旁、沟边、田边、灌丛中及林缘。分布于全国各地区。

◎ **采收加工**

秋季采挖，除去茎苗、须根，洗净泥土，晒干或烘干。

◎ **炮制及饮片**

茜草：除去杂质，洗净，润透，切厚片或段，干燥。

茜草炭：取茜草片或段，置热锅内，用武火炒至表面焦黑色时，取出，晾干。

主治用法

用于吐血、衄血、尿血、便血、崩漏、经闭腹痛，月经不调，风湿关节痛，跌打损伤，瘀滞肿痛，黄疸，慢性气管炎，神经性皮炎。用量6～9g。外用适量，研粉调敷或煎水洗患处。

澄茄子

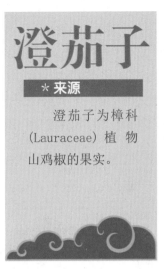

＊来源

澄茄子为樟科 (Lauraceae) 植物山鸡椒的果实。

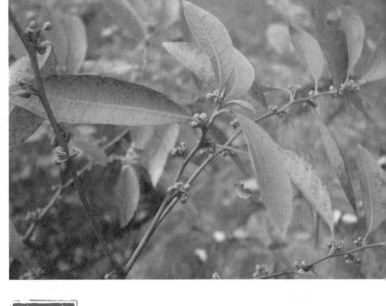

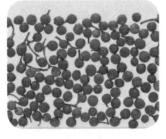

别 名

荜澄茄、山苍树、山姜、木姜。

性味功能

味辛，性温。有温中下气、散寒止痛的功能。

◎ **原植物**

落叶灌木或小乔木，高 3～10m。树皮幼时黄绿色，老则灰褐色；小枝细长，绿色，无毛，有香气。叶互生；薄纸质，叶柄长 4～12mm，叶片披针形或长椭圆形，长 4～11cm，宽 1.5～2.5cm，先端尖，基部楔形，全缘，上面深绿色，下面带绿苍白色，无毛。雌雄异株，花呈腋生的伞形束状聚伞花序，先叶而出，总花梗纤细，有花 4～6 朵；花小，花被片 6，椭圆形，长约 2mm，雄花具能育雄蕊 9，内向，3 轮，每轮 3 枚，第 3 轮雄蕊基部有 2 腺体，花药 4 室，瓣裂，中央有退化雌蕊；雌花具有退化雄蕊 6～12，呈舌状，柱头呈头状而扁宽，花柱短，子房卵圆形。浆果状核果近球形，

直径 4～5mm，熟时黑色，果梗长 3～5mm，总梗长 7～10mm。花期 4～5 月，果期 7～11 月。

◎ **生境分布**

生于向阳山坡、丘陵、林缘灌丛及疏林中。分布于江苏、浙江、江西、福建、湖北、湖南、广东、广西、云南、贵州、四川等省。

◎ **采收加工**

秋季果实成熟时采收，除去杂质，晒干。

主治用法

用于胃寒呕吐呃逆，气滞胸腹胀痛，寒疝腹痛，寒证小便不利，小便浑浊。用量 1.5～3g。

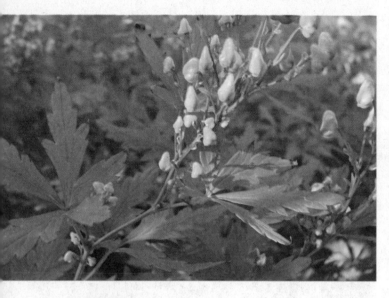

草乌

＊来源

草乌为毛茛科（Ranunculaceae）植物北乌头的干燥块根。

别　名

五毒根。

性味功能

味辛、苦，性热；有大毒。有祛风、除湿、散寒、止痛、祛痰、消肿、麻醉的功能。

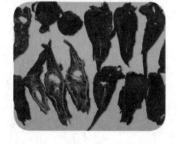

◎ 原植物

多年生草本，高70～150cm。块根倒圆锥形，长2.5～5cm，直径1～1.5cm，黑褐色。茎直立，粗壮。叶互生，有柄，坚纸质，轮廓卵圆形，长6～14cm，宽8～19cm，3全裂，几达基部，裂片菱形，再裂深浅不等的羽状缺刻状分裂，最终裂片三角状披针形或线状披针形，先端尖，上面疏生短毛。花序总状，或有时呈狭圆锥花序，花序轴无毛或花梗上生短毛；花萼5，蓝紫色，上萼片盔形，长1.5～2cm；侧萼片倒卵状圆形，长1.4～1.7cm，下萼片长圆形，长1～1.5cm；密叶2，有长爪，距拳卷；雄蕊多数。蓇葖果长1.3～1.6cm。种子有膜质翅。花期7～8月，果期8～9月。

◎ 生境分布

生于山地、丘陵草地、林下。分布于河北、山东、山西、贵州、云南等地。

◎ 采收加工

秋季茎叶枯萎时采挖，除去须根泥沙，干燥。

◎ 炮制及饮片

除去杂质，洗净，干燥。

主治用法

用于风寒湿痹，肢体关节冷痛或麻木瘫痪，心腹冷痛，大骨节病，手足拘挛，痰癖等症；外用于痈疽疔癣。用量炮制品1.5～4.5cm。宜先煎、久煎。外用适量，研末涂敷患处或煎水洗。生品内服宜慎，需炮制后用。孕妇忌服。反半夏、栝楼、白蔹、白及、贝母；畏犀牛角。

草豆蔻

＊来源

草豆蔻为姜科
（Zingiberaceae)
植物草豆蔻的干燥
近成熟种子。

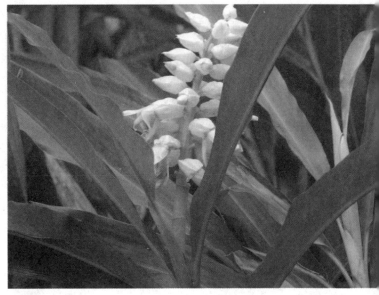

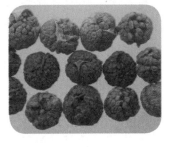

别　名

草蔻、草蔻仁、扣仁。

性味功能

味辛，性温。有燥湿健脾、温胃止呕的功能。

◎ 原植物

多年生丛生草本，高1～2m。根茎
粗壮，红棕色。茎绿色，粗壮。叶二列，
有短柄，长约2cm，叶鞘抱茎，叶舌革质，
卵形，有粗柔毛；叶片狭椭圆形或披针
形，长45～60cm，宽4～10cm，先端
渐尖，基部楔形，全缘，有缘毛，两面
有疏毛或无毛。总状花序顶生，总梗长
达30cm，花序轴密被黄白色粗柔毛；花
疏生，花梗被柔毛；苞片白色，宽椭圆形，
先端钝圆，有短尖头，基部连合，被粗毛；
萼钟形，白色，长1.5～2cm，顶端3钝齿，
外生疏长柔毛，宿存；唇瓣三角状卵形，
白色，长约4cm，宽约3.5cm，先端2浅
裂，边缘有缺刻；雄蕊1，花丝扁平；
子房下位，被绢毛，有附属体，柱头锥

状，有缘毛。蒴果圆球形，直径3.5cm，
不开裂，有粗毛，熟时黄色。花期4～6
月，果期6～8月。

◎ 生境分布

生于沟谷、河边、林缘阴湿处或草
丛中。分布于广东、海南、广西等省区。

◎ 采收加工

夏、秋二季采收，晒至九成干，或
用水略烫，晒至半干，除去果皮，取出
种子团，晒干。

◎ 炮制及饮片

除去杂质。用时捣碎。

主治用法

用于胃寒腹痛，脘腹胀满，冷痛，
嗳气，呕吐，呃逆，食欲不振。用
量3～6g。

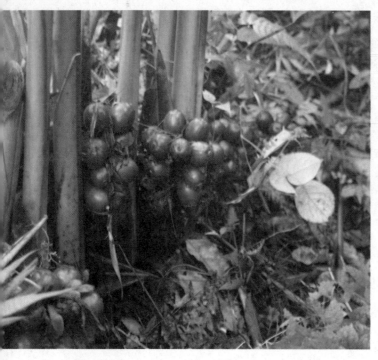

草果

来源

草果为姜科（Zingiberaceae）植物草果的成熟干燥果实。

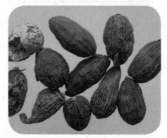

性味功能

味辛，性温。有燥湿温中、除痰截疟的功能。

◎ **原植物**

多年生丛生草本，全株有辛辣气味。根茎短粗，横走，绿白色。茎粗壮，直立或稍倾斜。叶二列；叶鞘开放，抱茎，淡绿色，被疏柔毛，边缘膜质；叶舌先端圆形，膜质，锈褐色，被疏柔毛；叶片长椭圆形或披针状长圆形，40～70cm，宽5～18cm，先端渐尖，基部楔形，全缘，边缘干膜质。花序从茎基部抽出，卵形或长圆形；苞片长圆形至卵形，先端钝圆，浅橙色；花冠白色；唇瓣中肋两侧具紫红色条纹。蒴果长圆形或卵状椭圆形，顶端具宿存的花柱残基，果皮熟时红色，干后紫褐色，有不规则的纵皱纹（维管束）；基部有宿存的苞片。花期4～5月，果期6～9月。

◎ **生境分布**

生于山坡疏林下。有栽培。分布于广西、云南和贵州等省区。

◎ **采收加工**

8～9月果熟时摘取果实，晒干。过晚则果实开裂。

◎ **炮制及饮片**

草果仁：取草果，清炒至焦黄色并微鼓起，去壳，取仁。用时捣碎。

姜草果仁：取净草果仁，加适量姜汁，炒干。用时捣碎。

主治用法

用于寒湿内阻，脘腹胀痛，痞满呕吐，疟疾寒热。用量3～6g。

茵陈

来源

茵陈为菊科植物（Compositae）茵陈蒿和滨蒿的干燥地上部分。

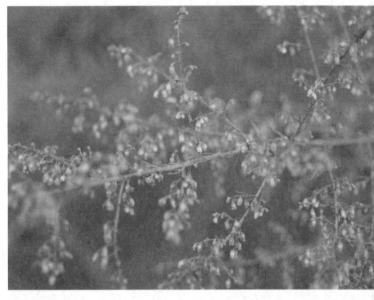

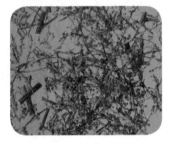

别名

茵陈蒿、白蒿、绒蒿。

性味功能

味苦、辛，性微寒。有清热利湿、利胆、退黄疸的功能。

◎ **原植物**

多年生草本，或基部木质而成半灌木状。植株高 40～100cm。茎直立，具纵沟棱，有多数直立而开展的分枝。当年生，叶 2 回羽状分裂，下部叶裂片较宽短，常被短绢毛；中部以上的叶长达 2～3cm，裂片细，毛发状，宽仅 0.3～1mm，近无毛，先端微尖；上部叶羽状分裂，3 裂或不裂；不育枝叶向上部渐长大，1～2 回羽状全裂，裂片丝状线形，先端具 1～2 齿状裂片，密被绢毛。头状花序，卵形，长 1.5～2mm，直径约 1.5mm，下垂，极多数在茎顶排列成扩展的圆锥状；花梗短，苞片丝状线形；总苞无毛，总苞片 3～4 层，背面稍绿色。边缘小花雌性，4～6 朵；中央小花两性，2～5 朵。瘦果，长圆形，长约 0.8mm，无毛。花期 8～9 月，果期 9～10 月。

◎ **生境分布**

生于山坡、荒地、路边草地上，分布于全国各地。

◎ **采收加工**

春季幼苗高 6～10cm 时采收或秋季花蕾长成时采割，除去杂质及老茎，晒干。春季采收的习称"绵茵陈"，秋季采割的称"茵陈蒿"。

◎ **炮制及饮片**

除去残根及杂质，搓碎或切碎。绵茵陈筛去灰屑。

主治用法

用于黄疸尿少，湿疮瘙痒，传染性黄疸型肝炎，胆囊炎。用量 6～15g，水煎服。

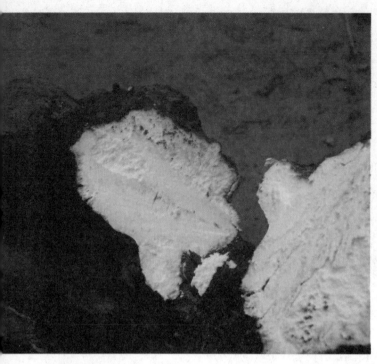

＊来源

茯苓为多孔菌科（Polyporaceae）真菌茯苓的菌核。

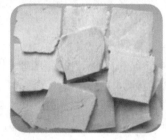

性味功能

味甘、淡，性平。有利水渗湿、健脾宁心的功能。

◎ **原植物**

菌核有特殊臭味，深入地下20～30cm，球形至不规则形，大小不一，小者如拳，大者直径20～30cm或更长。新鲜时较软，干燥后坚硬。外面为淡灰棕色至深褐色，具瘤状皱缩的皮壳；内部由多数菌丝体组成，粉粒状，外层淡粉红色，内部白色。子实体平卧于菌核表面，厚3～8mm，白色，老熟或干燥后，变浅褐色，管孔多角形至不规则形，深2～3mm，直径0.5～2mm，孔壁薄，孔缘渐变为齿状。于显微镜下观察，担孢子椭圆形至圆柱形，稍屈曲，一端斜尖，壁表面平滑，无色。

◎ **生境分布**

生于向阳、温暖的山坡，疏松、排水良好的砂质土壤。多寄生于松属植物较老的根部。分布于辽宁、云南等省区。

◎ **采收加工**

野生茯苓多在7月至次年3月采挖。人工培植者于接种后第二年7～9月起窖。挖出茯苓团后，洗净、擦干，堆置于密闭不透风处，垫草盖，反复数次"发汗"，至变褐色，阴干，称"茯苓个"，将外皮剥掉，称"茯苓皮"。

◎ **炮制及饮片**

取茯苓个，浸泡，洗净，润后稍蒸，及时切取皮和块或切厚片，晒干。

主治用法

用于水肿，尿少，痰饮眩悸，脾虚食少，便溏泄泻，心神不安，惊悸失眠。用量9～15g。水煎服或入丸、散。

茺蔚子

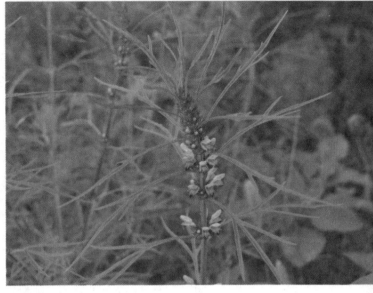

*来源

茺蔚子为唇形科（Labiatae）植物益母草的干燥成熟果实。

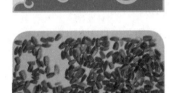

别　名

益母蒿。

性味功能

味辛、苦，性微寒。有活血调经、清肝明目的功能。

◎ **原植物**

一年生或二年生草本，高达120cm。茎直立，四棱形，有节，有倒生糙伏毛，多分枝。叶对生，叶柄长2～3cm，上部叶柄短；叶形不一，茎下部叶轮廓卵形，基部宽楔形，掌状3裂，裂片长圆状菱形或卵圆形，两面密生细毛；茎中部叶轮廓为菱形，分裂成3个或多个长圆状线形裂片；上部叶羽状深裂，花序上部苞叶近无柄，线形或线状披针形，全缘或有疏齿。轮伞花序腋生，有8～15花，无花梗；苞片刺状，短于萼筒；花萼钟形，外贴生疏毛，内面上部有柔毛，萼齿5，二唇形；花冠粉红色或淡紫红色，花冠筒外有柔毛；雄蕊4，2强，花丝被鳞状毛；子房4裂。小坚果长圆状三棱形，淡褐色，光滑。花期6～9月，果期9～10月。

◎ **生境分布**

益母草生于山坡草地、田边、溪边等处。分布于全国各地。

◎ **采收加工**

秋季果实成熟时采割地上部分，晒干，打下果实，除去杂质。

◎ **炮制及饮片**

茺蔚子：除去杂质，洗净，干燥。

炒茺蔚子：取净茺蔚子，置热锅中，用文火炒至有爆声时，取出，放凉。

主治用法

用于月经不调，经闭，痛经，目赤翳障头，晕胀痛。用量4.5～9g。

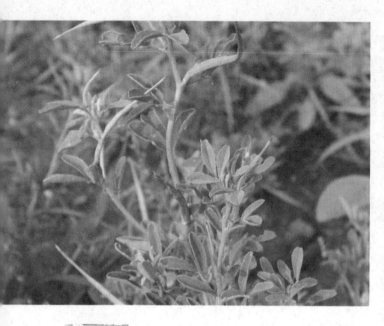

胡芦巴

＊来源

胡芦巴为豆科（Leguminosae）植物胡芦巴的干燥成熟种子。

别　名

苦豆、芦巴子、香豆子。

性味功能

味苦，性温。有温肾阳、祛寒湿、止痛的功能。

◎ **原植物**

一年生草本，高 40～80cm，全株有香气。茎直立，中空，多丛生，被疏毛。叶互生，三出羽状复叶，具柄；托叶与叶柄相连合，宽三角形，先端急尖，全缘；小叶 3，小叶柄短，长不及 1mm，小叶片长卵形或卵状披针形，长 1～3.5cm，宽 0.5～1.5cm，先端钝圆，基部楔形，上部边缘有锯齿，下部全缘，两面均生疏柔毛。花 1～2 朵生于叶腋，无梗，淡黄白色或白色；子房线形，花柱不明显；柱头小，向一侧稍弯。荚果条状圆筒形，长 5.5～11cm，直径约 0.5cm，先端呈尾状，直伸或稍弯，被疏柔毛，具明显的纵网脉。种子 10～20，长圆形，黄棕色。花期 4～7 月，果期 7～9 月。

◎ **生境分布**

生长于温和气候，耐干旱，肥沃土壤中。分布于河北、河南、云南等省。

◎ **采收加工**

8～9 月种子成熟时，割取全株，晒干，搓下种子，除去杂质。

◎ **炮制及饮片**

胡芦巴：除去杂质，洗净，干燥。

盐胡芦巴：取净胡芦巴，加盐水拌匀，闷透，置锅内，以文火加热，炒至鼓起，有香气时，取出，放凉。用时捣碎。每 100kg 净胡芦巴，用食盐 2kg。

主治用法

用于肾脏虚冷，小腹冷痛，小肠疝气，寒湿脚气，阳痿。用量 3～10g。孕妇慎用。

胡椒

新编中草药实用图谱

*来源

胡椒为胡椒科（Piperaceae）植物胡椒的果实。因采收期和加工方法不同而分黑胡椒与白胡椒。

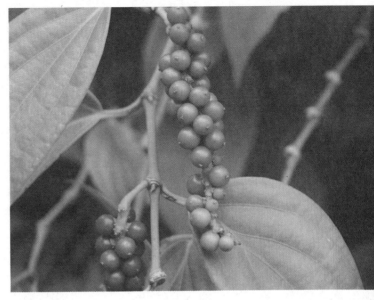

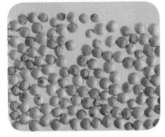

别名

白胡椒、黑胡椒。

性味功能

味辛，性热。有温中散寒、健胃止痛、消痰、解毒的功能。

◎ 原植物

攀援状藤本。茎长数米，节外多膨大，常生不定根。叶互生，革质；叶柄长1.5～3.5cm；叶鞘延长为叶柄之半，叶阔卵形、卵状长圆形或椭圆形，长6～16cm，宽4～9cm，先端短尖，基部稍偏斜，全缘，两面无毛；基出脉5～7条，在下面隆起，其间有网状脉。花杂性，无花被，雌雄同株，排成与叶对生穗状花序，花序短于叶或有时与叶等长；雄蕊2，花药肾形，花丝粗。浆果球形，无柄，直径3～4mm，果穗圆柱状，幼时绿色，熟时红黄色。花期4～10月，果期10月至次年4月。

◎ 生境分布

生于荫蔽处的树林中。我国海南、广西、福建、台湾、云南等省区有引种栽培。

◎ 采收加工

当果实近于成熟，果穗基部的果实开始变红时，剪下，晒干或烘干。果皮皱缩，变棕褐色或黑褐色者为黑胡椒。当果实全部成熟，果皮均已变红时采收，用水或石灰水浸泡数日，将果肉擦去，洗净，晒干者为白胡椒。

◎ 炮制及饮片

除去杂质及灰屑。用时粉碎成细粉。

主治用法

用于胃寒呕吐，腹痛泄泻，食欲不振，癫痫痰多。外用于受寒腹痛，疟疾，冻伤，湿疹。用量0.6～1.5g。外用适量，研末，加于膏药上贴之，亦可煎汤外洗。

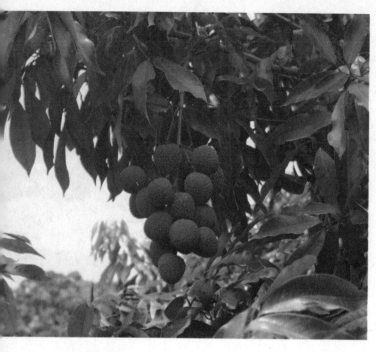

荔枝核

* 来源

荔枝核为无患子科 (Sapindaceae) 植物荔枝的种子。

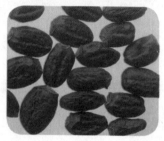

性味功能

味甘、微苦、涩，性温。有理气、祛寒、散结、止痛的功能。

◎ **原植物**

常绿乔木，高6～20m。树皮灰绿色，光滑，有褐色斑点，小枝有白色小斑点，微被柔毛。双数羽状复叶互生；小叶2～5对；小叶柄长4～8mm；小叶革质，长椭圆形至长圆状披针形，长6～16cm，宽3～6cm，先端渐尖，基部楔形，稍偏斜，全缘，上面亮绿色，有光泽，下面稍带白粉。圆锥花序顶生，花小，绿白色或淡黄色，杂性；花梗长2～4mm；花被杯状，4裂，密被锈色柔毛；雄蕊6～10，通常多为8，长4～6mm，着生于花盘上，花丝被柔毛，花盘环状，肉质；雌蕊着生于花盘中央，密被柔毛，子房2～3室，每室有1胚珠，通常只有1胚珠发育，花柱线形，先端2短裂。核果卵圆形，长3～4.5cm，果皮干硬而薄，表面有瘤状突起，熟时鲜红色或暗红色。花期2～3月，果期6～7月。

◎ **生境分布**

产于亚热带地区，为栽培果树。分布于我国福建、台湾、浙江、广东、云南等省。

◎ **采收加工**

6～7月果皮变红时采摘，除去果皮及果肉，洗净晒干。

◎ **炮制及饮片**

除去杂质，洗净，干燥。用时捣碎。

主治用法

用于胃脘痛，疝气痛，妇女气滞血瘀，腹痛。用量4.9～9g。体虚者忌服。

南五味子

南五味子为木兰科（Magnoliaceae）植物华中五味子的成熟果实。

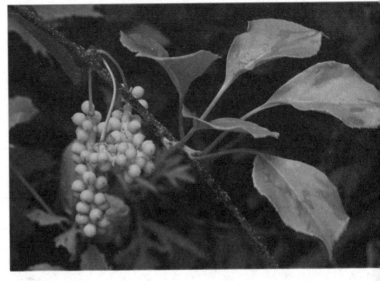

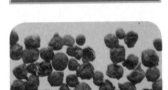

别名

香苏、红铃子。

性味功能

味酸、甘，性温。有收敛固涩、益气生津、补肾宁心的功能。

◎ 原植物

落叶藤本，老枝灰褐色，皮孔明显，小枝紧红色。叶互生，纸质，叶柄长1～3cm，带红色；叶倒卵形、宽卵形或倒卵状长椭圆形，最宽处在叶的中部以上，先端短尖或渐尖，基部楔形或圆形，波缘有疏生波状锯齿，上面绿色，下面淡绿色；网脉较明显。花单性，雌雄异株，橙黄色，单生或1～3朵簇生于叶腋；花被片5～8，排成2～3轮，雄蕊10～19，着生于花托上，花丝短；雌蕊群近球形，心皮多数。小浆果近球形，成熟时鲜红色，种子2，肾形，种皮在脊背上有少数瘤状点。花期4～6月，果期8～9月。

◎ 生境分布

生于向阳旷地，灌丛中，路边及溪边沟。分布于陕西、甘肃、四川等省区。

◎ 采收加工

秋季果实成熟尚未脱落时采摘，除去果枝及杂质，晒干。

◎ 炮制及饮片

南五味子：除去杂质。用时捣碎。

醋南五味子：取净南五味子，加醋拌匀，置适宜的容器内，加热蒸透至黑色时，取出，干燥。用时捣碎。表面棕黑色，干瘪，果肉常紧贴种子上，无黏性。种子表面棕色，无光泽。

主治用法

用于肺虚咳喘，梦遗滑精，津亏口渴，神经衰弱，久泻不止，自汗盗汗，津伤口渴，无黄疸型肝炎，心烦失眠。用量1.5～6g。水煎服或入丸散用。

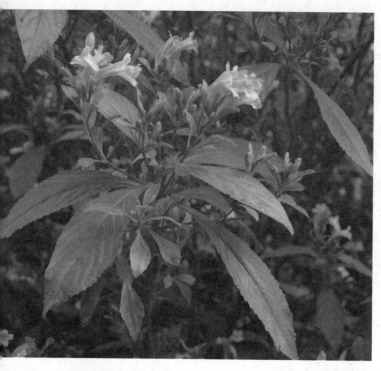

* 来源

南板蓝根为爵床科（Acanthaceae）植物马蓝根茎及根。

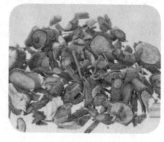

性味功能

味苦，性寒。有清热解毒、凉血的功能。

◎ 原植物

多年生草本，高可达100cm。主根木质化，细长，柱状，有分枝，节膨大，节上具须根，灰褐色，有髓或具空洞。茎直立，多分枝，茎节明显，有钝棱，下部梢木质化，幼嫩部分及花序被褐色柔毛。叶对生，叶柄长1～2cm；叶片倒卵状长圆形至卵状长圆形，长7～20cm，先端渐尖，基部稍狭，边缘有粗齿，两面无毛，上面绿色，下面灰绿色，幼叶时叶脉上有柔毛。穗状花序着生小枝顶；苞片叶状，对生，长1～2cm，早落；花萼5裂，4个裂片小，条形，1片较大；花冠筒状漏斗形，淡紫色，长4.5～5cm，花冠筒近中部弯曲，下部弯细，先端5裂，裂片短阔，长6～7cm，顶端微凹；雄蕊4，2

强，着生于花冠筒的上方，花丝基部有膜相连；子房上位，花柱细长。蒴果棒状，长约2cm，梢具4棱。种子4粒，卵形，扁平，褐色。

◎ 生境分布

生于林下潮湿处或溪旁阴湿地；分布于浙江、江苏、福建、四川等省区。

◎ 采收加工

秋季挖取根部，去掉茎叶、泥土，晒干即可。

◎ 炮制及饮片

除去杂质，洗净，润透，切厚片，晒干。

主治用法

用于温病发斑，丹毒，流感，流脑。用量9～15g。

南鹤虱

*来源

南鹤虱为伞形科（Umbelliferae）植物野胡萝卜的果实。

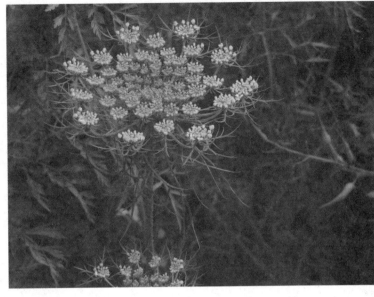

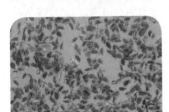

别名

虱子草、山萝卜。

性味功能

味苦、辛，性平；有小毒。有驱虫、消积的功能。

◎ 原植物

二年生草本，高20～120cm。茎直立，分枝少，表面有纵直横纹和白色粗硬毛。根生叶有柄，长4～12cm，基部鞘状；叶片薄膜质，长圆形，2～3回羽状分裂，末回裂片线形或披针形，长2～14mm，宽0.6～4mm，先端渐尖，有粗硬毛或无毛；茎生叶叶柄较短，长0.8～5cm。复伞形花序顶生或侧生，具粗硬毛，有伞梗15～20枚或更多；小伞形花序有花15～25朵，花小，白色、黄色或淡紫红色，每一总伞花序中心的花有1朵为深紫红色；总苞片5～8，羽状分裂，线形，有细柔毛；小总苞片，不裂或羽状分裂；花萼5，窄三角形；花瓣5，倒卵形，先端凹陷，成狭窄内折小舌片；子房下位，密生细柔毛，花柱短，基部圆锥形。双悬果卵圆形，长3～4mm，宽1.5～2.5mm，分果的主棱不显著，次棱4条，成窄翅，翅上有短钩刺。花期5～7月，果期7～8月。

◎ 生境分布

生于路旁、田野荒地、山沟、溪边等处。分布于江西、江苏、浙江、四川、西藏等省区。

◎ 采收加工

秋季果实成熟时割取果枝，晒干，打下果实，除去杂质。

主治用法

用于蛔虫，蛲虫，绦虫病，虫积腹痛，小儿疳积。用量3～15g。

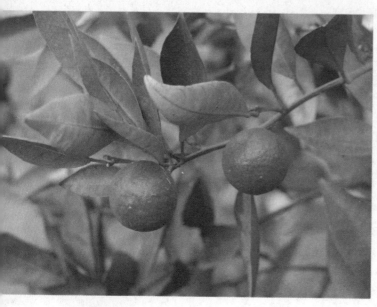

枳壳

※ 来源

枳壳为芸香料（Rutaceae）植物酸橙及其栽培变种的干燥未成熟果实。

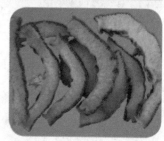

别　名

枸头橙。

性味功能

味苦、辛、酸，性微寒。有理气宽中、行滞消胀的功能。

◎ 原植物

常绿小乔木。茎枝三棱形，有长刺，长 0.5～2cm。叶互生，革质；叶柄有狭长形或倒心形叶翼，翼长 0.8～1.5cm，宽 3～6mm；叶倒卵状椭圆形或卵状长圆形，长 3.5～10cm，宽 1.5～5cm，先端短钝、渐尖或有微凹头，基部阔楔形或圆形，全缘或有微波状锯齿，有半透明油点，下面脉明显。总状花序，单生或数朵簇生于叶腋，白色；雌蕊稍短于雄蕊，子房上位，球形，9～13 室，胚珠多数，花柱圆柱形，柱头头状。柑果圆形，稍扁，直径 7～8cm，果皮粗糙，橙黄色，汁酸。花期 4～5 月，果熟期 11 月。

◎ 生境分布

生于丘陵、低山地带、江河湖沿岸或平原，分布于长江流域及以南各省区。主要栽培于浙江、江西、湖南、四川等省。

◎ 采收加工

7～8 月摘取未成熟的绿色果实，自中部横切两瓣，晒干或烘干。

◎ 炮制及饮片

枳壳：除去杂质，洗净，润透，切薄片，干燥后筛去碎落的瓤核。本品为不规则弧状条形薄片，长达 5cm，宽达 1.3cm。切面外果皮棕褐色至褐色，中果皮黄白色至黄棕色，近外缘有 1～2 列点状油室，有的内侧有少量紫褐色瓤囊。

主治用法

用于胸腹满闷，腹胀腹痛，食积不化，痰饮内停，胃下垂，脱肛，子宫脱垂。用量 3～9g。孕妇慎用。

枳实

＊来源

枳实为芸香科（Rutaceae）植物酸橙及其栽培变种或甜橙的干燥幼果。

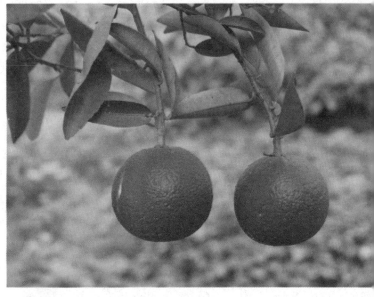

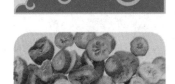

别　名

枸头橙。

性味功能

味苦、辛、酸，性温。有破气消积、化痰散痞的功能。

◎ 原植物

常绿小乔木。茎枝三棱形，有长刺，长 0.5～2cm。单身复叶互生，革质；叶柄有狭长形或倒心形叶翼，翼长 0.8～1.5cm，宽 3～6mm；叶倒卵状椭圆形或卵状长圆形，长 3.5～10cm，宽 1.5～5cm，先端短钝、渐尖或有微凹头，基部阔楔形或圆形，全缘或有微波状锯齿，有半透明油点，下面脉明显。总状花序，单生或数朵簇生于叶腋，白色。柑果圆形，稍扁，直径 7～8cm，果皮粗糙，橙黄色，汁酸。花期 4～5 月，果熟期 11 月。

◎ 生境分布

生于丘陵、低山地带、江河湖沿岸或平原，分布于长江流域及以南各省区，主要栽培于浙江、江西、湖南、四川等省。

◎ 采收加工

5～6月收集自落的果实，除去杂质，自中部横切为两半，晒干或低温干燥，较小者直接晒干或低温干燥。

◎ 炮制及饮片

麸炒枳实：取麸皮，撒在热锅中，加热至冒烟时，加入净枳实片，迅速翻动，炒至色变深时，取出，筛去麸皮，放凉。本品为不规则弧状条形或圆形薄片，色较深，有的有焦斑。

主治用法

用于积滞内停，痞满胀痛，泻痢后重，大便不能，痰滞气阻胸痹，结胸，胃下垂，脱肛，子宫脱垂。用量 3～9g。

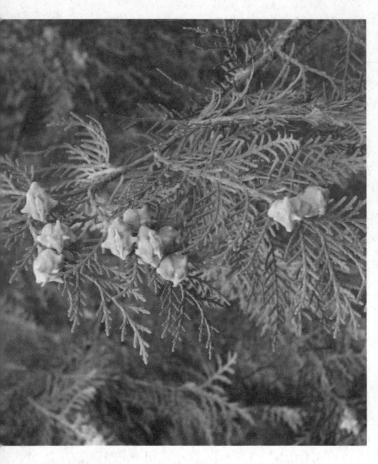

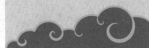

＊来源

柏子仁为柏科
(Cupressaceae) 植
物侧柏的干燥成熟
种仁。

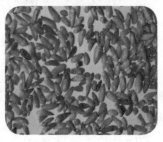

性味功能

味甘，性平。有养心安神、润肠通便、止汗的功能。

◎ 原植物

侧 柏 Platycladusorientalis(L.)
Franco 参见 196 页"侧柏叶"项。

◎ 生境分布

生于向阳山坡疏林中。除新疆、青
海外，全国各地区多有栽植。

◎ 采收加工

秋、冬季采收成熟果实，晒干，除
去果壳，收集种仁。

◎ 炮制及饮片

柏子仁：除去杂质及残留的种皮。

柏子仁霜：取净柏子仁，加适量水
共研细，再加多量水，搅拌，倾出湿悬液，
残渣再按上法反复操作数次，合并湿悬
液，静置，分取沉淀，干燥，研散。

主治用法

用于虚烦失眠，心悸怔忡，阴虚盗
汗，遗精，健忘，肠燥便秘。用量
3～9g。便溏者忌用。

栀子

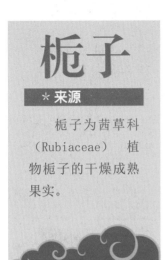

＊来源

栀子为茜草科
（Rubiaceae）植
物栀子的干燥成熟
果实。

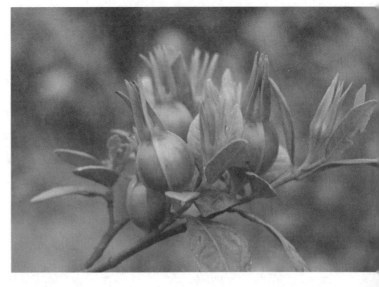

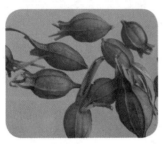

别名

黄栀子、山栀子。

性味功能

味苦，性寒。栀子有泻火除烦、解毒、清热利湿、凉
血散瘀的功能。焦栀子有凉血止血的功能。

◎ **原植物**

常绿灌木，高60～200cm。幼枝有毛。
叶对生或少有3叶轮生，有短柄；托叶2，
生于叶柄内侧，膜质，连合成鞘包围小枝；
叶革质，椭圆形、阔倒披针形或倒卵形，
长6～12cm，宽2～4.5cm，先端急尖或
渐尖，基部楔形，全缘。花大，腋生或顶生，
花梗短；花萼下部连成圆筒形，有6～8
条翅状纵棱，先端裂片6～8，线形，长
1.5～1.6cm；雄蕊与花冠裂片同数，着
生于花冠喉部，花丝极短，花药线形；子
房下位，1室，胚珠多数。蒴果大，淡黄色，
倒卵形或长椭圆形，外果皮有6～8条肉
质翅状纵棱，顶端有条状宿萼。种子多数，
扁椭圆形或长圆形，黄色。花期5～7月，
果期8～11月。

◎ **生境分布**

生于山坡、丘陵杂灌丛中，温暖阴
湿处。山东、陕西和甘肃有栽培。

◎ **采收加工**

秋季果实成熟饱满呈黄色带红时采
收，除去果柄等杂质，入瓮中微蒸或沸
水（可加少量明矾）微煮，取出后晒干。

◎ **炮制及饮片**

除去杂质，碾碎。

主治用法

用于热病高烧，心烦不眠，目赤，
黄疸，热淋尿涩，实火牙疼，口舌
生疮，衄血，吐血，尿血，眼结膜炎，
热毒疮疡。外用于扭伤肿痛。用量
6～9g，水煎服。焦栀子用于血热
吐衄，尿血崩漏。

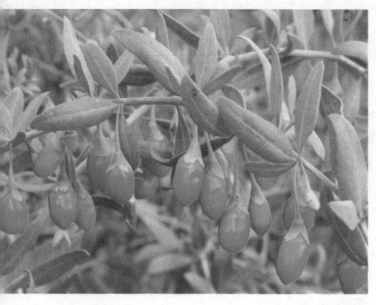

枸杞子

＊来源

枸杞子为茄科
(Solanaceae) 植物
宁夏枸杞的干燥成
熟果实。

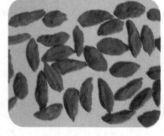

别　名

中宁枸杞、甘枸杞、西枸杞。

性味功能

味甘，性平。有滋补肝肾、益精明目的功能。

◎ 原植物

落叶灌木，高 1 ～ 3m。茎直立，主枝多条，粗壮，淡灰黄色，上部分枝细长弱，先端弯曲下垂，短枝刺状，长 1 ～ 4cm。叶互生或数片簇生于短枝或长枝顶上；叶柄长 3 ～ 5mm；叶稍厚，狭披针形或披针形，长 2.5 ～ 6cm；宽 0.5 ～ 1.5cm，先端尖，基部楔形，下延成叶柄，全缘，上面深绿色，下面灰绿色，无毛。花单生或数朵簇生于长枝上部叶腋；花细，长 1.5 ～ 2cm；花萼杯状，先端 2 ～ 3 裂，先端边缘有纤毛；花冠漏斗状，筒部顶端 5 裂，裂片卵形，向后反卷，粉红色或浅紫红色，有暗紫色脉纹，边缘有纤毛；雄蕊 5，生于花冠中部，花丝细，不等长，花药长圆柱形，

纵裂；子房上位，2 室，柱头头状。浆果倒卵形或卵形，红色或橘红色。种子多数，扁平肾形。花期 5 ～ 6 月，果期 6 ～ 11 月。

◎ 生境分布

生于干山坡、渠畔，分布于河北、内蒙古、山西、陕西、甘肃、新疆等省区。

◎ 采收加工

夏、秋季果实成熟时于清晨或傍晚采摘，除去果柄，薄层摊放席上，阴至半干，再移至日光下晒至外皮干燥而果皮柔软。晾晒时不宜翻动，以免变黑。

主治用法

用于虚劳精亏，腰膝酸痛，眩晕耳鸣，内热消渴，血虚萎黄，目昏不明，神经衰弱，糖尿病等症。用量 6 ～ 12g。

枸骨叶

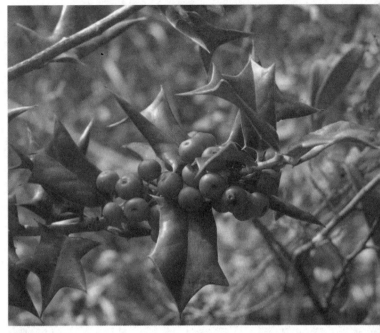

新编中草药实用图谱

*来源

枸骨叶为冬青科（Aquifoliaceae）植物枸骨的干燥叶。

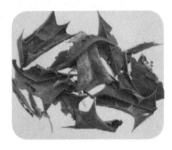

别名

苦丁茶、鸟不宿、八角刺。

性味功能

味苦，性凉。有清热养阴、平肝、益肾、止咳化痰的功能。

◎ 原植物

常绿灌木或小乔木。叶互生，硬革质，长椭圆状方形，先端扩大，长 3～7.5cm，宽 1～3cm，有 2～3 个硬刺尖，中央的刺向下反卷，基部平截，两侧各有 1～2 个硬刺。大树上的叶有短柄；叶圆形或长圆形，先端短尖，基部圆形，全缘，边缘无刺尖，上面深绿色，下面黄绿色，有光泽。伞形花序腋生，花杂性，4 数，雄花与两性花同株，黄绿色；花萼杯状，裂片三角形，先端钝；花冠裂片 4，倒卵形或长圆形，雄蕊 4，与花瓣互生，花药纵裂；子房 4 室，花柱短，柱头 4 浅裂。核果球形，熟时鲜红色。种子 4。

花期 4～5 月，果期 9～10 月。

◎ 生境分布

生于山坡、山谷、溪间、路旁的杂木林或灌丛中；多有栽培。分布于甘肃、河南、江苏、安徽、浙江、江西、湖南、湖北、广东、广西、四川等省区。

◎ 采收加工

秋季剪取叶，去净枝梗，晒干。

主治用法

用于肺痨咯血，骨蒸潮热，头晕，耳鸣，目眩，高血压病，腰膝酸痛。用量 9～15g。

233

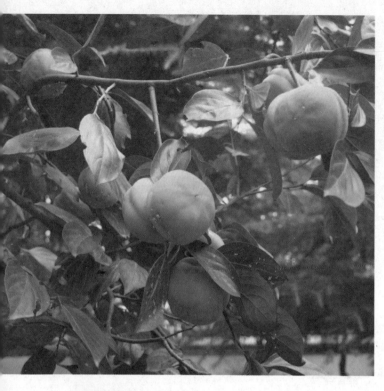

柿蒂

＊来源

柿蒂为柿树科
（Ebenaceae）植物
柿的干燥宿萼。

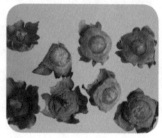

性味功能

味苦，性温。有降气止呃的功能。

◎ **原植物**

落叶大乔木，高达15m；树皮深灰至灰黑色，鳞片状开裂；小枝深棕色，有褐色柔毛。单叶互生；叶柄长1～1.5cm，被柔毛；叶片革质，椭圆状卵形或倒卵形，长6～18cm，宽3～9cm，先端短尖，基部阔楔形或近圆形，全缘，上面深绿色，有光泽，下面淡绿色，被短柔毛，沿叶脉密生淡褐色茸毛。花杂性，雄花呈短聚伞花序，雌花单生于叶腋；花梗短，花萼4深裂，被柔毛，果熟时增大；花冠钟形，黄白色，4裂，被柔毛；雄花有雄蕊16；雌花有退化雄蕊8，子房上位，8室，花柱自基部分离。浆果卵圆形或扁球形，直径4～8cm，橙黄色、红色或深黄色，具宿存的木质花萼。花期5月，果期9～10月。

◎ **生境分布**

全国各地栽培。主要分布于河南、河北、山西、山东等地。

◎ **采收加工**

秋、冬季采集果实，并收集果蒂，洗净晒干。

◎ **炮制及饮片**

除去杂质，洗净，去柄，干燥或打碎。

主治用法

用于胃寒气滞引发的呃逆。用量4.5～9g。

威灵仙

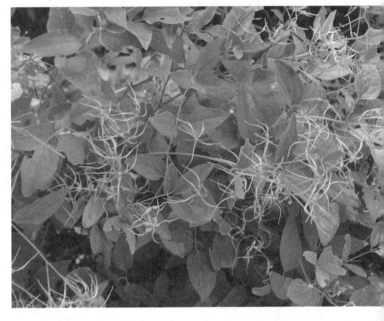

＊来源

威灵仙为毛茛科 (Ranunculaceae) 植物威灵仙、东北铁线莲和棉团铁线莲的根及根茎。

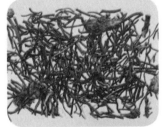

别名

老虎须。

性味功能

味辛、咸，性温。有祛风湿、通经络、止痛的功能。

◎ 原植物

藤本，高 3～10m，植物干时变黑。根丛生于块状根茎上，细长圆柱形。茎具明显条纹，近无毛。叶对生，一回羽状复叶，小叶 5，略带革质，狭卵形或三角状卵形，先端钝或渐尖，基部圆形或宽楔形，全缘，主脉 3 条，上面沿叶脉有细毛，下面无毛。圆锥花序顶生或腋生；总苞片窄线形，密生细长毛；萼片 4，有时 5，花瓣状，长圆状倒卵形，白色或绿白色，外被白色柔毛；雄蕊多数，花丝扁平；心皮多数，离生，子房及花柱上密生白毛。瘦果扁平，花柱宿存延长成白色羽毛状。花期 5～6 月，果期 6～7 月。

◎ 生境分布

生于山谷、山坡林缘或灌木丛中，分布于我国江苏、浙江、江西、福建、台湾、湖北、湖南、广东、云南等省。

◎ 采收加工

秋季采挖根部，除去地上部分及泥土，晒干。

◎ 炮制及饮片

除去杂质，洗净，润透，切段，干燥。

主治用法

用于风湿痹痛，关节不利，四肢麻木，跌打损伤，骨鲠咽喉，扁桃体炎，黄疸型急性传染性肝炎，食道异物，丝虫病；外用于牙痛，角膜溃烂。用量 6～10g；外用适量。

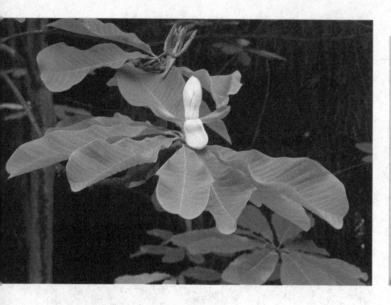

厚朴

＊来源

厚朴为木兰科 (Magnoliaceae) 植物厚朴、凹叶厚朴的干燥干皮、根皮及枝皮。

别　名

川朴。

性味功能

味苦、辛，性温。有温中燥湿、下气散满、消积、破滞的功能。

◎ **原植物**

落叶乔木，高 5～15cm。树皮紫褐色，小枝幼时绿色，有绢毛，老枝灰棕色。冬芽大，圆锥状，芽鳞被淡黄褐色茸毛。单叶互生；叶柄长 3～4cm；叶革质，倒卵形或倒卵状椭圆形，长 35～45cm，宽 12～20cm，先端圆，有短尖，基部楔形，全缘或微波状，幼叶下面密生灰白色茸毛，老时呈白粉状。侧脉密生长毛，托叶大，早落。花与叶同时开放，单生枝顶，花大，杯状，直径 10～15cm，白色，芳香，花梗密生丝状白毛。聚合果长椭圆状卵形，长 9～12cm，直径 5～6.5cm，熟后木质。蓇葖果每室有种子 1～2 枚，外皮鲜红色，内皮黑色。花期 5～6 月，果期 8～9 月。

◎ **生境分布**

生于温暖、湿润、土壤肥沃的山坡地，多栽培；分布于陕西、甘肃、云南等省。

◎ **采收加工**

5～6 月剥取生长 15～20 年或以上的树皮、根皮及枝皮；剥下的皮，堆成堆，或放在土坑上，上面用青草覆盖，使其"发汗"，而后取出晒干。

◎ **炮制及饮片**

刮去粗皮，洗净，润透，切丝，晒干。本品为弯曲丝条状，断面纤维性，外表面黄棕色，内表面深紫褐色。

主治用法

用于胸腹胀满，反胃呕吐，食积不消，肠梗阻，痢疾，喘咳痰多等症。用量 3～9g。

厚朴花

＊来源

厚朴花为木兰
科(Magnoliaceae)
植物厚朴、凹叶厚
朴的花蕾。

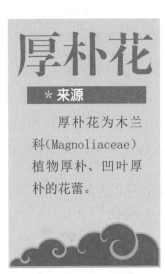

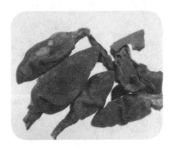

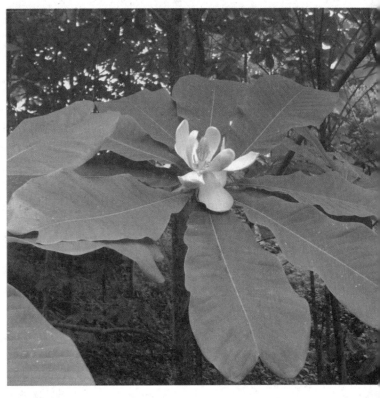

性味功能

味苦，性微温。有理气、化湿的功能。

◎ **原植物**

参见 236 页"厚朴"项。

◎ **生境分布**

参见 236 页"厚朴"项。

◎ **采收加工**

春末夏初花蕾未开或稍开时摘下，
稍蒸后，取出晒干或用文火烘干；或不蒸，
直接将花焙干或烘干。

主治用法

用于胸脘痞闷胀满，纳谷不香等症。
用量 3～9g。

新编中草药实用图谱

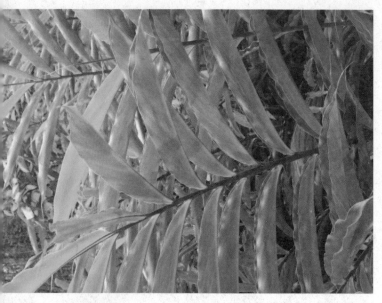

砂仁

＊来源

砂仁为姜科（Zingiberaceae）植物阳春砂、绿壳砂仁或海南砂的干燥成熟果实。

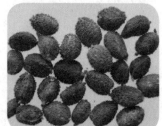

别名

春砂仁。

性味功能

味辛，性温。有行气宽中、健胃消食、温脾止泻、理气安胎的功能。

◎ 原植物

多年生草本，高达 2m。根茎匍匐，节上有鞘状膜质鳞片，芽鲜红色。叶二列，叶舌棕红色或绿色，无毛或有疏短柔毛；叶狭长椭圆形或线状披针形，长 15～38cm，宽 2～5.5cm，先端尾状急尖，基部狭，全缘，下面有微毛。花序从根状茎上生出，长 7～15cm，总花梗长，有细柔毛；鳞片椭圆形，长达 2.5cm，先端钝，淡棕色，基部连合成管状；穗状花序疏松，总苞片膜质，长椭圆形；苞片管状，白色，长约 1cm，膜质，先端 2 裂；唇瓣近圆形，白色，中央部分淡黄色，有红色斑点，先端 2 浅裂，边缘不整齐齿裂。蒴果球形或长圆形，有不分枝软刺，熟时棕红色。种子多数，芳香。花期 3～6 月，果期 7～9 月。

◎ 生境分布

生于山沟林下阴湿处，现多有栽培，分布于福建、广东、广西和云南等省区。

◎ 采收加工

夏秋间果实成熟时采收，晒干或低温干燥。

◎ 炮制及饮片

除去杂质。用时捣碎。

主治用法

用于湿浊中阻，脘痞不饥，脾胃虚寒，呕吐泄泻，妊娠恶阻，胎动不安。用量 3～6g，水煎服，入煎剂宜后下。

鸦胆子

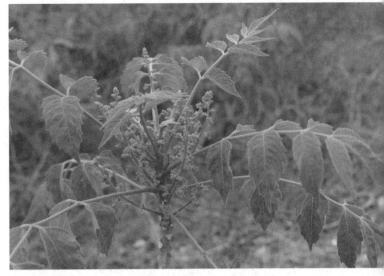

＊来源

鸦胆子为苦木科（Simaroubaceae）植物鸦胆子的干燥成熟果实。

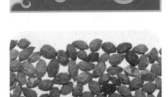

别　名

苦参子、老鸦胆。

性味功能

味苦，性寒；有毒。有清热燥湿、杀虫、解毒、止痢、截疟的功能。

◎ **原植物**

半常绿灌木，高达3m。全株密被淡黄柔毛。单数羽状复叶，叶柄长达14cm；小叶对生，7～11片，有短柄，小叶长卵形或长卵状披针形，长4～11cm，宽2～5cm，先端渐尖，基部圆形或楔形，常有偏斜，边缘有粗锯齿，两面被柔毛，下面脉上较密。圆锥花序腋生，花单性，雌雄异株或同株，稀两性，花小；雄花萼片4，披针形，被柔毛，有腺体；雄蕊4，着生于花盘下与萼片对生，花盘4裂，花药基生；雌花萼片4，三角形，被柔毛；子房4深裂，于花柱下弯处连合；两性花雄蕊几无花丝。核果长卵形或椭圆形，熟时黑色，干后皱缩。种子卵形。花期3～8月，果期4～10月。

◎ **生境分布**

生于海滨地带、丘陵地、林缘、灌丛中或平原。分布于福建、云南等省区。

◎ **采收加工**

8～10月果实成熟时采收果实，除去枝叶等杂质，晒干。

◎ **炮制及饮片**

除去果壳及杂质。临用时去果皮，药用其种子。

主治用法

用于阿米巴痢疾，疟疾。外用有腐蚀作用，用于赘疣，鸡眼等。用量0.5～2g。用龙眼肉包裹或制成胶囊吞服。外用适量。种子捣烂敷患处。孕妇、小儿慎服；脾胃虚弱、呕吐者忌用。

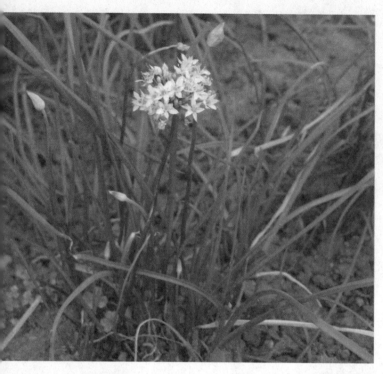

韭菜子

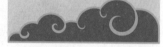

＊来源

韭菜子为百合科（Liliaceae）植物韭菜的干燥成熟种子。

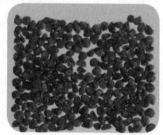

性味功能

味辛、甘，性温。有温补肝肾、暖腰膝、壮阳固精的功能。

◎ **原植物**

多年生草本。具倾斜的横生根状茎。鳞茎簇生，近圆柱形；鳞茎外皮黄褐色，破裂成网状或近网状的纤维质。叶线形，基生，扁平，实心，比花葶短，叶边缘平滑。花葶圆柱状，常具2纵棱，下部被叶鞘；总苞2裂，比花序短，宿存；伞形花序，半球形或近球形；花柄基部具小苞片；花白色或微带红色；花被片6，狭卵形至长圆状披针形；雄蕊6，花丝基部合生并与花被贴生；子房倒圆锥状球形，具3圆棱。蒴果，具倒心形的果瓣。花、果期7～9月。

◎ **生境分布**

全国各地均有栽培。

◎ **采收加工**

秋季果实成熟时采收果序，晒干，搓出种子，除去杂质。

◎ **炮制及饮片**

韭菜子：除去杂质。

盐韭菜子：取净韭菜子，加盐水拌匀，闷透，置锅内，以文火加热，炒干，取出，放凉。每100kg净韭菜子，用食盐2kg。

主治用法

用于阳痿遗精，腰膝酸痛，遗尿，尿频，冷痛，白带过多，淋浊。用量3～9g，水煎服，或入丸、散。

骨碎补

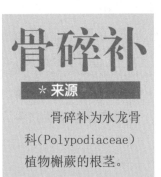

*来源

骨碎补为水龙骨科(Polypodiaceae)植物槲蕨的根茎。

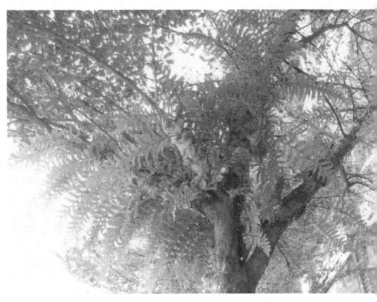

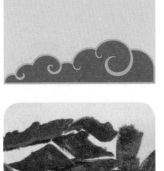

别 名

爬岩姜。

性味功能

味苦，性温。有补肾、壮骨、祛风湿、活血止痛的功能。

◎ **原植物**

多年生附生草本，高 20～40cm。根茎粗壮，肉质，横走，密生棕黄色钻状披针形鳞片，有睫毛。叶二型，营养叶多数，厚革质，红棕色或灰褐色，无柄，宽卵形，长 5～7cm，宽 3～6cm，边缘羽状浅裂，叶脉明显。孢子叶绿色，厚纸质，有短柄，柄有翅，叶长圆形或长椭圆形，长 20～40cm，宽 10～20cm，羽状深裂，裂片互生，披针形，长 4～10cm，宽 1.5～2.5cm，先端尖，边缘有不规则浅波状齿；叶脉网状。孢子囊群圆形，黄褐色，生于小脉交义点，沿中脉两侧各排成 2～3 行，无囊群盖。

◎ **生境分布**

槲蕨附生于树干、山林石壁或墙上，

分布于浙江、江西、云南等省。

◎ **采收加工**

全年可采根茎，除去叶片及泥沙，晒干或蒸熟后晒干，或再用火燎茸毛。

◎ **炮制及饮片**

除去杂质，洗净，润透，切厚片，干燥。

主治用法

用于肾虚腰痛，久泻，风湿性关节炎，跌打损伤，瘀血作痛，牙痛，耳鸣，阑尾炎；外用于斑秃，鸡眼。用量 3～10g。鲜品 6～15g。外用适量研末敷或酒浸涂患处，也可用鲜品切断擦或捣烂敷患处。

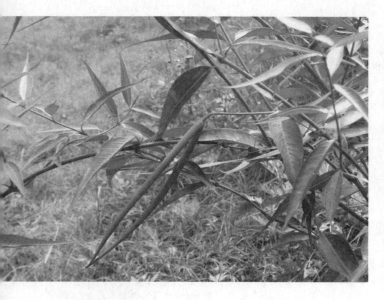

香加皮

香加皮为萝藦科
（Asclepiadaceae）
植物杠柳的根皮。

别　名

香加皮、北五加皮。

性味功能

味辛、苦，性温；有毒。有祛风湿、壮筋骨、利小便
的功能。

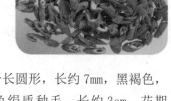

◎ **原植物**

落叶蔓生灌木，高达2m，全株有乳汁。茎深紫色或灰褐色，小枝多对生，有皮孔。叶对生，叶柄长约3mm，叶卵状长圆形、披针形或长圆状披针形，长4～10cm，宽1～2.5cm，先端渐尖，基部楔形，全缘，上面深绿色，有光泽。聚伞花序腋生，花数朵；总花梗细长、小花梗稍短；花萼5深裂，裂片卵圆形，花萼内面基部有10枚小腺体；花冠紫红色，5深裂，裂片内有长柔毛，外有紫褐斑，近边缘密被白色细长毛，花开放后裂片向外卷；雄蕊5，着生于副花冠内面并合生，花药粘连并包围柱头，背面被长柔毛。心皮离生，柱头盘状。蓇葖果2，圆柱状，长7～12cm，成熟时

褐色。种子长圆形，长约7mm，黑褐色，顶端有白色绢质种毛，长约3cm。花期5～6，果期7～9月。

◎ **生境分布**

生于山坡林缘、沟边或路旁。分布于吉林、辽宁、内蒙古、四川等省区。

◎ **采收加工**

春、秋两季采挖根部，趁湿敲打，抽取木心，晒干根皮。

◎ **炮制及饮片**

除去杂质，洗净，润透，切厚片，晒干。

主治用法

用于风湿筋骨疼痛，腰膝酸软，心悸气短，下肢浮肿，小儿筋骨软弱，脚痿行迟，水肿，小便不利。用量3～6g。本品有毒，服用不可过量。

香附

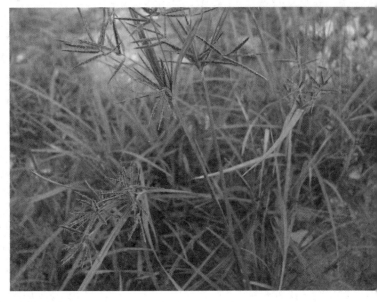

＊来源

香附为莎草科（Cyperaceae）植物莎草的块茎。

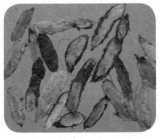

别　名

香附子。

性味功能

味辛、微苦、甘，性平。有理气解郁、调经止痛的功能。

◎ 原植物

多年生宿根草本，高 15～50cm。匍匐根茎细长，顶端或中部膨大呈纺锤形块茎，块茎紫黑色，有棕毛或黑褐色毛状物。茎直立，三棱形，基部块茎状。叶基生，短于秆，叶鞘棕色，常裂成纤维状；叶片窄线形，长 20～60cm，宽2～5mm，先端尖，全缘，具平行脉。苞片 2～4，叶状，长于花序；长侧枝聚伞花序单出或复出，有 3～6 个开展的幅射枝；小穗线形，3～10 个排成伞形；鳞片紧密，中间白色，两侧赤褐色；每鳞片内有 1 花，雄蕊 3，子房上位，柱头 3，伸出鳞片外。小坚果椭圆形，具 3 棱。花期 6～8 月，果期 7～11 月。

◎ 生境分布

生于山坡草地，路边荒地，田间沟边等向阳处。分布于全国大部分地区。

◎ 采收加工

春、秋采收块茎，用火燎去须根，沸水稍煮或蒸透后晒干，撞去毛须；或直接晒干后撞去毛须。

◎ 炮制及饮片

香附：除去毛须及杂质，碾碎或切薄片。

醋香附：取香附粒（片），加醋拌匀，闷透，置锅内，炒干，取出，放凉。每 100kg 净香附，用醋 20kg。

主治用法

用于胸脘胀满，两胁疼痛，月经不调，痛经。用量 6～12g，水煎服。

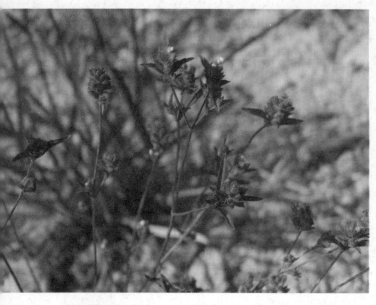

香薷

＊来源

香薷为唇形科
（Lamiaceae）江香
薷的地上部分。

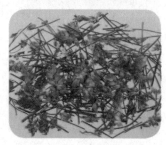

别　名

江香薷、青香薷、细叶香薷。

性味功能

味辛，性微温。有发汗解表、祛暑化湿、利尿消肿的功能。

◎ 原植物

直立草本，茎高 55～65cm，基部分枝较长，向上分枝渐短。茎四棱形，基部类圆形，中上部茎具细浅纵槽数条，棱上疏生长柔毛，槽内为卷曲柔毛。叶对生，叶柄长 0.7～1cm。叶披针形，长 3～6cm，宽 0.6～1cm，先端渐尖，基部渐狭，边缘具 5～9 个锐浅锯齿，侧脉明显，上面黄绿色，被短柔毛，间有长绵毛，下面色较浅，主脉上生长柔毛，余为短柔毛，两面均具凹陷腺点。总状花序密集成穗状，长 2～3.5cm，全缘，边缘长睫毛，7～9 条脉自基部掌状生出。花梗长 1～1.5mm，被短柔毛。花萼钟形，长 4mm，宽 2～2.5mm，外被白色柔毛及凹陷腺点，内面在喉部以上被白色绵毛，

下部无毛，萼齿 5，钻形或披针形近相等，约为全长 2/3，果时基部膨大。小坚果扁圆球形，直径 0.9～1.4mm，表面具疏网纹。网眼内平坦，具疣状突起。花期 6 月。

◎ 生境分布

生长于荒地、田边、山边草丛等地；有栽培。分布于长江流域以南各省区。

◎ 采收加工

夏季开花前，采收全草。除去根部，晒干。

◎ 炮制及饮片

除去残根及杂质，切段。

主治用法

用于暑湿感冒，发热无汗，头痛，腹痛吐泻，水肿。用量 3～9g。

重楼

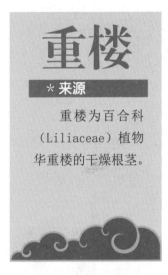

重楼为百合科（Liliaceae）植物华重楼的干燥根茎。

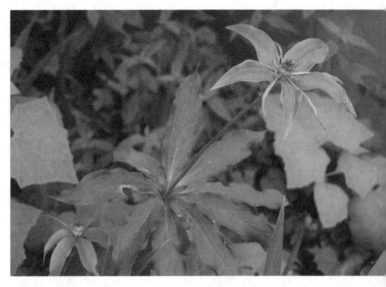

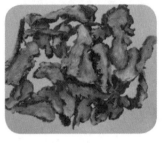

别　名

滇重楼、重楼一枝箭、一把伞。

性味功能

味苦，性微寒。有小毒。有清热解毒、消肿止痛、熄风定惊的功能。

◎ 原植物

多年生草本。根茎较粗壮，直径2～3.5cm，节结明显。叶6～10片轮生，叶柄长5～20mm，叶片厚纸质，披针形、卵状长圆形至倒卵形，长5～11cm，宽2～4.5cm。外轮花被片披针形或长卵形，绿色，长3.5～6cm；内轮花被片线形而略带披针形，黄色，长为外轮的1/2左右至近等长，中部以上宽2～6mm；雄蕊8～10，花药长1～1.5cm，花丝比花药短，药隔突出部分1～2mm。花期6～7月，果期9～10月。

◎ 生境分布

生于山地林下或路旁草丛中阴湿处，分布于福建、贵州及云南等省区。

◎ 采收加工

全年均可采挖，以秋季采者为好。挖取根茎，洗净泥沙，晒干或切片晒干。

◎ 炮制及饮片

除去杂质，洗净，润透，切薄片，晒干。

主治用法

用于疔肿痈肿，咽喉肿痛，毒蛇咬伤，跌打伤痛，惊风抽搐，流行性乙型脑炎，胃痛，阑尾炎，淋巴结结核，扁桃体炎，腮腺炎，乳腺炎。用量3～9g。外用适量，研末调敷。

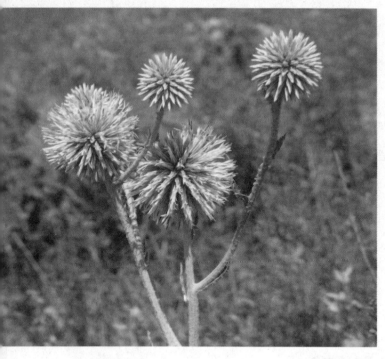

禹州漏芦

＊来源

禹州漏芦为菊科 (Compositae) 植物蓝刺头或华东蓝刺头的干燥根。

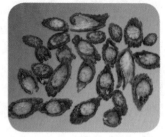

性味功能

味咸、苦，性寒。有清热解毒、排肿消肿、通乳、舒筋通脉的功能。

◎ **原植物**

多年生草本。株高 30～80cm。根粗壮，褐色。茎直立，具纵沟棱，被白色绵毛，不分枝或少分枝。叶互生，2回羽状分裂或深裂，裂片卵形或披针形，先端锐尖或渐尖，具刺尖头，有缺刻状小裂片，全部边缘具不规则刺齿或三角形齿刺，上面绿色，无毛或疏生蛛丝状毛，下面密被白色绵毛；基生叶长圆状倒卵形，长约 20cm。复头状花序，球形，直径约 4cm；小头状花序长约 2cm。外总苞片刚毛状；内总苞片外层的匙形，顶端渐尖，边缘有蓖状睫毛；内总苞片内层狭菱形或长圆形，顶端尖锐，中部以上有睫毛。花冠筒状，裂片 5，线形，淡

蓝色，筒部白色。瘦果，圆柱形，密生黄褐色柔毛。花、果期 7～9 月。

◎ **生境分布**

生于山坡草丛或山野向阳处，分布于东北、华北及陕西、甘肃等省区。

◎ **采收加工**

春、秋两季采挖根部，除去须根，晒干。

◎ **炮制及饮片**

除去杂质，洗净，润透，切厚片，晒干。

主治用法

用于诸疮痈肿，乳痛肿痛，乳汁不通，瘰疬疮毒。用量 4.5～9g。

独活

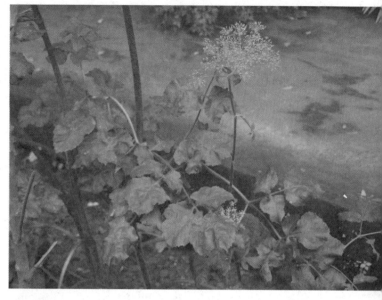

* 来源

独活为伞形科（Umbelliferae）重齿当归的干燥根。

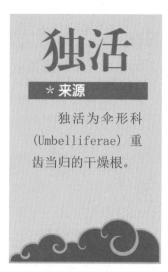

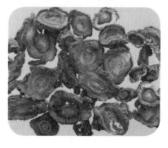

别　名

重齿毛当归。

性味功能

味辛、苦，性微温。有祛风除湿、通痹止痛的功能。

◎ 原植物

多年生高大草本。根茎圆柱形，棕褐色，长至15cm，径1～2.5cm，有特殊香气。茎高1～2m，粗至1.5cm，中空，常带紫色，光滑或稍有浅纵沟纹，上部有短糙毛。叶二回三出式羽状全裂，宽卵形；茎生叶叶柄基部膨大成长管状、半抱茎的厚膜质叶鞘，开展，背面无毛或稍被短柔毛，末回裂片膜质，卵圆形至长椭圆形，顶端渐尖，基部楔形，边缘有不整齐的尖锯齿或重锯齿，齿端有内曲的短尖头，顶生的末回裂片多3深裂，基部常沿叶轴下延成翅状，侧生的具短柄或无柄，两面沿叶脉及边缘有短柔毛。序托叶简化成囊状膨大的叶鞘，无毛，偶被疏短毛。复伞形花序顶生和侧生，花序密被短糙毛；总苞片1，长钻形，有缘毛；伞形花序白色，无萼齿。花期8～9月，果期9～10月。

◎ 生境分布

生于阴湿山坡，林下草丛中或稀疏灌丛中。分布于四川、湖北、浙江等省。

◎ 采收加工

春初苗刚发芽或秋末茎叶枯萎时采挖，除去须根及泥沙，烘至半干，堆置2～3天，发软后再烘至全干。

◎ 炮制及饮片

除去杂质，洗净，润透，切薄片，晒干或低温干燥。

主治用法

用于风寒湿痹，腰膝疼痛，少阴伏风头痛。用量3～9g。

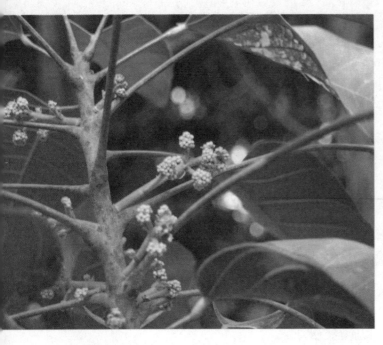

胖大海

＊来源

胖大海为梧桐科 (Sterculiaceae) 植物胖大海的干燥成熟种子。

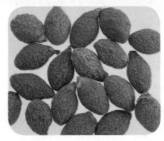

别　名

大海、大洞果、南安子。

性味功能

味甘、淡，性寒。有清肺热、利咽喉、润肠通便的功能。

◎ **原植物**

落叶乔木，高可达 40m。树皮粗糙，有细条纹。单叶互生；叶柄长 5～15cm；叶片革质，卵形或椭圆状披针形，长 10～20cm，宽 6～12cm，通常 3 裂，先端钝或锐尖，基部近圆形或近截形，全缘，光滑无毛，下面网脉明显。圆锥花序顶生或腋生，花杂性同株；花萼钟状，长 7～10mm，深裂，裂片披针形，宿存，外面被星状柔毛；雄花具 10～15 个雄蕊，花药及花丝均被疏柔毛，不育心皮被短柔毛；雌花具 1 枚雌蕊，由 5 个被短柔毛的心皮组成，具 1 细长纤弱的子房柄。果 1～5 个，呈船形，长可达 24cm，基部宽 5～6cm，在成熟前开裂。种子长 18～28mm，直径 12mm，深黑褐色，表面具皱纹，光滑无毛。

◎ **生境分布**

生于热带地区。我国广东、海南、云南、广西等省区有少量引种栽培。

◎ **采收加工**

4 月至 6 月果实成熟后采收，干燥。

主治用法

用于干咳无痰，咽痛音哑，慢性咽炎，热结便秘，头痛目赤。用量 4.5～9g。

急性子

＊来源

急性子为凤仙花科（Balsaminaceae）植物凤仙花的干燥成熟种子。

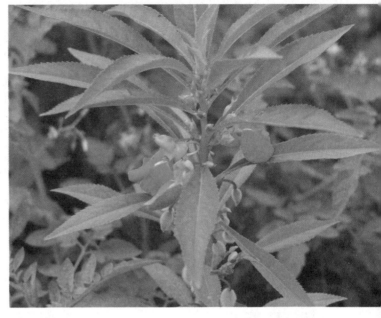

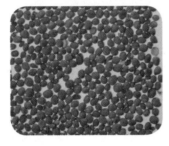

别　名

指甲花。

性味功能

味微苦，性温；有小毒。有软坚、消积、活血通经的功能。

◎ 原植物

一年生草本，高达80cm。茎粗壮，肉质，有柔毛，节部带紫红色。叶互生，叶柄长1～3cm，上面有浅槽，两侧有腺体；叶阔披针形或披针形，长6～15cm，宽1.5～2.5cm，先端渐尖，基部楔形，边缘有尖锐锯齿，至先端渐变钝齿，两面无毛。花单生或数朵簇生于叶腋，花不整齐，萼片3，侧面2片小，绿色，下方大，囊状，基部有长距，花瓣状；花蕊5，花丝短（与重花中变为瓣状），花药黏合围着雌蕊；子房上位，椭圆形，5室，花柱短粗，柱头5浅裂。蒴果椭圆形，有白色短茸毛，果皮有弹力，果熟时开裂，弹出种子。种子多数，稍扁球形，长2～4mm，直径2～3mm，赤褐色或棕色，粗糙而有短条纹。花期7～9月，果期9～10月。

◎ 生境分布

全国各地均有栽培。

◎ 采收加工

秋季果实即将成熟时采收，晒干，除去果皮及杂质。

主治用法

用于经闭，难产，腹部肿块，骨鲠咽喉，噎膈。用量6～9g。内服煎汤；或入丸、散。外用研末吹喉，点牙，调敷或熬膏贴。孕妇忌服。

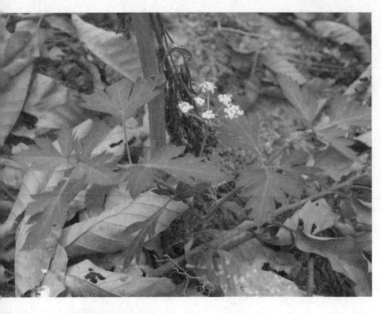

前胡

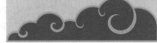

前胡为伞形科 (Umbelliferae) 植物白花前胡的干燥根。

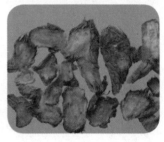

别　名

鸡脚前胡、山独活。

性味功能

味苦、辛，性微寒。有清热、散风、降气、化痰的功能。

◎ **原植物**

多年生草本，高 1m 左右。根直生，圆锥形，有少数分枝，根头处存留多数棕褐色枯鞘纤维。茎直立，圆柱形，上部分枝，被短柔毛，下部无毛。基生叶有长柄，基部扩大成鞘状抱茎；叶片宽三角状卵形，三出式二至三回羽状分裂，长 15～20cm，宽约 12cm，第一回羽片 2～3 对，最下方的 1 对有长柄，其他有短柄或无柄，末回裂片菱状卵形，基部楔形，长 3～6cm，宽 1.5～3cm，两面中脉上有短柔毛，边缘有粗锯齿；茎生叶和基生叶相似，较小，顶端叶片简化，但叶鞘宽大。复伞形花序顶生或侧生，伞幅 6～18，不等长，长 1.5～4.5cm，有柔毛；总苞片少数，花后脱落，线状披针形，长 0.7～1cm，边缘膜质，有柔毛，小花序有花约 20，花梗不等长，有柔毛；雄蕊 5，子房下位，花柱基扁圆锥形。

◎ **生境分布**

生于山坡向阳草丛中或山坡林边，分布于江苏、安徽、江西、四川等省。

◎ **采收加工**

秋末采挖，除去地上部分的茎叶及须根、泥土，晒干或微火炕干。

◎ **炮制及饮片**

除去杂质，洗净，润透，切薄片，晒干。

主治用法

用于风热咳嗽多痰，痰热咳喘，胸膈满闷，呕逆，上呼吸道感染等症。用量 3～9g。恶皂角，畏藜芦。

夜交藤

* 来源

为蓼科植物何首乌 Fallopia multiflora (Thunb.) Harald. 的藤茎或带叶的藤茎。

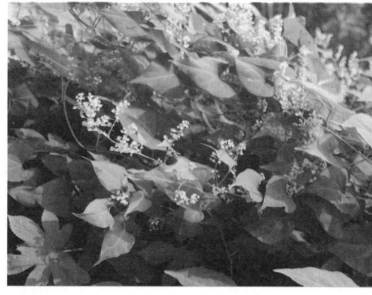

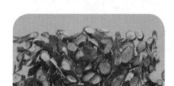

别　名

田猪头、铁秤陀。

性味功能

味甘，性平。有养血安神、祛风通络的功能。

◎ 原植物

多年生草本。块根肥大。茎缠绕，多分枝，下部稍木质化，上部较细，有时呈淡红色，具纵条纹，中空，无毛。叶卵状心形，长 4～9cm，宽 3～6cm，先端渐尖，基部心形或近心形，全缘，两面较粗糙，无毛。托叶鞘短筒状，膜质，无缘毛，常早落。花序圆锥状，顶生或腋生，开展，结果时长可达 30cm；苞片卵形，中部绿色，边缘膜质透明，无毛；苞片内生白色小花 2～4 朵；花被 5 深裂，不等大，结果时外轮 3 片增大、肥厚，背部生宽翅，翅下延至花梗的节处；雄蕊 8，短于花被；花柱 3，柱头头状。瘦果 3 棱形，黑色，具光泽，包于宿存的花被内。花期 6～9 月，果期 8～10 月。

◎ 生境分布

生于山坡、石缝、林下。分布于我国河北、河南、山东、江苏、安徽、浙江、江西、福建、台湾、湖北、湖南、广东、广西、四川、贵州、云南等省区。

◎ 采收加工

秋、冬二季采割，除去残叶，捆成把，干燥。

◎ 炮制及饮片

除去杂质，洗净，切段，晒干。

主治用法

用于失眠多梦，血虚身痛，风湿痹痛；外治皮肤瘙痒。用量 9～15g；外用适量，煎水洗患处。

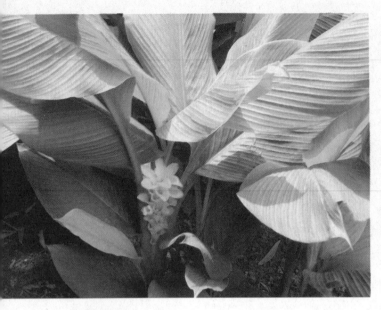

姜黄

来源

姜黄为姜科 (Zingiberaceae) 植物姜黄的干燥根茎。

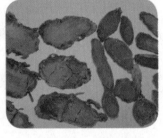

别名

黄丝郁金、郁金、黄姜。

性味功能

味辛、苦，性温。有破血行气、通经止痛、祛风的功能。

◎ 植物

多年生草本，高 80～120cm。须根粗壮，末端膨大成纺锤状的块根。根茎肥厚，多汁，断面橙黄色。有叶片 4～7，二列，叶柄与叶片等长或较短；叶片窄椭圆形，长 20～50cm，宽 5～15cm，先端渐尖，基部楔形，下延至叶柄，上面黄绿色，下面浅绿色，无毛。圆柱状穗状花序于叶鞘中央抽出，长 12～20cm，缨部苞片粉红色或淡红紫色，长椭圆形，长 4～6cm，宽 1.0～1.5cm，腋内无花，中下部苞片卵形至近圆形，长 3～4cm，先端圆或钝尖，嫩绿色或绿白色，腋内有花数朵；有小苞片数枚，长椭圆形，透明白色；唇瓣近圆形，长约 1.2cm，外折，先端具不明显的 3 浅裂，黄色，中间棕黄色；能育雄蕊 1 枚，花丝短而扁平，花药长圆形，基部有距；子房下位，柱头稍膨大。

◎ 生境分布

多栽培于田园。分布于福建、台湾、四川、云南、广东、广西、海南等省区。

◎ 采收加工

冬季茎叶枯萎时采挖，洗净，煮或蒸至透心，晒干，除去须根。

◎ 炮制及饮片

除去杂质，略泡，洗净，润透，切厚片，晒干。

主治用法

用于血瘀气滞，胸肋刺痛，经闭腹痛，腹中肿块，跌打肿痛，产后瘀阻。用量 6～12g；外用适量，煎洗患处。

洋金花

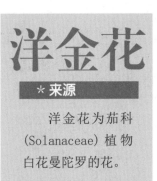

＊来源

洋金花为茄科
(Solanaceae) 植物
白花曼陀罗的花。

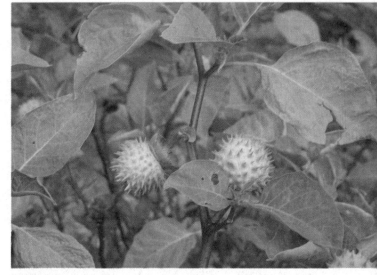

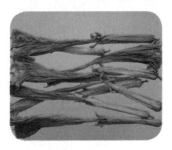

别　名

南洋金花。

性味功能

味辛，性温；有毒。有平喘止咳、麻醉、镇痛、解痉
的功能。

◎ **原植物**

一年生草本，高 0.5 ～ 2cm，全株
近无毛。茎直立，上部叉状分枝，幼枝
稍紫色，茎基部稍木质化。叶互生或上
部近假对生，叶柄长 2 ～ 6cm；叶卵形
或宽卵形，长 8 ～ 14cm，宽 5 ～ 7cm，
先端渐尖或锐尖，基部不对称楔形，全
缘或有少数波状短齿，两面无毛或有疏
毛，叶脉在背面隆起。花单生于枝杈间
或叶腋；花梗有白色短柔毛；花萼筒状，
长 4 ～ 6.5cm，5 裂，裂片狭三角形；花
冠漏斗状，白色，先端直径 5 ～ 7cm，
裂片 5，三角状；雄蕊 5，内藏；花药扁
线形；子房球形，疏生短刺毛，2 室，
柱头盾形。蒴果圆球形或稍扁球形，直
径约 3cm，疏生短刺，成熟时成向上部

开裂。种子多数，扁三角状，淡褐色。花、
果期 4 ～ 10 月。

◎ **生境分布**

生于山坡、草地、田间、路旁及水
沟边，分布于长江以南各地区。

◎ **采收加工**

夏季花初开时采收，每日早晨露水
干后，将初开放花朵采下，摊在席上晒干、
阴干或低温干燥，也可捆把晒干。

主治用法

用于哮喘咳嗽，脘腹冷痛，风湿痹
痛，小儿慢惊；外科麻醉。用量
0.3 ～ 0.6g。外感及痰热咳喘、青
光眼、高血压及心动过速患者禁用；
肾功能不正常、体弱及孕妇慎用。

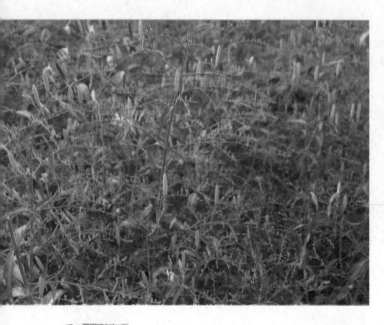

穿心莲

＊来源

穿心莲为爵床科（Acanthaceae）植物穿心莲的干燥地上部分。

别　名

一见喜、榄核莲、斩蛇剑、苦草。

性味功能

味苦，性寒。有清热、解毒、消炎、凉血、消肿的功能。

◎ **原植物**

多年生草本，高 50 ～ 100cm，全株味极苦。茎直立，多分枝，四棱形，绿色，节间长 4.5 ～ 6cm，节稍膨大，幼时节上有短柔毛，老时光滑，茎基无毛。单叶对生，纸质，叶柄长约 4mm，或近无柄；叶披针形至狭披针形，长 3 ～ 12cm，宽 0.5 ～ 5cm，先端渐尖，基部楔形而下延，全缘或浅波状，上面光亮，深绿色，下面灰绿色。圆锥形总状花序顶生或腋生，花梗长 3 ～ 6mm 或更长；苞片披针形，小苞片钻形；花冠二唇形，白色，上唇 2 齿裂，下唇 3 深裂，中裂片中央有 2 块紫黑色斑纹；雄蕊 2，花丝有长软毛，花药紫黑色。蒴果长椭圆形，长达 2cm，有纵槽 2 条，幼时有腺毛，果熟后开裂成 2 果瓣。

◎ **生境分布**

生于湿热平原或丘陵地区，多为栽培。分布于安徽、浙江、江西、海南等省区。

◎ **采收加工**

夏秋季茎叶茂盛时采集地上部分，除去杂质，晒干。

◎ **炮制及饮片**

除去杂质，洗净，切段，干燥。

主治用法

用于感冒发热，扁桃腺炎，咽喉炎，支气管炎，肺炎，肠炎，泄泻痢疾，胆囊炎，化脓性中耳炎，尿路感染，痈肿疮疡，水火烫伤，热淋涩痛，外伤感染，阴囊湿疹，毒蛇咬伤。用量 3 ～ 9g，水煎服。外用适量。

络石藤

新编中草药实用图谱

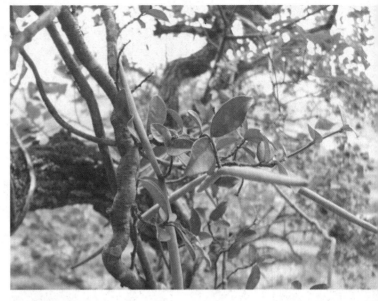

*来源

络石藤为夹竹桃科（Apocynaceae）植物络石藤的茎及叶。

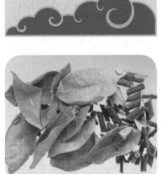

别 名

爬墙虎、石龙藤、感冒藤。

性味功能

味苦，性平。有祛风通络、凉血消肿功能。

◎ **原植物**

常绿木质藤本，长达 10cm，具乳汁。茎褐色，多分枝，嫩枝被柔毛。叶对生，具短柄，幼时被灰褐色柔毛，后脱落；叶片卵状披针形或椭圆形，长 2 ～ 10cm，宽 1 ～ 4.5cm，先端短尖或钝圆，基部宽楔形或圆形，全缘，表面深绿色，背面淡绿色，被细柔毛。聚伞花序腋生或顶生；花白色，高脚碟状，萼小，5 深裂；花管外被细柔毛，筒中部膨大；花冠反卷，5 裂，右向旋转排列，花冠外面和喉部也有柔毛；雄蕊 5，着生在花冠筒中部，花药顶端不伸出花冠喉部外；花盘环状 5 裂，与子房等长；心皮 2，胚珠多数。蓇葖果长圆形，长约 15mm，近于水平展开。种子线形而扁，褐色，顶端具种毛。花期 4 ～ 5 月，果熟期 10 月。

◎ **生境分布**

常攀缘附生在石上、墙上或其他植物上。除新疆、青海、西藏及东北地区外，全国大部分地区均有分布。

◎ **采收加工**

秋季落叶前，采收茎叶，晒干。

◎ **炮制及饮片**

除去杂质，洗净，稍润，切段，干燥。

主治用法

用于风湿性关节痛，腰膝酸疼，扁桃体肿大，痈肿。用量 5 ～ 10g，水煎服。

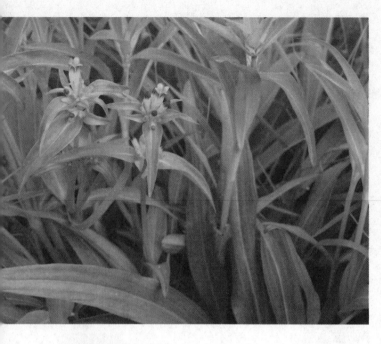

秦艽

来源

秦艽为龙胆科（Gentianaceae）植物秦艽、粗茎秦艽、小秦艽和麻花秦艽的干燥根。

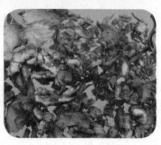

别名

大叶龙胆、鸡腿艽、西大艽。

性味功能

味苦、辛，性平。有祛风湿、退虚热、舒筋止痛的功能。

◎ **原植物**

多年生草本，高 20～50cm。主根粗长，扭曲，稍呈圆锥形；根颈部有多数纤维状残存叶基。茎直立或斜生。基生叶多数丛生，披针形，长达 40cm，宽 3～4cm，全缘，主脉 5 条；茎生叶 3～4 对，较小，对生，长圆状披针形。花多集成顶生及茎上部腋生轮伞花序；花萼管状，一侧裂开，稍呈佛焰苞状，萼齿 4～5 浅裂；花冠管状，长约 2cm，深蓝紫色，先端 5 裂，裂片间有 5 片短小褶片；雄蕊 5；子房长圆形，无柄。蒴果长圆形或椭圆形。种子椭圆形，光滑，深黄色，无翅。花期 7～9 月，果期 8～10 月。

◎ **生境分布**

牛于溪旁、山坡草地、路旁或灌丛中，分布于东北、华北及陕西、宁夏、甘肃、青海、山东、四川等省区。

◎ **采收加工**

春、秋二季采挖，以秋季为好。除去茎叶，晒至柔软时，堆积使自然发热，至根内变肉红色时，晒干，或直接晒干。

◎ **炮制及饮片**

除去杂质，洗净，润透，切厚片，晒干。

主治用法

用于风湿性关节痛，结核病潮热，小儿疳积，黄疸，小便不利。用量 5～10g。

珠子参

新编中草药实用图谱

*来源

珠子参为五加科（Araliaceae）植物珠子参或羽叶三七的干燥根茎。

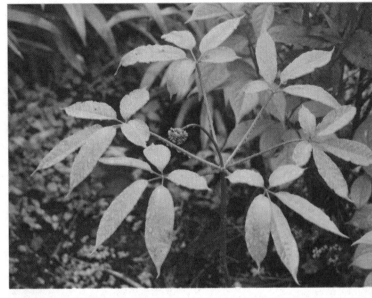

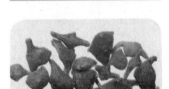

别　名

疙瘩七、钮子七、扣子七。

性味功能

味苦、甘，性微温。有舒筋活络、补血止血的功能。

◎ **原植物**

多年生直立草本，高达 80cm。根茎细长，弯曲横卧，节膨大成珠状或纺锤状，形似纽扣，节间细长，或部分结节密生呈竹鞭状。掌状复叶 3～5 轮生茎顶，叶柄长 9cm；小叶 5，两侧较小，叶椭圆形或椭圆状卵形，长 10～13cm，宽 5～7cm，先端长渐尖，基部近圆形或楔形，边缘具细密锯齿及两面散生刺毛。伞形花序顶生，单一或下生多个小伞形花序，总花梗细长，小花多数，具细柄，弯齿 5，先端尖；花瓣 5；雄蕊 5；子房下位，花柱 2，分离。核果圆球形，浆果状，鲜红色。花期 7～8 月。

◎ **生境分布**

生于山地阔叶林或针叶林下阴湿处，分布于山西、陕西、宁夏、甘肃、河南、湖北、湖南及西南地区等省区。羽叶三七生于海拔 1720～3650m 山坡密林中，分布于云南、四川、贵州、陕西、甘肃、山西、湖北、河南及西藏等省区。

◎ **采收加工**

秋季采挖根茎，除去粗皮及须根，干燥；或蒸透后干燥。

◎ **炮制及饮片**

除去杂质。用时捣碎。

主治用法

用于气阴两虚，烦热口渴，虚劳咳嗽，跌扑损伤，关节疼痛，咯血，吐血，外伤出血。用量 3～9g。外用适量，研末敷患处。

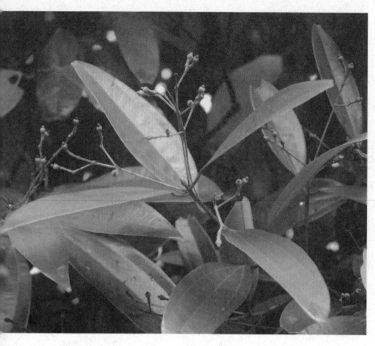

桂枝

※ 来源

桂枝为樟科
(Lauraceae) 植 物
肉桂的干燥嫩枝。

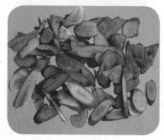

性味功能

味辛、甘，性温。有发汗解表、温经通络、助阳化气
的功能。

◎ **原植物**

常绿乔木，高10～15m。树皮灰棕色，
有细皱纹及小裂纹，皮孔椭圆形，内皮
红棕色，芳香而味甜辛。幼枝有不规则
的四棱，幼枝、芽、花序、叶柄均被褐
色茸毛。叶互生或近对生，叶柄稍膨大；
叶革质，长椭圆形或披针形，长8～20cm，
宽4～5.5cm，全缘，上面绿色，有光泽，
下面灰绿色，微被柔毛，离基3出脉。
圆锥花序，腋生或近顶生，分枝末端为
3花的聚伞花序；花被6片，内外两片
密被黄色茸毛，花丝被柔毛，第一、二
轮雄蕊花丝扁平，花室内向，退化雄蕊3，
位于最内轮而短；子房卵球形，花柱纤细，
柱头小。浆果状核果椭圆形，成熟时黑
紫色，无毛，果托呈杯状，边缘截平或

略有齿裂。花期6～8月，果期10～12月。

◎ **生境分布**

栽培于沙土或山地。分布于云南、
广西、广东、福建等省区。

◎ **采收加工**

3～7月剪下嫩枝，鲜时切段，晒干。

◎ **炮制及饮片**

除去杂质及粗皮。用时捣碎。

主治用法

用于风寒感冒表证，脘腹冷痛，血
寒经闭，肩背肢节酸痛，胸痹痰饮，
水肿，心悸，经闭，癥瘕。用量
1.5～9g。阴虚火盛者禁用。

桔梗

＊来源

桔梗为桔梗科
(Campanulaceae)
植物桔梗的根。

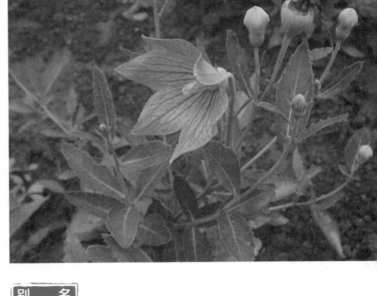

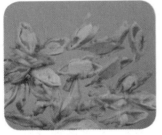

别　名

铃铛花、尚头花、苦菜根。

性味功能

味苦、辛，性平。有宣肺祛痰、利咽排脓的功能。

◎ **原植物**

多年生草本，高 30 ～ 120cm，全株含白色乳汁。根肥大肉质，长圆锥形，分枝少。茎直立，不分枝或上部稍分枝。中下部叶轮生或互生，无柄或有短柄，叶卵形、卵状椭圆形或披针形，长 3 ～ 8cm，宽 1 ～ 3.5cm，顶端尖，基部宽楔形，无毛，下面有白粉，边缘有细锯齿。花单生于茎顶，或数朵集成假总状花序或花序分枝集成圆锥花序；子房下位，5 室，花柱 5 裂，反卷，有白柔毛。蒴果倒卵形，熟时顶端 5 瓣裂。种子多数，卵形，褐色，3 棱。花期 7 ～ 9 月。果期 8 ～ 9 月。

◎ **生境分布**

生于山地草丛、灌丛中，林缘或沟旁。分布于全国大部分地区。有栽培。

◎ **采收加工**

春秋季采挖，以秋季采挖者质量较好。洗净，除去须根，趁鲜剥去外皮或不去外皮。干燥。

◎ **炮制及饮片**

除去杂质，洗净，润透，切厚片，干燥。本品为斜椭圆形或不规则薄片，外皮多已除去或偶有残留。切面皮部淡黄白色，较窄；形成层环纹明显，淡褐色；木部宽，有较多裂隙。质脆，易折断。

主治用法

用于咳嗽痰多，胸膈满闷，咽痛音哑，肺痈吐脓，痢疾腹痛，扁桃腺炎等症。用量 3 ～ 9g，水煎服。或入丸、散。

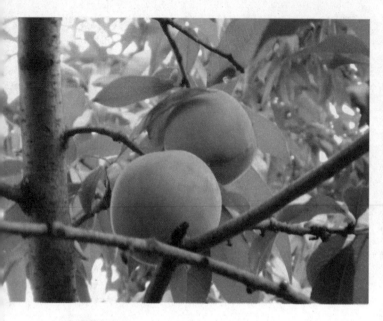

桃仁

＊来源

桃仁为蔷薇科（Rosaceae）植物桃和山桃的种子。

别　名

白桃仁、毛桃仁、红桃仁。

性味功能

味苦、甘，性平。有活血、祛淤、滑肠通便的功能。

◎ **原植物**

落叶小乔木，高达8m。树皮暗褐色，粗糙。叶互生，在短枝上簇生，托叶1对，线形，边缘蓖状深裂；叶柄有腺点；叶椭圆状披针形，中部较宽，长8～15cm，宽2～4cm，先端渐尖，基部阔楔形，边缘有细锯齿。花先叶开放，单生，花萼短筒状，有短柔毛，萼片5，边缘密生长柔毛；花瓣5，粉红色，少有白色，有紫色脉纹；雄蕊多数，花丝细长；子房卵形，发育胚珠1。核果心状卵形或椭圆形，绿色，有红晕，一侧有纵沟，有短柔毛。果核椭圆形，两侧扁，有深沟纹或蜂窝状。种子1，扁卵状心形，种皮棕红色。花期2～4月，果期6～8月。

◎ **生境分布**

桃为栽培果树，也有半野生，全国各地多有栽培。

◎ **采收加工**

夏秋季果实成熟时采摘或收集果核，除去果肉及核壳，取出种子，晒干。

◎ **炮制及饮片**

桃仁：除去杂质，用时捣碎。

炒桃仁：取净桃仁，置热锅中，用文火炒至黄色时，取出，放凉。用时捣碎。

主治用法

用于痛经，闭经，腹部肿块，跌打损伤，肺痛，肠燥便秘。用量3～9g，水煎服。孕妇忌服。

胡桃仁

＊来源

胡桃仁为胡桃科（Juglandaceae）植物胡桃的干燥成熟种子。

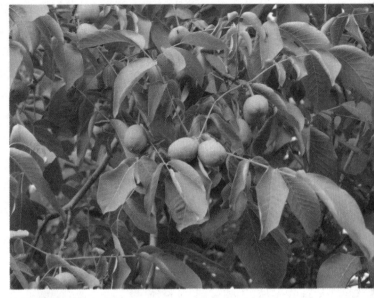

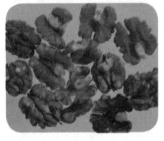

别　名

核桃仁。

性味功能

味甘，性温。有温补肺肾、定喘、润肠的功能。

◎ **原植物**

落叶乔木，高 3～5m。树皮灰色，纵裂，幼时平滑，被短腺毛，有片状髓。单数羽状复叶互生，长 15～28cm，密生腺毛；小叶 5～9 片，有短柄；小叶卵形、椭圆状卵形或长椭圆形，长 6～15cm，宽 4～8cm，先端短尖或钝，基部圆形，或稍偏斜，全缘，幼时疏锯齿，上面无毛，下面侧脉腋内有短簇柔毛。花单性，雌雄同株；雄花成下垂葇荑花序，腋生，长 5～12cm，总花梗密生腺毛，花密生，苞片 1，长圆形，两侧小苞片 2，长卵形，花被 3 片，被白色柔毛，雄蕊 6～30；雌花序穗状，生于幼枝顶端，有花 1～3 朵，无花梗，苞片 3，长卵形，花被 4；子房下位，有腺毛，花柱短，柱头 2。核

果近圆形，径 3～4cm，灰绿色，有斑点；内果皮骨质，坚硬，表面凹凸或皱褶，有 2 条纵棱。花期 4～5 月，果期 10 月。

◎ **生境分布**

生于较湿润的肥沃土壤中，多栽培于平地或丘陵地。分布于全国大部分地区，有大量栽培。

◎ **采收加工**

秋季果实成熟时采收，除去肉质果皮，晒干，再除去核壳，保存于干燥阴凉地方。

主治用法

用于肾虚腰痛，虚寒咳嗽，遗精阳痿，脚软，大便燥结，风肠血痢，痈疽肿毒，中耳炎。用量 6～9g。

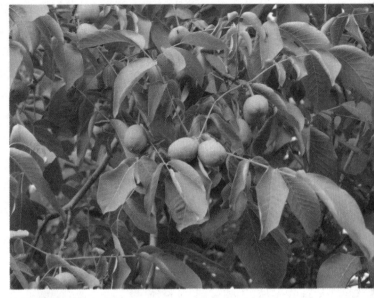

新编中草药实用图谱

261

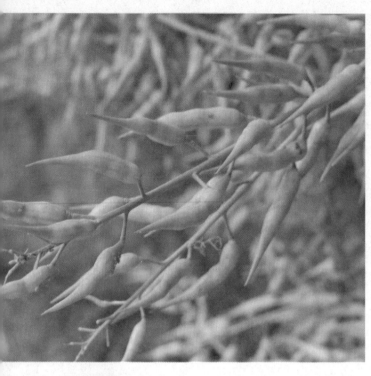

莱菔子

✳ 来源

为十字花科植物萝卜（Raphanus sativus L.）的干燥成熟种子。夏季果实成熟时采割植株，晒干，搓出种子，除去杂质，再晒干。

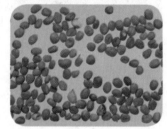

性味功能

味辛、甘，性平。有下气、祛痰、消食化积的功能。

◎ **原植物**

一年生或二年生草本。根肉质，形状、大小及色泽因品种不同而多变化。茎粗壮，高可达 1m，分枝，具纵棱。基生叶丛生，大头状羽裂，疏生白色糙毛，顶端裂片最大，侧裂片 4～6 对，沿叶轴对生或互生，向下裂片渐小；茎生叶亦为大头状羽裂，较基生叶小；茎上部叶有柄或无柄，长椭圆形至披针形，长 2.5～5cm，宽 1～2cm，边缘有锯齿或缺刻，极少全缘。总状花序顶生，常组成圆锥状，花淡紫红色或白色，萼片 4，线状长椭圆形；花瓣 4，宽倒卵形，具爪，有显著脉纹；雄蕊 6，4 长 2 短。长角果圆柱形；长 2～4cm，肉质，种子间常缢缩，有种子 1～6 粒，成熟时果瓣肥厚而呈海绵状，顶端具细长尖喙。种子近圆形，稍扁，红褐色或灰褐色。花期 4～5 月，果期 5～6 月。

◎ **生境分布**

全国各地普遍栽培。

◎ **采收加工**

6～7 月种子成熟时割取地上部分，搓出种子，晒干、簸净果皮及杂质，收集种子。

◎ **炮制及饮片**

除去杂质，洗净，干燥。用时捣碎。

主治用法

用于咳嗽痰喘，食积气滞，胸闷腹胀，下痢后重。用量 5～10g。

莲子

莲子为睡莲科
（Nymphaeaceae）植
物莲的干燥成熟
种子。

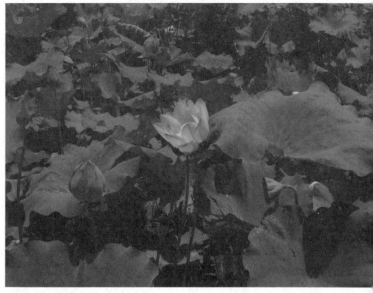

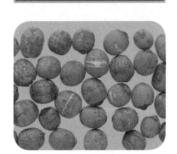

别　名

莲实、藕实、莲肉。

性味功能

味甘、涩，性平。有健脾止泻、益肾固精、养心宁神
的功能。

◎ **原植物**

多年生水生植物。根茎横生，肥厚
多节，白色，节部缢缩，中有多条孔洞，
节上生鳞叶及须根；叶伸出水面，叶柄
长，多刺，着生于叶下中央，圆柱形，
长 12cm，中空；叶基生，盾圆形，直径
20 ～ 80cm，全缘或微波状，上面深绿色
光滑，下面淡绿色，有白粉。花单生，
大型，生于花梗顶端，花粉红色或白色；
萼片 4 ～ 5，早落；花瓣多数，长圆状
椭圆形或倒卵形，先端钝；雄蕊多数，
花药线形，药隔先端有 1 棒状附属物；
心皮多数，离生，藏于花托内；花托于
果期膨大，倒圆锥形，海绵质，欲称"莲
蓬"，直径 5 ～ 10cm，顶端平，有多数

小孔，每小孔内有 1 果实。坚果卵形或
椭圆形。种子宽卵形或椭圆形，棕色。
花期 6 ～ 7 月，果期 8 ～ 9 月。

◎ **生境分布**

栽培或自生于池塘或湖泊中。分布
于全国大部分地区。

◎ **采收加工**

9 ～ 10 月果熟时，剪下莲房，剥取
种子，晒干。

◎ **炮制及饮片**

莲子略浸，润透，切开，去心，干燥。

主治用法

用于脾虚腹泻，便溏，遗精，带下。
用量 6 ～ 15g。

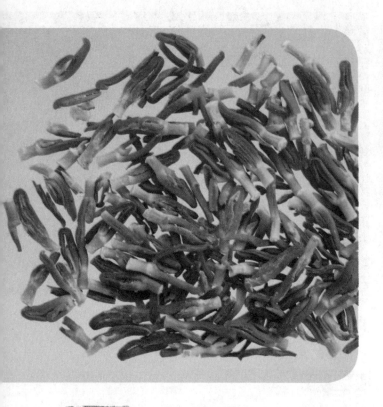

莲子心

* 来源

　　莲子心为睡莲科（Nymphaeaceae）植物莲的干燥幼叶及胚根。

性味功能

味苦，性寒。有清心除热的功能。

◎ 原植物

参见263页"莲子"。

◎ 生境分布

参见263页"莲子"。

◎ 采收加工

9～10月果熟时，剥开莲子取出莲子心，晒干。

主治用法

用于心烦少眠，热病口渴，口舌生疮，高血压病。用量1.5～3g。

莲房

＊来源

　　莲房为睡莲科
（Nymphaeaceae）植
物莲的干燥花托。

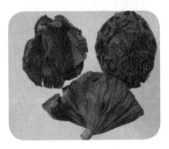

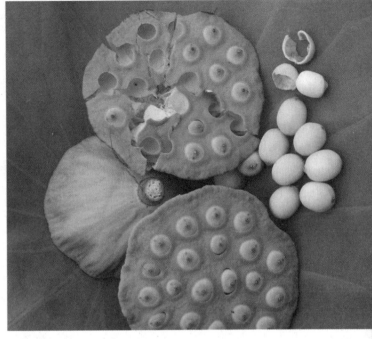

性味功能

味苦、涩，性温。有化瘀止血、外用收敛的功能。

◎ 原植物

参见 263 页"莲子"。

◎ 生境分布

参见 263 页"莲子"。

◎ 采收加工

9 ～ 10 月果熟时，采收，除去莲子，
晒干。

◎ 炮制及饮片

莲房：除去灰屑，切碎。

莲房炭：取净莲房，置热锅内，用
武火炒至表面焦黑色，取出，晾干。

主治用法

用于崩漏，尿血，痔疮出血，产后
瘀阻，恶露不尽。用量 5 ～ 10g。

新编中草药实用图谱

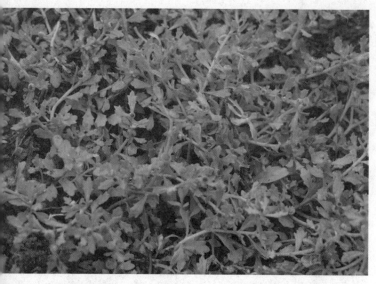

鹅不食草

＊来源

鹅不食草为菊科（Compositae）植物鹅不食草的干燥全草。

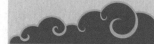

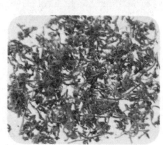

别　名

石胡荽、球子草、白地茜、蚊子草。

性味功能

味辛，性温。有清热止咳、祛风通窍、散瘀消肿、退翳明目的功能。

◎ **原植物**

一年生匍匐草本，高 15cm 左右，微臭，揉碎有辛辣味。茎基部多分枝，枝广展，匍匐，着地生根，无毛或略被细柔毛。叶互生，无柄，叶片小，匙形或倒卵状披针形，长 0.8～2cm，宽 3～5mm，先端钝，基部楔形，边缘有不规则疏齿。头状花序扁球形，单生于叶腋，无柄，直径 3～4mm；总苞片 2 层，椭圆状披针形，边缘膜质，外层较大；花托平坦或稍凸起；花杂性，淡黄色，花序外围为雌花，多列，花管极细而短，中央为两性花，数朵，花冠筒钟状，细小，顶端 4 裂；雄蕊 4，聚药，花药基部钝形；子房下位，柱头 2 裂。瘦果四棱形，棱上有毛，无冠毛。花期 4～8 月，果期

6～10 月。

◎ **生境分布**

生于稻田、阴湿山地及路旁或湿润草地。分布于全国大部分地区。

◎ **采收加工**

夏季开花后采收，洗净，晒干。

◎ **炮制及饮片**

除去杂质，切段，干燥。

主治用法

用于鼻塞不通，急慢性鼻炎，过敏性鼻炎，头痛，百日咳，慢性气管炎，结膜炎，风湿关节痛，湿疮肿毒，跌打肿痛，毒蛇咬伤。用量 3～9g，煎服，或捣汁。外用适量，捣烂塞鼻，研末搐敷或搐鼻。

湖北贝母

湖北贝母为百合科（Liliaceae）植物湖北贝母的干燥鳞茎。

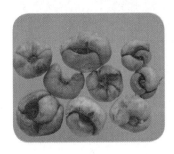

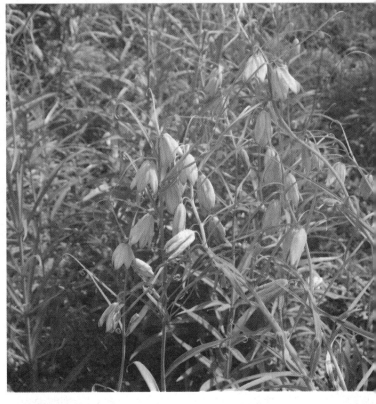

别 名

板贝、窑贝。

性味功能

味微苦，性凉。有清热化痰、止咳、散结的功能。

◎ 原植物

多年生草本。鳞茎扁圆形或圆锥形。叶3～7枚轮生，3至多轮，长圆状披针形，在上部的叶先端常卷曲。花1～4，紫色具黄褐色小方格；叶状花片3枚轮生，先端明显卷曲；花被片6；柱头裂片3。蒴果，棱上的翅宽。花期4月，果期5～6月。

◎ 生境分布

生于草地。有栽培。分布于湖北西部和西南部、四川东部、湖南西北部。

◎ 采收加工

夏初植株枯萎后采挖，用石灰水或清水浸泡，干燥。

◎ 炮制及饮片

洗净，干燥。

主治用法

用于热痰咳嗽，痰核瘰疬，痈肿疮毒。用量3～9g。研粉冲服。不宜与乌头类药材同用。

新编中草药实用图谱

267

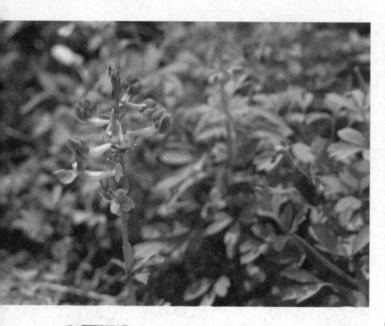

夏天无

※ 来源

夏天无为罂粟科（Papaveraceae）植物伏生紫堇的干燥块茎。

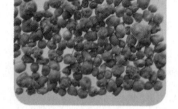

别　名

土元胡、无柄紫堇。

性味功能

味苦、微辛，性温。有活血通络、行气止痛的功能。

◎ 原植物

多年生草本，高 15～25cm，全株无毛，茎下部无鳞片。块茎 2 年生，当年块茎叠生于老块茎之上，老块茎随之变空，块茎呈不规则球形或椭圆球形，直径 3～9mm，表面黑褐色，不定根发自块茎表面。茎细弱，不分枝，通常为多茎丛生。基生叶 2～5，有长柄；叶片轮廓三角形，2 回三出全裂或深浅不等的分裂，末回裂片具短柄，小裂片倒披针形或狭倒卵形；茎生叶 2～3，互生，较小，有短柄或无柄，1～2 回三出分裂。总状花序顶生，花排列疏松，苞片卵形或狭倒卵形，全缘，先端尖，基部楔形；花紫色或淡紫红色，长 1.4～1.7cm；花萼细小，不明显；上花瓣近圆形，先端下凹，具圆筒状，约与瓣片等长或稍短，直或稍向上弯曲；雄蕊 6，合生成 2 束；柱头具 4 乳突。蒴果长圆状椭圆形。花期 4～5 月，果期 5～6 月。

◎ 生境分布

生于丘陵地、低山坡或草地。分布于河南、安徽、江苏、浙江、江西、福建、台湾、湖南等省。

◎ 采收加工

冬、春或初夏采挖块茎，除去残茎及须根，洗净，晒干或鲜用。

主治用法

用于中风偏瘫，跌扑损伤，风湿性关节炎，坐骨神经痛，腰肌劳损。用量 6～12g。

夏枯草

＊来源

夏枯草为唇形科 (Labiatae) 植物夏枯草的干燥果穗。

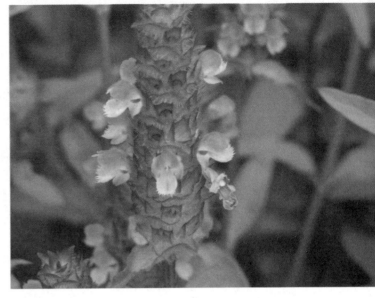

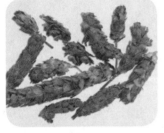

别　名

榔头草、棒槌草、棒头花。

性味功能

味苦、辛，性寒。有清火、明目、散结、消肿的功能。

◎ 原植物

多年生草本，高 20 ～ 40cm，全株有白色毛。茎四棱，淡紫红色，基部常斜生。叶对生；基部叶柄长达 2cm，上部叶渐无柄；叶卵状长圆形或卵圆形，长 1.5 ～ 6cm，宽 0.7 ～ 2.5cm，先端钝，基部楔形，下延至叶柄呈狭翅，全缘或有微波状齿。轮伞花序顶生，聚成穗状；苞片宽心形，先端长尾状尖头，上面及外侧有硬毛，脉纹放射状，边缘有睫毛，浅紫色，每苞片内有花 3 朵。花萼唇形，基部结合，上唇宽大，扁圆形，先端几平截，下唇 2 深裂，较狭，边缘有毛；花冠二唇形，紫色、蓝紫色或红紫色，上唇帽状，2 裂，下唇平展，3 裂，边缘内卷；雄蕊 4，2 强，花丝先端 2 裂，1裂片有药；花盘直立；子房 4 裂，柱头 2裂。小坚果 4，黄褐色，三棱，椭圆形。花期 4 ～ 6 月，果期 7 ～ 10 月。

◎ 生境分布

生于荒坡、草地、溪边、林边及路旁。分布于全国大部分地区。

◎ 采收加工

夏季果穗呈棕红色时采收，除去杂质，晒干。

主治用法

用于目赤肿痛，羞明流泪，头痛眩晕，口眼歪斜，筋骨疼痛，肺结核，急性黄疸型传染性肝炎，血崩，带下，瘰疬，瘿瘤，乳痈，乳癌，甲状腺肿大，淋巴结结核，乳腺增生。用量 9 ～ 15g。

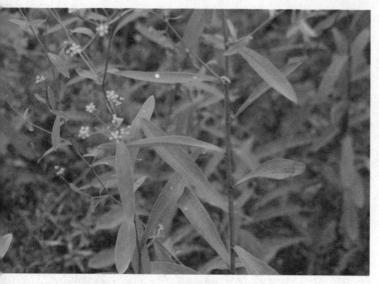

柴胡

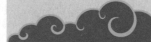

柴胡为伞形科
（Umbelliferae）
植物柴胡、狭叶柴
胡的根。

别 名

北柴胡。

性味功能

味苦、辛，性微寒。有疏散退热、舒肝解郁、升提中气的功能。

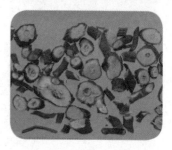

◎ **原植物**

多年生草本，高 40 ～ 80cm。主根较粗，圆柱形，质坚硬，黑褐色。茎直立，2 ～ 3 枝，丛生，上部多分枝，弯曲。叶互生；基生叶线状披针形或倒披针形，基部渐成长柄；茎生叶长圆状披针形或倒披针形，两端狭窄，长 5 ～ 12cm，宽 0.5 ～ 1.6cm，先端渐尖，基部渐狭，上部叶短小，全缘。复伞形花序多分枝，腋生兼顶生，伞梗 4 ～ 10；总苞片 1 ～ 2，披针形，脱落，小苞片 5 ～ 7；花小，5 瓣，黄色，先端向内反卷；雄蕊 5；子房下位，椭圆形，花柱 2。双悬果长圆状椭圆形或长卵形，果枝明显，棱槽中有油管 3 条，合生面油管 4。花期 7 ～ 9 月，果期 9 ～ 10 月。

◎ **生境分布**

生于干旱荒山坡、田野及路旁、灌丛，分布于除广东、海南外的大部分地区。

◎ **采收加工**

春、秋二季采挖，除去茎叶及泥沙，干燥。

◎ **炮制及饮片**

除去杂质及残茎，洗净，润透，切厚片，干燥。

主治用法

用于感冒发热，寒热往来，疟疾，胸肋胀痛，月经不调，子宫脱垂，脱肛，肝炎，胆道感染，胆囊炎。用量 3 ～ 9g。

鸭跖草

＊来源

鸭跖草为鸭跖草科（Commelinaceae）植物鸭跖草的干燥地上部分。

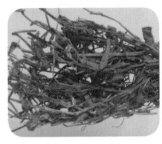

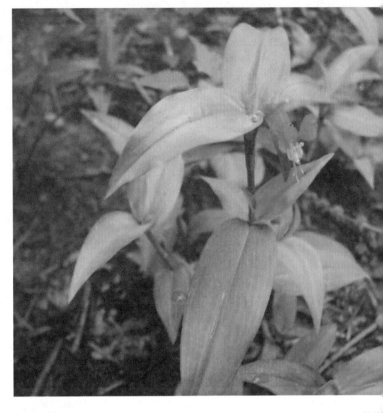

性味功能

味甘、淡，性寒。有清热解毒、利水消肿的功能。

◎ **原植物**

一年生草本。茎多分枝，基部枝匍匐而节上生根，上部枝上升。单叶，互生，披针形或卵状披针形，长 4～9cm，宽 1.5～2cm，叶无柄或几无柄，基部有膜质短叶鞘，白色，有绿脉，鞘口疏生软毛。佛焰苞（总苞片）有柄，心状卵形，长 1.2～2cm，边缘对合折叠，基部不相连，被毛；花蓝色，两性，萼片 3，薄膜质，内侧 2 片基部相连；花瓣 3，分离，侧生 2 片较大，近圆形；发育雄蕊 3。蒴果，2 室，每室 2 种子；种子暗褐色，表面有皱纹。花、果期 6～10 月。

◎ **生境分布**

生于路旁、田埂、宅旁、山坡及林缘。分布于我国大部分地区。

◎ **采收加工**

夏、秋二季采收，晒干。

◎ **炮制及饮片**

除去杂质，洗净，切段，晒干。

主治用法

用于风热感冒，高热不退，咽喉肿痛，水肿尿少，热淋涩痛，痈肿疔毒。用量 15～30g；鲜品 60～90g。外用适量。

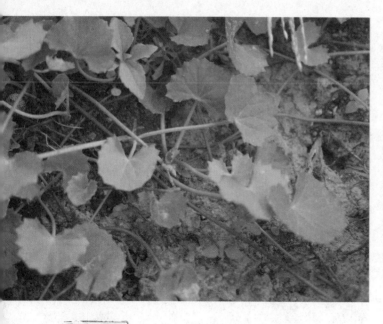

积雪草

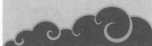

* 来源

积雪草为伞形科 (Umbelliferae) 植物积雪草的全草。

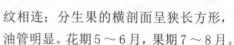

别　名

铜钱草、半边碗、半边钱。

性味功能

味苦、辛，性寒。有清热利湿、解毒消肿的功能。

◎ 原植物

多年生草本，有匍匐茎，无毛或稍有毛。单叶互生；叶柄长 5 ～ 15cm，上端有柔毛，基部鞘状；无托叶。叶片圆形或肾形，直径 1 ～ 6cm，边缘有粗锯齿或钝阔齿，两面无毛或下面脉上疏生柔毛。伞状花序单生或 2 ～ 5 个簇生，伞梗生于叶腋，长 0.5 ～ 2cm，短于叶柄。总苞片 2，卵形，长 3 ～ 4mm，宽 1.5mm，每 1 伞形花序有花 3 朵，中间的花无柄，两侧的花有柄，花白色，萼齿不明显；花瓣 5，卵形，长 1 ～ 1.5mm，顶端微向内弯曲；雄蕊 5，短小，与花瓣互生；子房下位，花柱 2，较短。双悬果扁圆形，侧面扁压，长 2mm，宽 3mm，幼时有柔毛，成熟时光滑，主棱线形，主棱兼有网状纹相连；分生果的横剖面呈狭长方形，油管明显。花期 5 ～ 6 月，果期 7 ～ 8 月。

◎ 生境分布

生于路旁、田边、山坡等阴湿处。分布于江苏、安徽、浙江、江西、湖南、湖北、福建、台湾、广东、广西、陕西、四川、云南等省区。

◎ 采收加工

夏秋二季采收全株，除去泥沙，晒干。

◎ 炮制及饮片

除去杂质，洗净，切段，晒干。

主治用法

用于湿热黄疸，中暑腹泻，砂淋血淋，痈肿疮毒，跌扑损伤。用量 15 ～ 30g；鲜品加倍。

射干

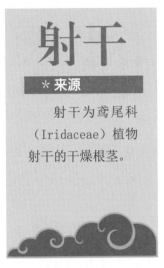

射干为鸢尾科（Iridaceae）植物射干的干燥根茎。

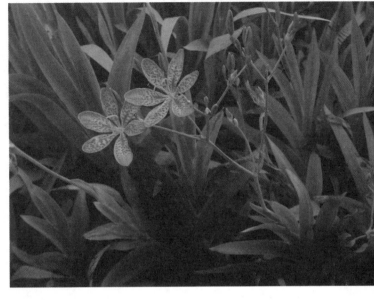

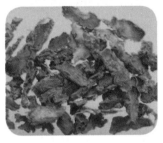

别　名

乌扇、蝴蝶花、老鸦扇。

性味功能

味苦，性寒。有清热解毒、消炎、利咽、散血消肿的功能。

◎ 原植物

多年生草本，高 50～120cm。根茎横生，结节状，鲜黄色，生多数须根。茎直立，基部生叶。叶 2 列，扁平，嵌迭状排列，宽剑形，长 25～60cm，宽 2～4cm，先端渐尖，绿色，带白粉，基部抱茎，全缘，平行脉多条。伞房状聚伞花序顶生，叉状分枝，花梗基部有膜质苞片，卵形至卵状披针形；花橘黄色，散生暗红色斑点，花径 3～5cm，花被 6，2 轮，椭圆形，长 2～2.5cm，宽约 1cm，先端钝圆，基部狭，内轮 3 片较小，雄蕊 3，着生于花被片基部；下房下位，3 室，花柱棒状，柱头 3 浅裂，有柔毛。蒴果倒卵形至长椭圆形，长 2.5～3.5cm，有 3 棱，成熟时 3 瓣裂，种子黑色，圆形，有光泽。花期 7～9 月，果期 8～10 月。

◎ 生境分布

生于山地、干草地、沟谷、河滩。分布于山西、河南、山东、甘肃及长江以南地区。

◎ 采收加工

春初刚发芽或秋末茎叶枯萎时采挖根状茎，以秋季采收为佳。除去泥土、茎叶及细根，晒干或烘干。

◎ 炮制及饮片

除去杂质，洗净，润透，切薄片，干燥。

主治用法

用于热毒痰火郁结，咽喉肿痛，痰涎壅盛，咳嗽气喘。用量 3～9g。

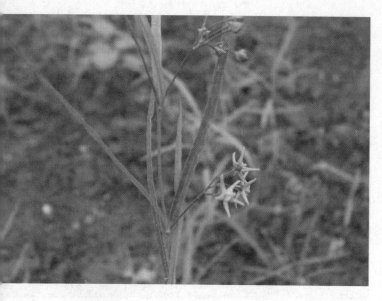

徐长卿

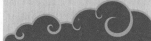

来源

徐长卿为萝摩科
（Asclepiadaceae）
植物徐长卿的干燥根
及根茎。

别 名

寮子竹、竹叶细辛、一枝香。

性味功能

味辛，性温。有祛风化湿、行气通络、解毒消肿、止痛的功能。

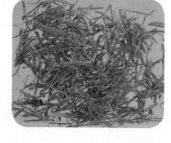

◎ **原植物**

多年生草本，高达70cm。根茎短，生多数须状根。茎细，不分枝，节间长，无毛。叶对生，线状披针形，长4～12cm，宽3～8mm，先端渐尖，基部渐窄，叶缘外卷，有睫毛，上面有短粗毛。聚伞花序圆锥形，近顶生或腋生，有花10余朵，苞片小，披针形；花萼深5裂，卵状披针形；花冠深5裂，广卵形，淡黄绿色；副花冠裂片5，黄色，肾形，基部与雄蕊合生；雄蕊5，连成筒状，花药上端有膜质附属物，花粉块纺锤形，子房由2个离生心皮组成，花柱2，柱头5角形，顶端微突起。蓇葖果2，长角状，长约6cm，淡褐色。种子长圆形，顶端有白色长茸毛。花期6～7月，果期9～10月。

◎ **生境分布**

生于阳坡草丛中。分布于全国大部分地区。

◎ **采收加工**

夏秋季采挖全草，扎成小把，除去杂质，晾干或晒干。

◎ **炮制及饮片**

除去杂质，迅速洗净，切段，阴干。

主治用法

用于风湿痹痛，胃痛胀满，牙痛，经痛，腰痛，毒蛇咬伤，跌打损伤；外用于神经性皮炎，荨麻疹，带状疱疹。用量3～12g，不易久煎。外用适量，鲜品捣烂或干品研粉敷患处。

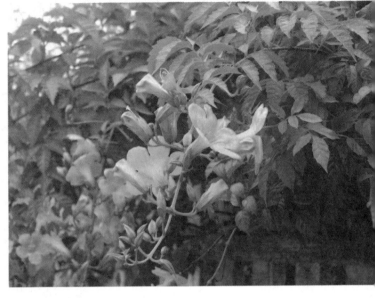

凌霄花

新编中草药实用图谱

＊来源

凌霄花为紫葳科(Bignoniaceae)植物凌霄及美洲凌霄的干燥花。

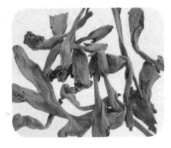

别名

紫薇花。

性味功能

味甘、酸，性寒。有行血祛瘀、凉血祛风的功能。

◎ 原植物

落叶木质攀援藤本，高达10m。茎绿色或灰白色，具红色或灰白色皮孔，老茎具棱状、网状裂纹，结处常生有攀援气生根。单数羽状复叶，对生，小叶7～9片，小叶柄短，叶卵形至卵状披针形，长3～9cm，宽2～5cm；三出聚伞花序集成顶生的圆锥花序，花稀疏；花萼筒钟形，绿色，长2.4～3cm，有5条凸起的纵脉，5裂至中部，裂片披针形，微弯曲；花大，漏斗状，外面橙黄色，内面橙红色，长6.5～8cm，裂片半圆形；雄蕊4枚，弯曲，2强，花丝细长，花药"个"字形着生；子房上位长圆形，2室，胚珠多数，基部有花盘，花柱一枚，细长，伸出花冠外，柱头2裂。蒴果细长，长10～23cm，有柄，顶端钝，基部狭细，室背开裂成2瓣，果瓣由隔膜分开。种子多数，扁平，两端有翅。花期6～8月，果期7～11月。

◎ 生境分布

凌霄生于山谷、疏林下，攀缘于树上，栽培于庭园，分布于河北、陕西及长江以南各地区。

◎ 采收加工

6～8月择晴天采收，以花未完全开放者为好，摘后洗净晒干或用微火烘烤可保持花的颜色。

主治用法

用于经闭癥瘕，产后乳肿，风疹发红，皮肤瘙痒，痤疮，小腹疼痛，带下。用量4.5～9g。孕妇慎用。

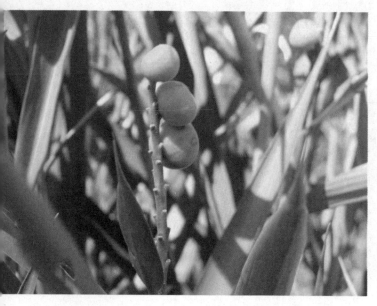

高良姜

＊来源

高良姜为姜科
(Zingiberaceae)
植物高良姜的根茎。

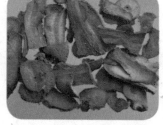

别　名

良姜、小良姜。

性味功能

味辛，性温。有温胃、散寒、行气止痛的功能。

◎ **原植物**

多年生草本，高30～120cm。根茎
圆柱形，有节，节上有膜质鳞片，节上
生根。茎丛生，直立。叶2列，无柄，
叶鞘抱茎，边缘膜质，叶舌长达3cm，
膜质，棕色，渐尖。叶线状披针形，长
15～30cm，宽1.5～2cm，先端渐尖
或尾尖，基部渐狭，全缘或有疏锯齿。
圆锥总状花序顶生，直立或弯曲，长
5～15cm，花稠密，花序轴红棕色，有
短毛；花萼筒状，先端有不规则3浅裂，
外面有柔毛；侧生退化雄蕊锥状，雄蕊
1，生在花冠管喉部上方，花丝线形，药
隔叉形；子房下位，有短毛，3室，花
柱有疏毛，柱头2唇状，有缘毛。蒴果
不开裂，球形，直径1.2cm，被茸毛，

熟时橘红色，种子有假种皮，具钝棱角，
棕色。花期4～10月，果期9～11月。

◎ **生境分布**

生于路旁、山坡草地或灌丛中。分
布于我国广西、台湾、云南等省区。

◎ **采收加工**

多在夏末、秋初挖取生长4～6年
的根茎，除去茎、须根及鳞片，洗净，
切成小段，晒干。

◎ **炮制及饮片**

除去杂质，洗净，润透，切薄片，晒干。

主治用法

用于脘腹冷痛，胃寒呕吐，消积食
滞，消化不良，噎膈反胃，瘴疟，
冷癖，急性肠胃炎，外用于汗斑。
用量3～6g。外用适量，鲜品捣
烂搽患处。

粉葛

* 来源

粉葛为豆科（Leguminosae）植物甘葛藤的根。

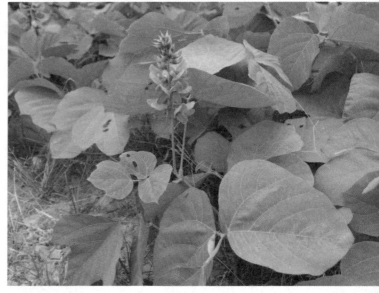

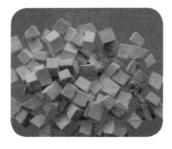

别名

无渣粉葛。

性味功能

味甘、辛，性凉。有解肌退热、生津、透疹、升阳止泻的功能。

◎ 原植物

藤本，茎枝被黄褐色短毛或杂有长硬毛。根肥大，粉性足。3出复叶，具长柄；托叶披针状长椭圆形，有毛；小叶片菱状卵形至宽卵形，长9～21cm，有时3裂，先端短渐尖，基部圆形。总状花序腋生，小苞片卵形；花萼钟状，长1.2～1.5cm，萼齿5，披针形，较萼筒长，被黄色长硬毛；花冠紫色，长1.3～1.8cm。荚果长椭圆形，扁平，密被黄褐色长硬毛。种子肾形或圆形。花期6～9月，果期9～10月。

◎ 生境分布

野生于山野灌木丛中或疏林中。有栽培。分布于广东、广西、四川、云南等省区。

◎ 采收加工

秋、冬二季采挖，多除去外皮，用硫黄熏后，稍干，截段或再纵切两半，干燥。

◎ 炮制及饮片

除去杂质，洗净，润透，切厚片或切块，晒干。

主治用法

用于外感发热头痛，项背强痛，口渴，消渴，麻疹不透，热痢，泄泻，高血压颈项强痛。用量9～15g。退热生用，止泻煨用。

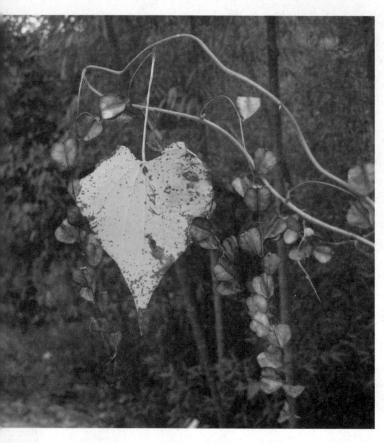

粉萆薢

＊来源

粉萆薢为薯蓣科（Dioscoreaceae）植物粉背薯蓣的干燥根状茎。

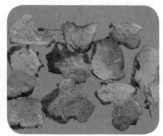

性味功能

味苦、甘，性平。有祛风利湿、止痒、止痛的功能。

◎ **原植物**

多年生缠绕藤本。根状茎肥厚，横生，有不规则分枝。茎纤细。叶互生，具长柄，三角形或宽卵形，先端渐尖，基部心形，边缘波状或近全缘，有时呈半透明干膜质，上面深绿色，下面灰绿色，多少被白粉。穗状花序腋生，黄绿色；花单性，雌雄异株；雄花花被6裂；雌花有窄长下位子房，退化雄蕊丝状。蒴果有3翅，栗褐色，有光泽，反曲下垂，顶端开裂。种子扁卵圆形，有近长方形膜质翅。花期7～9月。

◎ **生境分布**

生于海拔200～1300m，山坡、沟边、石山灌丛中。分布于我国河南南部、安徽南部、浙江、福建、台湾、江西、湖北、湖南、广东北部、广西东北部。

◎ **采收加工**

秋冬采收根茎，切片，晒干。

主治用法

用于风湿性关节炎，腰膝疼痛，膏淋，白浊，白带过多。用量9～15g。

黑芝麻

＊来源

黑芝麻为胡麻科（Pedaliaceae）植物芝麻的干燥成熟种子。

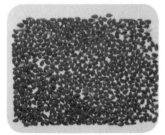

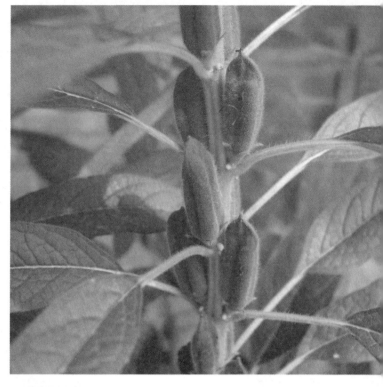

性味功能

味甘，性平。有补肝肾、益精血、润肠燥的功能。

◎ **原植物**

一年生草本。株高达1m。茎直立，四棱形，不分枝，植株被短柔毛和疏的黏液腺。下部叶对生，上部均为互生，叶片卵形、长圆形或披针形，长5～12cm，顶端急尖或渐尖，基部楔形，全缘或具锯齿，下部叶常3浅裂；叶柄长1～6cm。花单生或2～3朵生于叶腋；花萼稍合生，裂片披针形，被柔毛；花冠筒状，二唇形，白色、紫色或淡黄色；雄蕊4，2强；子房2室。蒴果，长圆状筒形，长2～2.5cm，常成4棱，纵裂，被短柔毛；种子多数。花期7～8月，果期8～9月。

◎ **生境分布**

多生于干燥、肥沃的沙质壤土。除西藏高原外全国各地均有栽培。

◎ **采收加工**

秋季果实成熟时采割植株，晒干，打下种子除去杂质，再晒干。

◎ **炮制及饮片**

黑芝麻：除去杂质，洗净，晒干。用时捣碎。

炒黑芝麻：取净黑芝麻，置热锅中，用文火炒至有爆声时，取出，放凉。用时捣碎。

主治用法

用于头晕眼花，耳鸣耳聋，须发早白，病后脱发，肠燥便秘。用量9～15g。

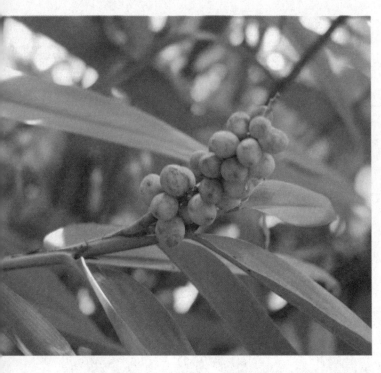

益智

＊来源

益智为姜科(Zingiberaceae)植物益智的干燥成熟果实。

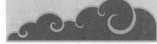

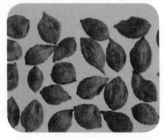

性味功能

味辛，性温。有暖胃、温脾、摄唾涎、缩小便的功能。

◎ 原植物

多年生丛生草本，高 1.5～2.2m，全株有辛辣味。根茎横走，发达。茎直立。叶 2 列；叶柄短；叶舌膜质，棕色，2 裂，长 1.5～3cm，并被有淡棕色柔毛；叶片宽披针形，长 20～35cm，宽 3～6cm，先端渐尖，基部宽楔形，边缘有细锯齿和脱落性的小刚毛，上面深绿色，下面淡绿色，两面无毛。总状花序顶生，直立，长 8～15cm，在花蕾时包藏于鞘状的苞片内；上方 1 片稍宽，先端略呈兜状，外被短柔毛；退化雄蕊锥状，长约 2mm；雄蕊 1，花丝扁平，线形，长约 1.2cm，子房下位，卵圆形，密被茸毛，上端有 2 棒状附属体，花柱细长，柱头头状，具疏生缘毛。蒴果椭圆形，长 1.5～2cm，径约 1cm，不开裂，被疏毛或光滑，果皮上有明显的纵向维管束条纹，果熟时黄绿色。种子多数，多角形，暗棕色。花期 1～3 月，果期 3～6 月。

◎ 生境分布

生于林下阴湿处。分布于广东南部、海南岛。福建、广西、云南有栽培。

◎ 采收加工

夏秋间果实由绿变红时采收，晒干或低温干燥。

◎ 炮制及饮片

除去杂质及外壳。用时捣碎。

主治用法

用于脘腹冷痛，食少吐泻，唾液过多，遗尿，夜尿过多，尿有遗沥，遗精。用量 3～9g。阴虚火旺或因热而患遗精，崩漏者忌服。

拳参

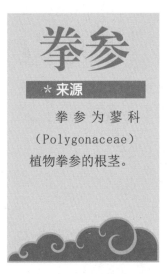

拳参为蓼科
（Polygonaceae）
植物拳参的根茎。

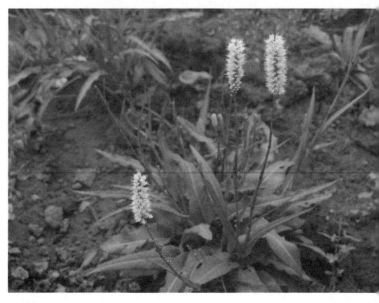

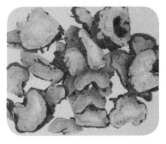

别名

倒根草、虾参、回头参。

性味功能

味苦、涩，性微寒。有清热解毒、消肿、止血的功能。

◎ 原植物

多年生草本，高 50 ~ 90cm。根茎肥大，扭曲，外皮紫红色。茎直立，单一或数茎丛生，不分枝，有纵沟纹。基生叶丛生，有长柄，长 15 ~ 35cm；叶革质，长圆状披针形或披针形，长 10 ~ 20cm，宽 2 ~ 5cm，先端长渐尖，基部心形或圆形，沿叶柄下延成翅状，膜质，长 2 ~ 5cm。穗状花序顶生，圆柱形，直立，长达 6cm；花小密集，花梗纤细，苞片膜质，淡棕色，花被淡红色或白色，5 深裂，椭圆形；雄蕊 8，与花被近等长；子房上位，花柱 3。瘦果椭圆形 3 棱，红棕色，有光泽。花期 6 ~ 9 月，果期 9 ~ 11 月。

◎ 生境分布

生于山坡、草丛或林间阴湿处。分布于华北、西北及辽宁、江西、湖北等地。

◎ 采收加工

春季发芽前或秋季茎叶将枯萎时采挖，除去残茎及泥沙，晒干搓去须根或烧去须根。

◎ 炮制及饮片

除去杂质，洗净，略泡，润透，切薄片，干燥。

主治用法

用于肠炎，痢疾，肝炎，慢性气管炎，热泻，肺热咳嗽，痈肿，瘰疬，痔疮出血，子宫出血，口舌生疮，咽喉溃疡，口腔糜烂，吐血，衄血，毒蛇咬伤。用量 4.5 ~ 9g。

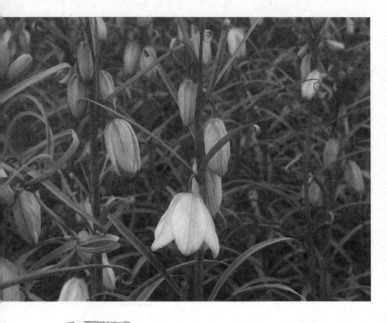

浙贝母

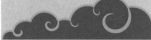
*来源

　　浙贝母为百合科（Liliaceae）植物浙贝母的干燥鳞茎。

别　名

浙贝、大贝、象贝、珠贝。

性味功能

味苦，性寒。有清热润、化痰止咳、散结的功能。

◎ **原植物**

　　多年生草木，高 30～80cm，全株无毛。鳞茎扁球形，通常为 2～3 片肉质鳞叶对合而成，直径 2～6cm。茎单一，直立，圆柱形，绿色或稍带紫色。茎下部叶对生，中部叶 3～5 片轮生，上部叶互生，无柄，叶披针形至线状披针形，长 6～16cm，宽 0.5～1.5cm，先端卷须状，全缘。每株有花 1 至数朵，花钟状，下垂，生于茎顶上部叶腋，淡黄绿色，内有紫色斑纹，顶生的花有 3～4 叶状苞片，其余苞片 2，先端卷曲。花被 6 片，2 轮排列，长倒卵形至卵圆形，长 2～3cm，宽约 1cm，雄蕊 6，花药基部着生；雌蕊 1，子房上位，3 室，柱头 3 裂。蒴果卵圆形，有 6 条较宽纵翅，成熟时室背开裂。种子扁平，有翅，淡棕色。花期 3～4 月，果期 4～5 月。

◎ **生境分布**

　　生于山坡草丛中。分布于江苏、安徽、浙江、湖南等省，浙江有大量栽培。

◎ **采收加工**

　　立夏前后植株枯萎时采挖，洗净。

◎ **炮制及饮片**

　　除去杂质，洗净，润透，切厚片，干燥；或打成碎块。

主治用法

用于上呼吸道感染，咽喉肿痛，支气管炎，肺脓疡，肺热咳嗽，胸闷痰黏，胃、十二指肠溃疡，乳腺炎，甲状腺肿大，瘰疬，疮毒。用量 4.5～9g。不宜与乌头类同用。

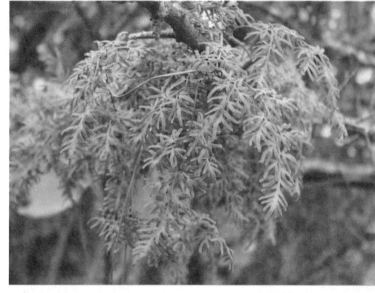

海金沙

＊来源

海金沙为海金沙科（Lygodiaceae）植物海金沙的干燥成熟孢子。

别　名

竹芫荽、吐丝草、罗网藤。

性味功能

味甘、淡，性寒。有清热解毒、利水通淋、止痛的功能。

◎ **原植物**

多年生攀援植物。茎草质，细弱，长达 4m。地下茎细而匍匐，被细柔毛。叶为 1 ～ 2 回羽状复叶，纸质，两面均被细柔毛；能育羽片卵状三角形，长12 ～ 20cm，宽 10 ～ 16cm，小叶卵状披针形，边缘有锯齿或不规则分裂，上部小叶无柄，羽状或戟形，在下部的有柄，长约 1cm。不育羽片尖三角形，通常与能育的羽片相似，但有为 1 羽状复叶，小叶阔线形或基部分裂成不规则的小片。孢子囊生于能育羽片的背面，在 2回小叶的齿及裂片顶端成穗状排列，长2 ～ 4mm，孢子囊盖鳞片状，卵形，每盖下生一横卵形的孢子囊，环带侧生，聚集一处。孢子囊多在夏秋两季产生。

◎ **生境分布**

生于山坡、林边、草丛及溪谷丛林中。分布于华东、中南、西南及陕西、河南等省区。

◎ **采收加工**

秋季孢子未脱落时采割藤叶，晒干，搓揉或打下孢子，除去藤叶。

主治用法

用于泌尿系结石，尿道感染，肝炎黄疸，肾炎水肿，小便不利，血尿，感冒发热，气管炎，肺炎，腮腺炎，脑炎，痢疾，乳腺炎，痈肿疮毒，蛇咬伤，烫火伤及外伤出血。用量6 ～ 15g，包煎。

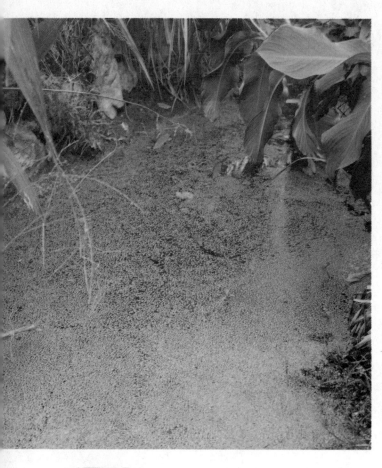

浮萍

＊来源

浮萍为浮萍科（Lemnaceae）植物紫萍的干燥全草。

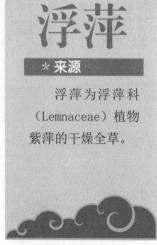

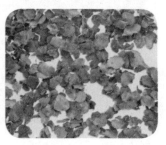

性味功能

味辛，性寒。有宣散风热、透疹、利尿消肿的功能。

◎ 原植物

水生漂浮植物。叶状体扁平，阔倒卵形，长5～8mm，宽4～6mm，上面绿色，下面紫色，具掌状脉5～11条，下面中央生5～11条根；根长3～5cm，白绿色，根鞘（冠）尖；根基附近的一侧囊内形成圆形新芽，萌发后，幼小叶状体渐从囊内浮出，由1细的柄与母体相连。花期6～7月。

◎ 生境分布

生于池沼、湖泊或静水中。分布于全国各地。

◎ 采收加工

6～9月采收，洗净，除去杂质，晒干。

主治用法

用于麻疹不透，风疹瘙痒，水肿尿少。用量3～9g，水煎服；外用适量，煎汤浸洗。

桑叶

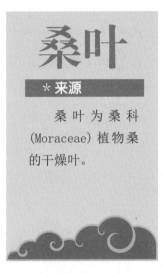

＊来源

桑叶为桑科 (Moraceae) 植物桑的干燥叶。

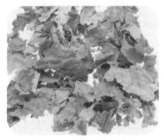

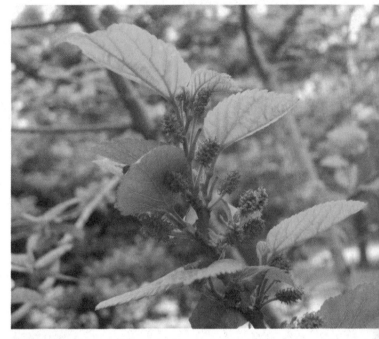

性味功能

味苦、甘，性寒。有疏散风热、清肺润燥、清肝明目的功能。

◎ **原植物**

落叶乔木。树皮灰褐色，浅纵裂。幼枝光滑或有毛。单叶，互生，卵形或宽卵形，长 6～15cm，宽 5～13cm，先端急尖或钝，基部近心形，叶缘具锯齿，有时成不规则的分裂，上面近光滑，下面脉有疏毛，脉腋有簇生毛；叶柄长 1.5～3.5cm，具柔毛；托叶披针形，早落。雌、雄花均成柔荑花序，花单性，雌雄异株。雄花花被片 4，雄蕊与花被片同数且对生，中央具不育雌蕊。雌花花被片 4，结果时肉质化，常无花柱；柱头 2 裂，宿存。聚花果（桑椹），长 1～2.5cm，成熟时为黑紫色或白色。花期 5 月，果期 6 月。

◎ **生境分布**

多栽培于村旁、田间。分布于全国各地。

◎ **采收加工**

初霜后采收，除去杂质，晒干。

◎ **炮制及饮片**

除去杂质，搓碎，去柄，筛去灰屑。

主治用法

用于风热感冒，肺热燥咳，头晕头痛，目赤昏花。用量 5～10g。

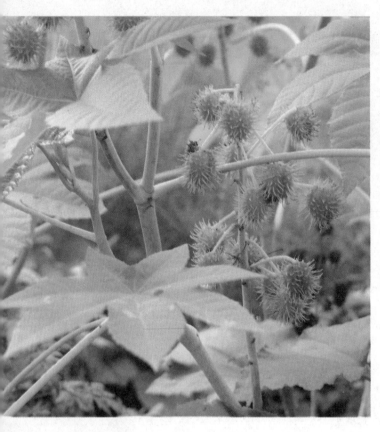

蓖麻子

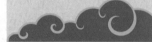

*来源

蓖麻子为大戟科（Euphorbiaceae）植物蓖麻的干燥成熟种子。

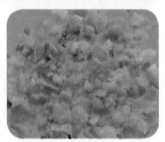

性味功能

味甘、辛，性平；有毒。有消肿拔毒、泻下通滞、排脓的功能。

◎ **原植物**

一年生草本。株高 1.5～2m。茎直立，分枝，中空。叶盾形，直径 20～60cm；掌状 5～11 裂，裂片卵形或窄卵形，缘具齿，无毛；叶柄长；托叶合生，早落。花单性，雌雄同株，无花瓣；聚伞圆锥花序，长约 20cm，顶生或与叶对生。雄花的萼 3～5 裂，直径约 1cm。雌花萼 5 裂，裂片不等大。蒴果，长圆形或近球形，长 1.5～2.5cm，直径 1～1.4cm。花期 7～8 月，果期 9～10 月。

◎ **生境分布**

全国各地均有栽培。

◎ **采收加工**

秋季采摘成熟果实，晒干，除去果壳，收集种子。

◎ **炮制及饮片**

除去杂质。用时去壳，捣碎。

主治用法

用于痈疽肿毒，喉痹，瘰疬，大便燥结。用量 2～5g。外用适量，捣烂敷患处。亦可入丸剂内服。

蒺藜

* 来源

蒺藜为蒺藜科（Zygophyllaceae）植物蒺藜的干燥成熟果实。

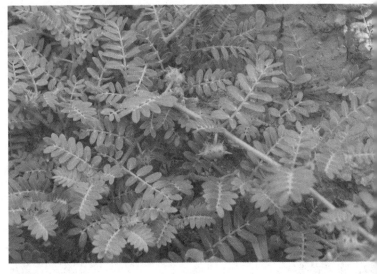

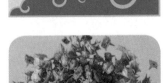

别　名

刺蒺藜、硬蒺藜。

性味功能

味辛、苦，性微温。有小毒。有平肝解郁、活血祛风、明目、止痒的功能。

◎ 原植物

一年生草本。茎由基部分枝，平卧，长1m左右，全株密生丝状柔毛。偶数羽状复叶，互生或对生，长1.5～6cm。小叶5～8对，长圆形，长6～17mm，宽2～5mm，先端锐尖或钝，基部稍偏斜，近圆形，全缘，上面叶脉上有细毛，下面密生白色伏毛；托叶小，边缘半透明状膜质；有叶柄和小叶柄。花单生于叶腋。萼片5，宿存。花瓣5，比萼片稍长，黄色。雄蕊10，生于花盘基部，5枚花丝较短的基部有鳞片状腺体。子房5棱，花柱单一，柱头5裂。分果，由5个分果瓣组成，扁球形，直径约1cm；每果瓣具刺。花期5～8月，果期6～9月。

◎ 生境分布

生于沙地、荒地、山坡、居民点附近。全国各地均有分布。

◎ 采收加工

秋季果实成熟时采割植株，晒干，打下果实，除去杂质。

◎ 炮制及饮片

蒺藜：除去杂质。

炒蒺藜：取净蒺藜，置热锅中，用文火炒至微黄色时，取出，放凉。

主治用法

用于头痛眩晕，胸胁胀痛，乳汁不下，目赤翳障，皮肤瘙痒，经闭。用量6～9g。孕妇慎用。

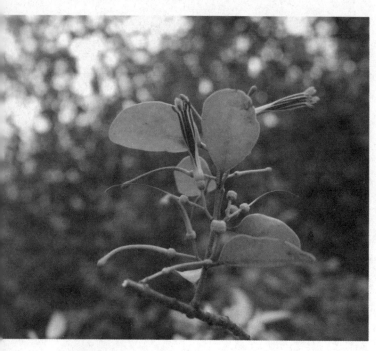

桑寄生

＊来源

桑寄生为桑寄生科 (Loranthaceae) 植物桑寄生的带叶茎枝。

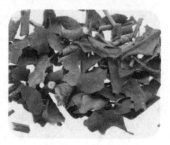

性味功能

味苦、甘，性平。有补肝肾、强筋骨、祛风湿、降血压、安胎的功能。

◎ **原植物**

常绿寄生小灌木，高达 1m。老枝无毛，茎黄绿色或绿色，常 2～3 叉状分枝，节部膨大，节间圆柱形，具灰黄色皮孔。叶对生或近对生，叶柄长 5～15mm，无毛，叶卵形，长 3～7cm，宽 2～4cm，顶端钝或圆，基部圆形或阔楔形，全缘。花 1～3 朵排列成聚伞花序，1～2 个生于叶腋，被红褐色星状毛；苞片小，鳞片状；花萼近球形；花冠紫红色，顶端卵圆形，裂片 4，外展；雄蕊 4，生于裂片上，花药长于花丝；子房上位，柱头球状。果椭圆形，长 6～9mm，直径 4～6mm，具小瘤体及疏毛，花期 4～10 月。

◎ **生境分布**

寄生于多种树上。分布于我国福建、台湾、广东、广西等省区。

◎ **采收加工**

冬季至次春采割，除去粗茎，切段，干燥，或蒸后干燥。

◎ **炮制及饮片**

除去杂质，略洗，润透，切厚片或短段，干燥。

主治用法

用于风湿痹痛，腰膝酸软，筋骨无力，崩漏经多，妊娠漏血，胎动不安，高血压病。用量 9～15g。

紫苏子

＊来源

紫苏子为唇形科 (Labiatae) 植物紫苏的成熟果实。

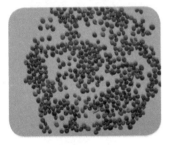

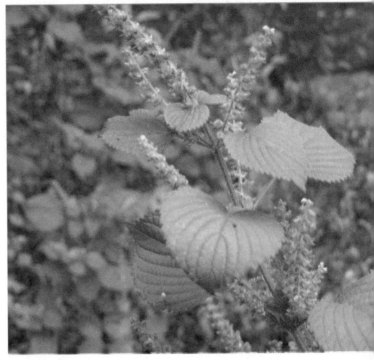

性味功能

味辛，性温。有降气消痰、平喘、润肠的功能。

◎ 原植物

一年生草本。株高达 90cm。茎直立，具槽，绿色或带紫色，密被长柔毛。叶阔卵形或圆形，长 7～13cm，宽 4.5～10cm，基部圆形或阔楔形，先端短尖或突尖，叶缘在基部以上具粗锯齿，两面绿色或紫色，或仅下面紫色，侧脉 7～8 对。轮伞花序 2 花，组成偏向一侧的顶生或腋生的总状花序；苞片宽卵圆形或近圆形，外被红褐色腺点。花萼钟形，10 脉，下部被长柔毛，夹有黄色腺点，二唇形；上唇宽大，3 齿；下唇比上唇稍长，2 齿，齿为披针形。花冠白色至紫红色，长 2～2.5mm，2 唇形；上唇微缺；下唇 3 裂，中裂片较大，侧裂片与上唇相近似。雄蕊 4，几不外伸，前对雄蕊较长；花柱先端具相等的 2 裂。小坚果，球形。花期 8～9 月，果期 9～10 月。

◎ 生境分布

全国各地广泛栽培。

◎ 采收加工

秋季果实成熟时采收，除去杂质，晒干。

◎ 炮制及饮片

紫苏子：除去杂质，洗净，干燥。

炒紫苏子：取净紫苏子，置热锅中，用文火炒至有爆声时，取出，放凉。

主治用法

用于痰壅气逆，咳嗽气喘，肠燥便秘等。用量 3～9g。

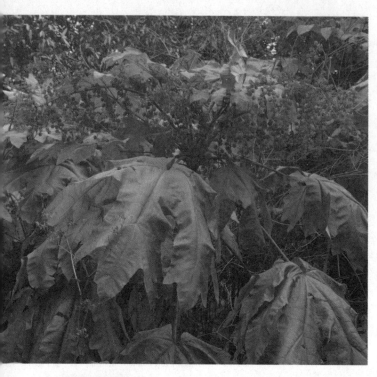

通草

＊来源

通草为五加科 (Araliaceae) 植物通脱木的干燥茎髓。

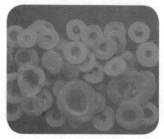

性味功能

味甘、淡，性微寒。有清热利尿、通气下乳的功能。

◎ **原植物**

灌木或小乔木，高 1～3m。树皮深棕色，皱裂，有叶痕和大形皮孔，茎木质松脆，髓大，纸质，白色，幼枝表面浅红褐色，密生黄色星状茸毛，后脱落。叶大型，集生于茎顶，叶柄长 30～50cm，托叶膜质锥形；叶轮廓近圆形，长 45～75cm，掌状 5～11 裂，裂片通常为叶片全长的 1/3 或 1/2，裂片卵形或卵状长圆形，通常再分裂为 2～3 小裂片，先端渐尖，基部心形，边缘具疏锯齿，上面微被毛，下面密被灰色星状毛。多数球状聚伞花序聚集成圆锥花序大型，长 50cm 以上，密生白色星状茸毛；花黄白色，密被星状毛，花萼不显；

雄蕊和花瓣 4 或 5；子房下位，紫红色。核果状浆果，球形，紫黑色。花期 9 月，果期 10～12 月。

◎ **生境分布**

生于向阳肥厚的土壤上，偶有栽培。分布于我国黄河以南各地区。

◎ **采收加工**

秋季割取茎，截成段，趁鲜取出髓部，理直，晒干。

◎ **炮制及饮片**

除去杂质，切厚片。

主治用法

用于湿热尿赤，淋病涩痛，水肿尿少，乳汁不下。用量 3～5g。

黄芩

黄芩为唇形科
(Labiatae) 植物黄
芩的干燥根。

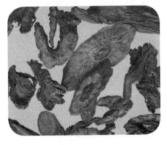

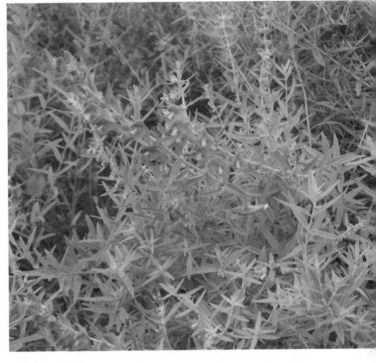

性味功能

味苦，性寒。有清热燥湿、泻火解毒、止血、安胎的功能。

◎ **原植物**

多年生草本。根茎肥厚，肉质。茎直立或斜生，多分枝。叶披针形或条状披针形，先端钝或稍尖，基部圆形，全缘，两面无毛或疏被短柔毛，下面密被下陷的腺点。花序顶生，总状，常于茎顶聚成圆锥状；下部的苞片叶状，上部的苞片较小为卵状披针形；花萼开花时长 4mm，结果时增大。花冠紫色、紫红色或蓝色，二唇形；上唇盔状，先端微裂；下唇 3 裂，中裂片近圆形。雄蕊 4，稍露出，前对较长，后对较短。子房 4 裂，光滑，褐色；花盘环状。小坚果，卵圆形。花期 7～8 月，果期 8～9 月。

◎ **生境分布**

生于向阳的干燥山坡、路边、草地等。分布于辽宁、吉林、内蒙古、甘肃等地区。

◎ **采收加工**

春、秋二季采挖，除去须根及泥沙，晒后撞去粗皮，晒干。

◎ **炮制及饮片**

黄芩片：除去杂质，置沸水中煮 10 分钟，取出，闷透，切薄片，干燥；或蒸半小时，取出，切薄片，干燥（注意避免曝晒）。

主治用法

用于湿温、暑温胸闷呕恶，湿热痞满，泻痢，黄疸，肺热咳嗽，高热烦渴，血热吐衄，痈肿疮毒，胎动不安。用量 3～9g。

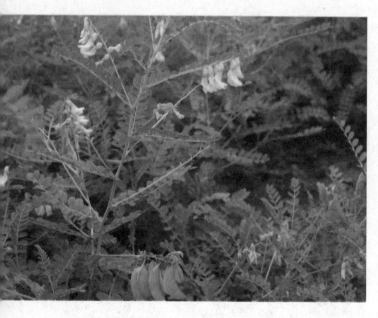

黄芪

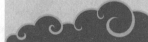

✳ 来源

　　黄芪为豆科
(Leguminosae) 植
物蒙古黄芪或膜荚
黄芪的干燥根。

性味功能

　　味甘，性温。有补气固表、利尿、托毒排脓、敛疮生肌的功能。炙用有补中益气的功能。炙黄芪有补中益气的功能。

◎ 原植物

　　多年生直立草本。株高 40 ～ 100cm。茎上部分枝，有棱，有毛。单数羽状复叶，托叶三角状披针形，长 3 ～ 8mm，先端渐尖；小叶 12 ～ 18 对，较小，椭圆形或长圆形，长 4 ～ 9mm，宽 3 ～ 5mm，两端近圆形，上面无毛，下面有短柔毛。总状花序生于茎的上部叶腋，花序梗比复叶长；翼瓣与龙骨瓣近等长。子房有柄，光滑无毛，结果时延伸突出萼外。荚果半椭圆形，果皮膜质，光滑无毛，稍膨胀，长 11 ～ 15mm，先端有短喙。花期 6 ～ 7 月，果期 7 ～ 8 月。

◎ 生境分布

　　蒙古黄芪生于向阳草地及山坡，分布于黑龙江、吉林、河北、山西等省区。

◎ 采收加工

　　春、秋二季采挖，除去须根及根头，晒干。

◎ 炮制及饮片

　　除去杂质，大小分开，洗净，润透，切厚片，干燥。

主治用法

　　用于气虚乏力，食少便溏，中气下陷，久泻脱肛，便血崩漏，表虚自汗，气虚水肿，痈疽难溃，久溃不敛，血虚萎黄，内热消渴；慢性肾炎蛋白尿，糖尿病。用量 9 ～ 30g，煎服。炙黄芪用于气虚乏力，食少便溏。补气宜炙用；止汗，利尿，托毒排脓生肌宜生用。

黄柏

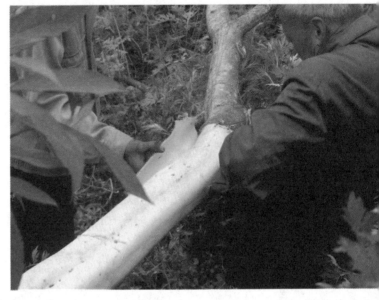

※ 来源

黄柏为芸香科
(Rutaceae) 植物黄
皮树的干燥树皮。

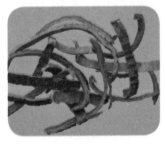

别 名

川黄柏。

性味功能

味苦，性寒。有清热燥湿、泻火除蒸、解毒疗疮的功能。

◎ **原植物**

落叶乔木，高 10 ～ 12m。树皮灰褐色，有较厚木栓层，内层鲜黄色，有黏性。小枝暗红棕色，光滑。单数羽状复叶对生，有短柄；小叶 7 ～ 15，长圆状披针形或长圆状卵形，长 9 ～ 15cm，宽 3 ～ 5cm，先端长渐尖，基部宽楔形或近圆形，不对称，上面中脉生短毛，下面密生长柔毛；花序圆锥状，花轴与花枝密被短毛；花单性，雌雄异株，花小，黄绿色；萼片 5，卵形；花瓣 5 ～ 8，长圆形；雄花雄蕊 5 ～ 6，长于花瓣，花丝基部有白色长柔毛；雌花子房上位，5 室，柱头 5 裂。果轴及果枝密生短毛。浆果状核果球形，直径 1 ～ 1.2cm，密集成团；熟后紫黑色，有 5 核。花期 5 ～ 6月，果期 10 月。

◎ **采收加工**

常在 3 ～ 6 月间剥取树皮。选 10 年以上的树，轮流部分剥取，晒至半干，压平，刮净外层栓皮至露出黄色内皮，晒干。

◎ **炮制及饮片**

除去杂质，喷淋清水，润透，切丝，干燥。

主治用法

用于湿热泻痢，黄疸，带下，热淋，脚气，骨蒸劳热，盗汗，遗精。外用于疮疡肿毒，湿疹，瘙痒，口疮，黄水疮，烧、烫伤。用量 3 ～ 12g。盐黄柏有滋阴降火的功能。用于阴虚火旺，盗汗骨蒸。

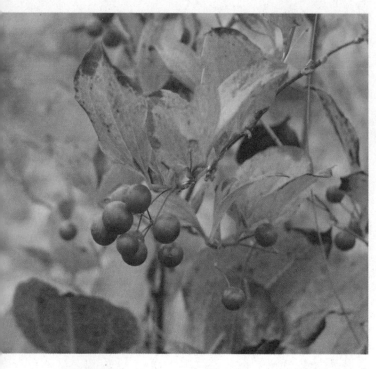

菝葜

＊来源

菝葜为百合科
（Liliaceae）植物
菝葜的干燥根茎。

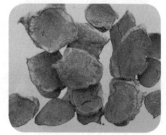

性味功能

味甘、淡，性平。有祛风除湿、解毒消肿的功能。

◎ 原植物

　　落叶攀援状灌木。根茎横走，粗大，坚硬，木质，膨大部分呈不规则的菱角状，疏生须根，直径2～3cm，棕色。茎圆柱形，坚硬，长1～5m，有疏刺，具少数分枝。单叶互生，叶柄长5～15mm，脱落点位于中部以上，两侧具卷须，下半部具鞘；叶片革质，有光泽，干后红褐色或古铜色，宽卵形或椭圆形，长3～10cm，宽1.5～6(～10)cm，先端短尖或圆形，基部近圆形或心形，全缘，光滑，下面微白。伞形花序腋生，生于小枝上；总花梗长1～2cm；花单性，雌雄异株，绿黄色，雄花外轮花被片3，矩圆形；内轮花被片3，稍窄，雄蕊6；雌花具退化雄蕊6，子房上位，长卵形，3室，柱头3裂。浆果球形，

成熟时红色，直径6～15mm，有种子1～3粒。花期4～5月，果期6～8月。

◎ 生境分布

　　生于山坡林下，灌木丛中，路旁。分布于陕西、山东、安徽、广西等省区。

◎ 采收加工

　　于秋、冬季采挖地下根茎，洗净，除去须根，晒干。

◎ 炮制及饮片

　　除去杂质；未切片者，浸泡，洗净，润透，切薄片，干燥。

主治用法

用于风湿性关节痛，跌打损伤，胃肠炎，痢疾，糖尿病，癌症，蜂窝组织炎，急性淋巴结炎。用量15～30g。

菟丝子

＊来源

菟丝子为菟丝子或南方菟丝子的干燥成熟种子。

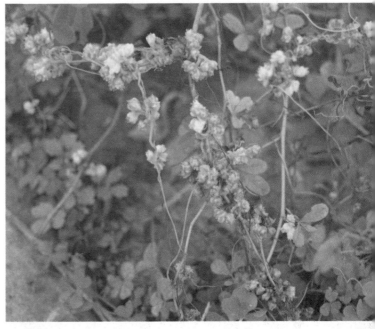

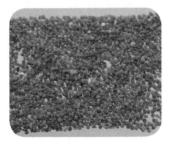

性味功能

味辛、甘，性平。有滋补肝肾、固精缩尿、安胎、明目、止泻的功能。

◎ **原植物**

一年生寄生植物。茎缠绕，纤细，黄色，无叶。花多数簇生，花柄粗壮；苞片和小苞片小，鳞片状；花萼杯状，5裂，中部以下连合，裂片三角形，顶端钝；花冠白色，壶状或钟状，顶端5裂，裂片向外反曲，宿存；雄蕊5，着生于花冠裂片弯缺的微下处，与花冠裂片互生；鳞片5，长圆状，边缘流苏状；子房近球形，2室；花柱2，柱头球形。蒴果，近球形，几乎全为宿存的花冠所包围，成熟时整齐地周裂。种子卵形，淡褐色，表面粗糙。花期7～8月，果期8～9月。

◎ **生境分布**

生于田边、荒地及灌木丛中，多寄生于豆科、菊科、藜科等植物。分布于全国各地。

◎ **采收加工**

秋季果实成熟时，采收植株，晒干，打下种子，除去杂质。

◎ **炮制及饮片**

菟丝子：除去杂质，洗净，晒干。

盐菟丝子：取净菟丝子，加盐水拌匀，闷透，置锅内，以文火加热，炒至微鼓起，取出，放凉。一般每100kg净药材用食盐2kg。本品表面棕黄色，裂开，略有香气。加沸水浸泡后，表面有黏性，煎煮后可露出黄色至棕褐色卷旋状的胚。

主治用法

用于阳痿遗精，尿有余沥，遗尿尿频，腰膝酸软，目昏耳鸣，肾虚胎漏，胎动不安，脾肾虚泻；外治白癜风。用量6～12g；外用适量。

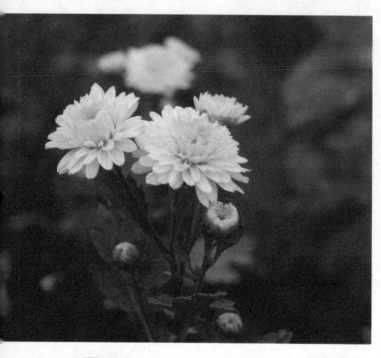

菊花

＊来源

菊花为菊科 (Compositae) 植物菊的干燥头状花序。

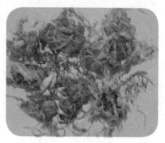

性味功能

味甘、苦，性微寒。有散风清热、平肝明目、抗菌、降压的功能。

◎ **原植物**

多年生草本。株高 30～90cm。茎直立，基部木质，多分枝，密被白色短柔毛，略带紫红色。叶有柄，卵形至披针形，长 5～15cm，宽 3～4cm，先端钝或锐尖，基部近心形或宽楔形，羽状深裂或浅裂，裂片长圆状卵形以至近圆形，边缘有缺刻和锯齿，上面深绿色，下面淡绿色，两面密被白色短毛；叶柄长或短，有沟槽。头状花序，单生或数个集生于茎枝顶端，直径 2.5～15cm，总苞片 3～4 层，外层卵形或卵状披针形，绿色，边缘膜质；内层长椭圆形，边缘宽，褐色膜质。舌状花冠白色、黄色、淡红色、淡紫色至紫红色；管状花黄色。花、果期 9～10 月。

◎ **生境分布**

栽培于气候温暖，阳光充足，排水良好的沙质土壤。分布于华东、华南、中南及西南各地。

◎ **采收加工**

9～11 月花盛开时分批采收，阴干或焙干，或熏、蒸后晒干。药材按产地和加工方法不同，分为"亳菊""滁菊""贡菊""杭菊"。

主治用法

用于风热感冒，头痛眩晕，耳鸣，目赤肿痛，眼花目昏，心胸烦热，疔疮，肿毒，结膜炎，乳腺炎，高血压病。用量 5～9g。

梅花

* 来源

梅花为蔷薇科（Rosaceae）植物梅的干燥花蕾。

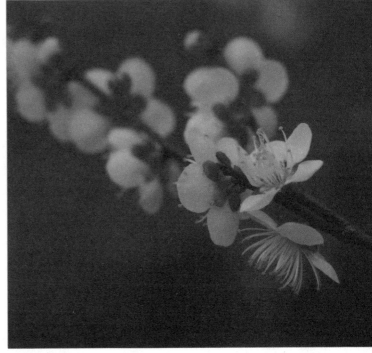

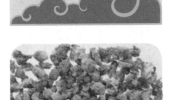

性味功能

味酸、涩，性平。有解郁疏肝、理气和胃、解疮毒的功能。

◎ **原植物**

落叶乔木，稀为灌木。株高4～10m。树皮灰色或稍带绿色，光滑无毛。叶狭卵形至宽卵圆形，长4～8cm，宽2～4cm，先端长渐尖，基部宽楔形，边缘具细锯齿，两面微被柔毛；叶柄长约1cm，近顶端处有2腺体。花1～2朵，具极短花梗，直径2～2.5cm，有香味。萼筒广钟形，被短柔毛。萼片近卵圆形。花瓣白色至淡红色。雄蕊多数，子房密被柔毛。核果，近球形，有沟，直径2～3cm，黄色或淡绿色，具柔毛，味酸。果核卵圆形。花期早春。

◎ **生境分布**

东北、华北有盆栽，长江以南各省有栽培或野生。分布于浙江、福建、湖南、广东、广西、四川、云南等省区。

◎ **采收加工**

初春花未开放时采摘，及时低温干燥。

主治用法

用于郁闷心烦，肝胃气痛，梅核气，瘰疬疮毒。用量2.5～4.5g。

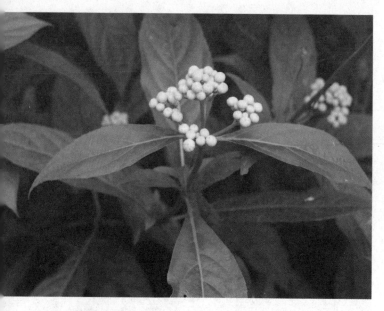

常山

＊来源

常山为虎耳草科（Saxifragaceae）植物常山的根。

别　名

黄常山、鸡骨常山。

性味功能

味苦、辛，性寒；有毒。有除痰、截疟的功能。

◎ 原植物

灌木，高1～2m。主根圆柱形，木质，常弯曲，长达30cm，黄棕色或灰棕色。茎枝有节，幼时有棕黄色短毛。叶对生，叶柄长1～2cm，叶椭圆形、宽披针形或长圆状倒卵形，长7～15cm，宽2～5cm，先端渐尖，基部楔形，边缘有锯齿，幼时两面疏生棕黄色短毛。伞房状圆锥花序着生于枝顶或上部叶腋，苞片线状披针形，小花梗长3～5mm；花萼管状，淡蓝色，管外密生棕色短毛，萼齿5～6，三角形；花瓣5～6，蓝色，长圆状披针形或卵形，长约8mm，先端钝，基部截形，展开后向下反折；雄蕊10～12，着生于花瓣基部，花药蓝色，长椭圆形，纵裂；子房半下位，长圆形，1室，花柱4，柱头椭圆形。浆果球形，直径5～6mm，蓝色，有宿存萼和花柱。

◎ 生境分布

生于山坡疏林中阴湿处。分布于广西、贵州、云南、四川、甘肃及陕西南部。

◎ 采收加工

秋冬季挖取根部，除去茎苗及须根，洗净，晒干。夏季采叶，晒干。

◎ 炮制及饮片

除去杂质，分开大小，浸泡，润透，切薄片，晒干。

主治用法

用于疟疾，涌吐痰涎，胸胁胀满。外用治骨折，跌打损伤。用量4.5～9g。水煎服，或入丸、散。孕妇忌服，年老体弱者慎用。

野菊花

＊来源

野菊花为菊科
（Compositae）植
物野菊的头状花序。

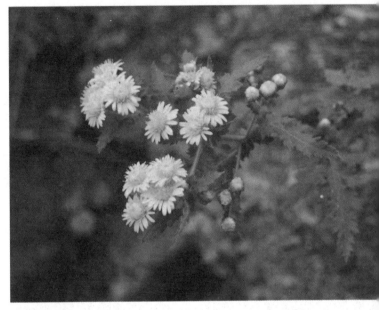

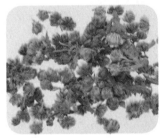

别　名

山菊花。

性味功能

味苦、微辛，性微寒。有清热解毒、泻火、消肿、降血压、清肝明目的功能。

◎ **原植物**

多年生草本，高达 1m。根状茎粗厚，有分枝。茎基部匍匐状，上部直立。基生叶脱落；茎生叶互生，叶柄有锯齿；叶卵状椭圆形或长圆状卵形，长 4～8cm，宽 1～3cm，羽状深裂，顶端裂片较大，侧裂片通常 2 对，卵形或长圆形，边缘浅裂或有锯齿，上面深绿色，有腺体，下面淡绿色，两面有细毛。头状花序顶生，排成伞房状圆锥花序或不规则伞房花序；总苞半球形，长 5～6mm，直径 8～20mm，总苞片 4 层，外层椭圆形，较内层稍短，边缘膜质；小花黄色，外围 1 层舌状花，舌片 10～14mm，先端 3 浅裂，雌性；中部管状花两性，先端 5 裂。序果长约 1.5mm，有 5 条纵纹，无冠毛。花期 9～10 月。

◎ **生境分布**

生于山野路边、丘陵荒地及林地边缘。除新疆外，全国各地均有野生或栽培。

◎ **采收加工**

秋季花初开时采摘，拣去残叶，晒干或蒸后晒干。

主治用法

用于头痛眩晕，目赤肿痛，疔疮肿毒，高血压病，肝炎，肠炎，蛇虫咬伤等。用量 9～15g。外用适量，煎汤外洗或制膏外涂。

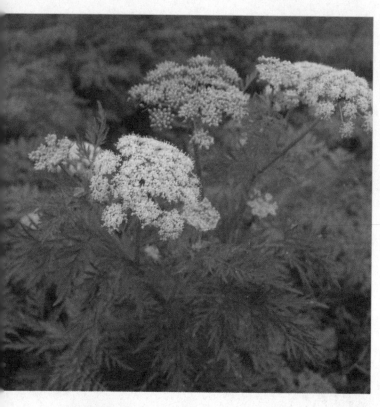

蛇床子

✻来源

　　蛇床子为伞形
科（Umbelliferae）
植物蛇床的干燥成
熟果实。

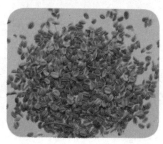

性味功能

味辛、苦，性温；有小毒。有温肾壮阳、燥湿、祛风、
杀虫的功能。

◎ **原植物**

　　一年生草本，高 20～80cm。茎有
分枝，疏生细柔毛。基生叶轮廓长圆形
或卵形，2～3 回羽状全裂；一回羽片
3～4 对；二回羽片具短柄或无柄，最
终裂片线形或线状披针形，先端呈尾状
尖，边缘白色有短柔毛；叶柄长 4～8cm。
茎生叶与基生叶同形。复伞形花序，伞
辐 8～17；总苞片 7～10，线形，被
纤毛；小总苞 9～11，线形，小伞形
花序着花 20～30 朵；花瓣白色，先端
具内卷的小舌片。双悬果，椭圆形，长
2.2～2.5mm。花期 6～7 月，果期 7～8 月。

◎ **生境分布**

　　生于海边、路旁、田间草地、河边
湿地。分布几乎遍及全国。

◎ **采收加工**

　　夏、秋季采收。拔齐全株，晒干后
打下果实，除去杂质，筛去灰屑即可。

主治用法

用于阳痿，宫冷，寒湿带下，湿痹
腰痛；外治外阴湿疹，妇人阴痒；
滴虫性阴道炎。用量 3～9g；外
用适量。水煎汤熏洗，或研末调敷。

银杏叶

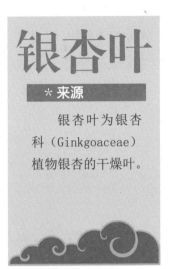

＊来源

银杏叶为银杏科（Ginkgoaceae）植物银杏的干燥叶。

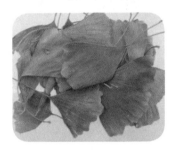

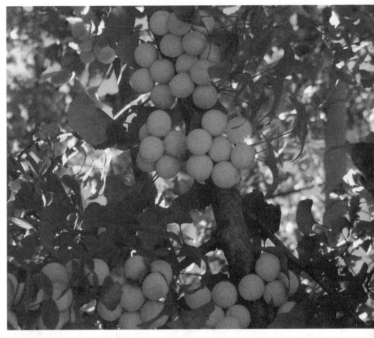

性味功能

味甘、苦、涩，性平。有敛肺、平喘、活血化瘀、止痛化浊降脂的功能。

◎ **原植物**

落叶大乔木，高达40m。树干直立，树皮淡灰色，有纵裂纹，分有长枝及短枝两种，长枝横生或下垂，短枝密集成环，顶部叶片簇生。单叶互生，叶柄长2～7cm，叶扇形，长3～7cm，宽6～9cm，叶上部边缘有波状圆齿或不规则浅裂，中央2裂，基部楔形，无明显中脉，有多数2分杈平行脉，黄绿色。花单性，雌雄异株；雄花序为短葇荑花序，2～6个着生于短枝叶腋中，有多数雄蕊，花药成对生于花柄顶端，黄绿色；雌花2～3生于短枝顶端，有长柄，顶端分2杈，各生一环状座，每座着生1胚株，只有1枚发育成种子。种子核果状，椭圆形或卵圆形，长2～3.2cm，淡黄色或金黄色，微有白粉状蜡质，外种皮肉质，有辛辣味，臭气。花期4～5月，果期9～10。

◎ **生境分布**

生于向阳、湿润肥沃的壤土及沙壤土中。分布于全国大部分地区。均为栽培。

◎ **采收加工**

秋季叶尚绿时采收，及时干燥。

◎ **炮制及饮片**

去净杂质，筛去泥土。

主治用法

用于肺虚咳喘，冠心病，心绞痛，高血脂。用量9～12g。水煎服。有实邪者忌用。

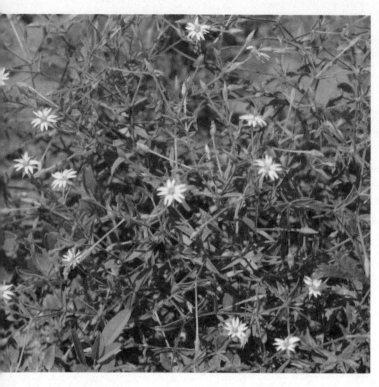

银柴胡

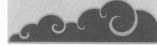
* 来源

银柴胡为石竹科
(Caryophyllaceae)
植物银柴胡的干
燥根。

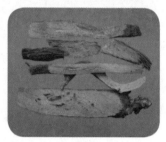

性味功能

味甘，性微寒。有清虚热、除疳热的功能。

◎ 原植物

多年生草本。株高 20～40cm，密被腺毛或柔毛。茎多数，丛生，由基部明显多次二歧分枝，节膨大。叶无柄，披针形，先端急尖，基部圆形。二歧聚伞花序顶生，具多花。苞片小，叶状，卵状披针形。花梗细，有柔毛。萼片5，边缘狭膜质，背面被腺毛或短柔毛。花瓣5，白色。雄蕊10。花柱3。蒴果广椭圆形，较萼短一半，6瓣裂，具1～2种子。种子黑褐色。花期6～7月。

◎ 生境分布

生于干燥草原及山坡悬崖石缝中。分布于甘肃、陕西、内蒙古等省区。

◎ 采收加工

春、夏间植株萌发或秋后茎叶枯萎时采挖；栽培品于种植后第三年9月中旬或第四年4月中旬采挖，除去残茎、须根及泥沙，晒干。

◎ 炮制及饮片

除去杂质，洗净，润透，切厚片，干燥。

主治用法

用于阴虚发热，骨蒸劳热，小儿疳热。用量3～9g。水煎服或入丸、散。

猪牙皂

猪牙皂为豆科（Leguminosae）植物皂荚的干燥不育果实。

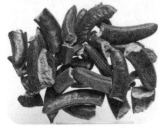

性味功能

味辛、咸，性温；有小毒。有祛痰开窍、散结消肿的功能。

◎ 原植物

落叶乔木，高达 15m。树干有坚硬的棘刺，常分枝。偶数羽状复叶，近革质；小叶 3～8 对，对生或互生，有短柄；小叶片长卵状或卵形，长 3～8cm，宽 1～4cm，先端钝，顶有细尖，基部宽楔形或近圆形，稍偏斜，边缘有小波状细锯齿，两面均有短柔毛，下面网脉明显。总状花序顶生或腋生，花杂性；花梗长 3～10mm，被短柔毛；花萼钟状，先端 4 裂；花瓣 4，椭圆形；雄蕊 6～8 枚，3～4 枚较长；子房扁平，有短柄，胚株多数。荚果长条状，长 12～25cm，宽 2～3.5cm，紫黑色，质坚硬，有光泽，边缘平滑，有灰色粉霜。种子 10 余粒，长椭圆形，长 10～20mm，宽约 8mm，棕褐色，光滑

而有光泽，质坚硬。花期 5 月，果期 10 月。

◎ 生境分布

生于山坡、丛林。我国各地区均有栽培。

◎ 采收加工

秋季采收，除去杂质，干燥。

◎ 炮制及饮片

除去杂质，洗净，晒干。用时捣碎。

主治用法

用于中风口噤，昏迷不醒，癫痫痰盛，关窍不通，喉痹痰阻，顽痰喘咳，咯痰不爽，大便燥结；外治痈肿等。用量 1～1.5g，多入丸散用。外用适量，研末吹鼻取嚏或研末调敷患处。孕妇及咯血、吐血患者禁用。

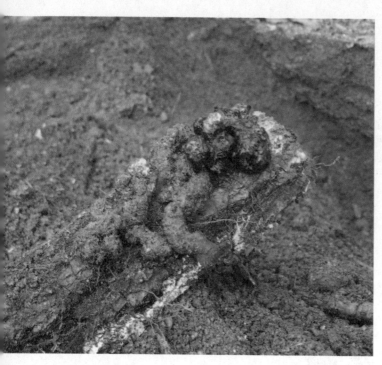

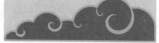

猪苓

※来源

猪苓为多孔菌科 (Polyporaceae) 真菌猪苓的干燥菌核。

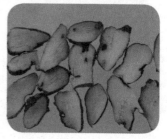

性味功能

味甘、淡，性平。有利水渗湿、抗癌的功能。

◎ **原植物**

菌核形状不规则，为凹凸不平瘤状突起的块状或球状，稍扁，有的有分枝如姜状，表面棕黑色或黑褐色，有油漆光泽，内部白色至淡褐色，半木质化，干燥后坚而不实，较轻，略带弹性。子实体在夏秋季且条件适宜时，会从菌核体内伸出地面，伞状或伞状半圆形，有柄，上部多分枝，每枝顶端有一菌盖，菌盖肉质柔软，于干燥后坚硬而脆，近圆形而薄，直径 1～4cm，中凹，有淡黄褐色的纤维状鳞片，无环纹，边缘薄而锐，常内卷；菌肉薄，白色；菌管与菌肉皆为白色，管口圆形至多角形。

◎ **生境分布**

生于阔叶林或混交林中，菌核埋生于地下树根旁。全国大部分地区有分布。

◎ **采收加工**

于栽后三到四年秋季采收。采收时，将全部菌材和菌核挖出，选菌核灰褐色、核体松软的灰苓、黑苓留作种苓，秋栽或春栽。其余的菌核，洗净泥土晒干即可入药。

◎ **炮制及饮片**

除去杂质，浸泡，洗净，润透，切厚片，干燥。

主治用法

用于小便不利，水肿，泄泻，淋浊，带下。用量 6～12g。

猫爪草

* 来源

猫爪草为毛茛科
(Ranunculaceae) 植
物小毛茛的块根。

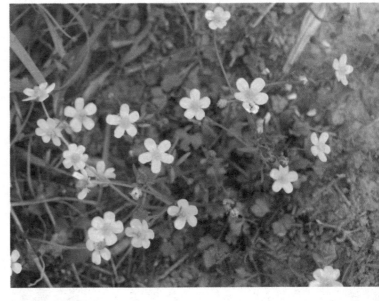

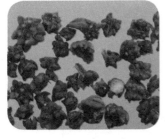

别　名

三散草。

性味功能

味甘、辛，性温。有散结、消肿、止咳祛痰的功能。

◎ 原植物

多年生小草本。块根数个簇生，肉质，近纺锤形或近球形。茎高 10 ～ 17cm，无毛或近无毛。基生叶丛生，有长柄，三出复叶或 3 浅裂至 3 深裂的单叶，小叶片长 0.5 ～ 1.7cm，宽 0.5 ～ 1.5cm；茎生叶多无柄，较小，裂片细窄。聚伞花序有花 1 ～ 3；萼片 5，绿色，长约 3mm，外面被疏柔毛；花瓣 5，黄色，倒卵形，长约 8mm，基部有蜜槽；雄蕊多数，花丝扁平；心皮多数，离生，丛集于膨大的花托上；子房有 1 胚珠，柱头细小。多数瘦果集成球状聚合果，瘦果扁卵形，细小，直径约 1mm，表面淡棕色，平滑，顶端具短喙。花期 3 ～ 4 月，果期 4 ～ 5 月。

◎ 生境分布

生于湿草地或水田边。分布于我国河南、江苏、安徽、浙江、江西、福建、台湾、湖北、湖南、广东、广西、四川、贵州、云南等省区。

◎ 采收加工

春、秋季采挖，除去茎叶、须根及泥土，晒干。

主治用法

用于淋巴结结核未溃，瘰疬，肺结核，疟疾。用量 15 ～ 30g（鲜品可用 120 ～ 150g）。水煎服。外用适量，研末敷。

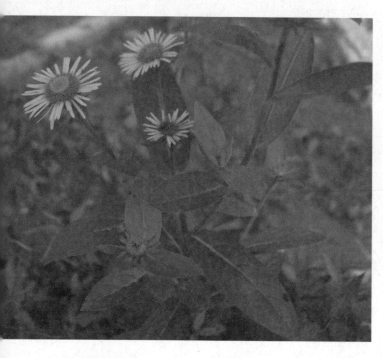

旋覆花

* 来源

旋覆花为菊科（Compositae）植物旋覆花或欧亚旋覆花的干燥头状花序。

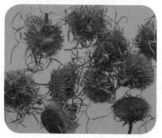

性味功能

味苦、辛、咸，性微温。有降气、消痰、行水、止呕的功能。

◎ 原植物

多年生草本，高 30 ～ 70cm。茎单生或簇生，被毛。基部叶花期枯萎，叶互生，无柄；中部叶长圆形或长圆状披针形，长 4 ～ 13cm，宽 1.5 ～ 4.5cm，叶端尖，叶基渐狭，全缘或有疏齿，上面有疏毛或近无毛，下面有疏伏毛，上部叶渐狭小，基部有时稍宽。头状花序单生或数个排列呈疏散伞房花序，总苞片 5 层，外层基部革质，内层苞片干膜质；舌状花黄色，雌性，顶端 3 齿裂；管状花两性，顶端 5 齿裂；雄蕊 5，聚药；雌蕊 1，柱头 2 深裂。瘦果圆柱形，被疏短毛，冠毛白色。花期6 ～ 10 月，果期 9 ～ 11 月。

◎ 生境分布

生于河滩、山谷、田埂、草丛及路边湿地。分布于东北、华北、西北、华东及湖北、湖南、广东、贵州、四川等地。

◎ 采收加工

夏、秋二季花开放时采收，除去杂质，阴干或晒干。

◎ 炮制及饮片

旋覆花：除去梗、叶及杂质。

蜜旋覆花：将炼蜜加适量沸水稀释后，加入净旋覆花拌匀，闷透，置锅内，用文火炒至不粘手时，取出，放凉。每100kg 净旋覆花用炼蜜 25kg。

主治用法

用于风寒咳嗽，痰饮蓄结，胸膈痞满，咳喘痰多，呕吐噫气，心下痞硬。用量 3 ～ 9g。包煎。

麻黄

麻黄为麻黄科 (Ephedraceae) 植物草麻黄、中麻黄和木贼麻黄的干燥草质茎。

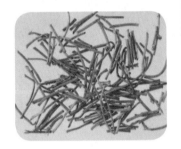

性味功能

味辛，微苦，性温。有发汗散寒、宣肺平喘、利水消肿的功能。

◎ **原植物**

灌木，高 40 ～ 80cm。木质茎直立或斜生；草质茎较粗壮，圆柱形，常被白粉，呈灰绿色，有对生或轮生的分枝。鳞叶膜质鞘状，下部约 1/3 合生，上部通常 3 裂，稀 2 裂。雄球花数个簇生于节上，卵形，苞片边缘膜质部分较明显，雄花的假花被倒卵形或圆形；雌球花 3 个轮生或 2 个对生于节上，长椭圆形。雌球花成熟时苞片红色，肉质，被白粉。种子 3。花期 5 ～ 6 月，果期 7 ～ 8 月。

◎ **生境分布**

草麻黄生于砂质干燥地，分布于吉林、辽宁、河北、河南、山西、陕西、宁夏、甘肃、新疆等省区。

◎ **采收加工**

9 ～ 10 月割取绿色草质茎，扎成小把，在通风处阴干或晾至 7 ～ 8 成干时再晒干。如暴晒过久则发黄；受霜冻则变红，均影响药效。

◎ **炮制与饮片**

麻黄：除去木质茎、残根及杂质，切段。

蜜麻黄：将炼蜜加适量沸水稀释后，加入净麻黄段拌匀，闷透，置锅内，用文火炒至不粘手时，取出，放凉。每 100kg 麻黄，用炼蜜 20kg。

主治用法

用于风寒感冒，胸闷喘咳，风水浮肿，支气管哮喘。蜜麻黄润肺止咳。多用于表证已解，气喘咳嗽。用量 2 ～ 9g。

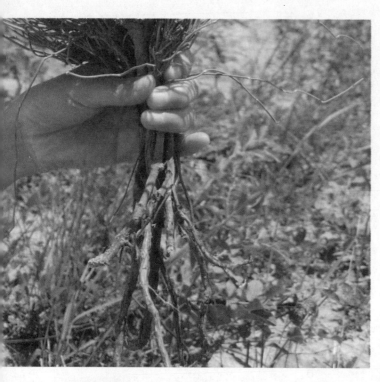

麻黄根

＊来源

麻黄根为麻黄科（Ephedraceae）植物草麻黄或中麻黄的干燥根及根茎。

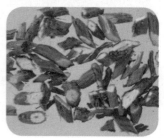

性味功能

味甘，性平。有止汗的功能。

◎ 原植物

参见307页"麻黄"项

◎ 生境分布

参见307页"麻黄"项

◎ 采收加工

秋末采挖，除去残茎、须根及泥沙，晒干。

◎ 炮制及饮片

除去杂质，洗净，润透，切厚片，干燥。

主治用法

用于自汗，盗汗。用量3～9g。外用适量，研粉撒扑。